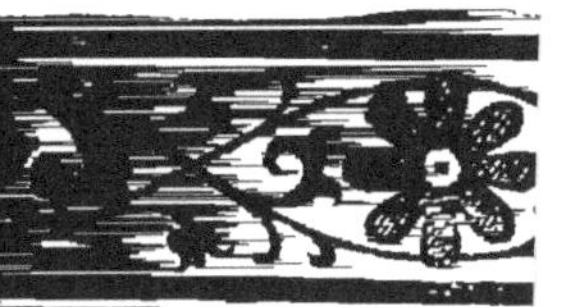

Dr BERTON

Questionnaire

de tous les examens

Médecine

(DOCTORAT, INTERNAT, EXTERNAT)

TROISIÈME ÉDITION

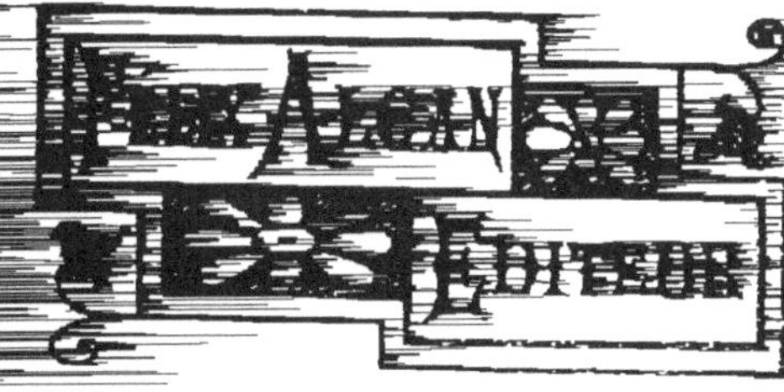

GUIDE ET QUESTIONNAIRE

DE

TOUS LES EXAMENS

DE MÉDECINE

GUIDE ET QUESTIONNAIRE

DE

TOUS LES EXAMENS

DE MÉDECINE

AVEC LES

Réponses des examinateurs eux-mêmes aux questions les plus difficiles

SUIVI DE PROGRAMME DE CONFÉRENCES

POUR L'EXTERNAT ET L'INTERNAT

AVEC DE GRANDS TABLEAUX SYNOPTIQUES D'ANATOMIE
ET DE PATHOLOGIE

Par le Dr BERTON

TROISIÈME ÉDITION

PARIS

ANCIENNE LIBRAIRIE GERMER BAILLIÈRE ET Cie

FÉLIX ALCAN, ÉDITEUR

108, BOULEVARD SAINT-GERMAIN, 108

1893

INSTRUCTIONS

RELATIVES

AUX ÉTUDES MÉDICALES ET AUX EXAMENS

Exercice de la médecine.

Nul ne peut exercer de la médecine en France, s'il ne s'est pourvu devant une faculté française du titre de docteur en médecine ou d'officier de santé. Les docteurs peuvent pratiquer dans toute l'étendue du territoire français, les officiers de santé dans le seul département pour lequel ils se sont fait recevoir.

La loi du 30 novembre 1892 sur l'exercice de la médecine, supprime l'officiat, sur lequel nous serons en conséquence très bref. Tout ce qui suit se rapporte donc au doctorat, si le contraire n'est pas spécifié.

Le décret du 20 juin 1878 fixe à quatre ans la durée des études médicales. Mais dans ces quatre ans, nécessaires à la prise des 16 inscriptions trimestrielles, est seulement compris le temps de scolarité proprement dite, cours et exercices pratiques. Le troisième examen ne peut être subi qu'après l'expiration du seizième trimestre (art. 4 du même décret). En sorte que le strict minimum du temps nécessaire à l'obtention du grade de docteur est porté à cinq années : encore est-il presque toujours dépassé, même et surtout par les élèves travailleurs qui veulent acquérir une instruction complète.

Enseignement de la médecine. Facultés et Écoles.

L'enseignement de la médecine est pratiqué dans les facultés de Paris, Montpellier, Nancy, Bordeaux, Lille, Lyon et Toulouse, dans les écoles de plein exercice d'Alger, Marseille et Nantes, enfin dans les écoles préparatoires d'Amiens, Angers, Besançon, Caen, Clermont, Dijon, Grenoble, Limoges, Poitiers, Reims, Rennes, Rouen et Tours. Il existe en outre des écoles militaires et navales dont nous parlerons plus loin, et une faculté libre siégeant à Lille, dont les élèves doivent venir passer leurs examens devant les facultés de l'État.

Des facultés indiquées ci-dessus, les trois premières seules sont consacrées exclusivement à l'enseignement médical. Les quatre autres sont des facultés mixtes de médecine et de pharmacie. Dans chacune d'elles, l'étudiant peut faire ses études complètes, jusques et y compris l'obtention de son diplôme de docteur.

Dans les écoles de plein exercice, on peut prendre toutes ses inscriptions et passer les deux premiers examens devant des jurys détachés des facultés.

Les écoles préparatoires ne donnent que 12 inscriptions, qui conservent leur valeur lorsque l'élève va continuer ses études dans une faculté ou une école de plein exercice. Les écoles d'Angers, Besançon, Caen, Clermont, Reims, Rennes et Rouen ont été réorganisées. Elles peuvent donner l'enseignement complet des trois premières années, y compris les travaux pratiques : les examens correspondants y sont passés devant des jurys détachés des facultés. — Les élèves des autres écoles doivent aller passer le premier examen et la première partie du second devant une faculté; on leur laisse le droit de ne passer ces examens qu'après leur douzième inscription.

Inscription des élèves nouveaux.

Pour prendre la première inscription de doctorat, il faut avoir passé : ou bien (*ancien mode*) 1° le baccalauréat ès lettres complet, et 2° le baccalauréat ès sciences restreint ou complet, ou le baccalauréat de l'enseignement secondaire spécial; — ou bien (*nouveau mode*) le baccalauréat de l'enseignement secondaire classique avec la mention *lettres-philosophie*, et transitoirement l'un des baccalauréats indiqués ci-dessus à 2°.

En outre des diplômes correspondants, on exige les pièces suivantes :

1° Un acte de naissance;

2° Un certificat de revaccination;

3° Si l'étudiant est mineur, le consentement écrit de son père ou tuteur, avec l'indication de l'adresse de celui-ci.

L'étudiant muni de ses pièces doit se rendre lui-même au secrétariat de la faculté (à Paris, tous les jours de midi à trois heures, dans les délais indiqués.) C'est là que sera établi son dossier scolaire. On lui remet une *feuille d'inscriptions* et une *carte d'étudiant*; cette dernière, que dans l'École il doit présenter à toute réquisition du professeur ou de ses agents, sera changée chaque année.

L'inscription des élèves nouveaux se fait au commencement de l'année scolaire, du 15 octobre au 15 novembre. Les bacheliers reçus à la session de novembre et les jeunes gens récemmemt libérés du service militaire ont un délai maximum de huit jours après leur examen ou leur libération. Nul ne peut sous aucun prétexte commencer ses études après le 15 janvier; les demandes adressées après le 1er janvier sont d'ailleurs considérées comme non avenues.

Les docteurs ou étudiants munis de diplômes étrangers peuvent, suivant la nature de ces diplômes, obtenir la dispense du baccalauréat et la prise cumulative de 4 à 16 inscriptions. Les licenciés ès sciences obtiennent la concession des 4 premières inscriptions. Tous doivent subir les examens.

Inscriptions de doctorat.

Les inscriptions de doctorat sont au nombre de 16, y compris celle dont il vient d'être question. Elles sont trimestrielles, et des affiches indiquent les dates exactes auxquelles elles peuvent être prises. Comme il vient d'être vu, il faut se présenter en personne au secrétariat, et on ne peut se faire remplacer par un autre sans encourir des peines disciplinaires. A Paris, vu le nombre des étudiants, chacun doit se munir la veille, chez le concierge de la Faculté, d'un numéro d'ordre lui indiquant l'heure à laquelle il pourra être reçu.

L'étudiant qui prend une inscription doit indiquer son domicile réel, et faire une nouvelle déclaration s'il vient à en changer,

Tout étudiant qui, sans motif jugé valable, reste deux ans sans prendre d'inscription ni passer d'examen, encourt la perte des inscriptions prises depuis les dernières épreuves qu'il a subies.

Les droits à payer pour chaque inscription sont de 50 francs, plus 2 fr. 50 pour la bibliothèque et des frais de travaux pratiques que nous indiquerons. Ils doivent être versés dans un délai de deux jours à la caisse du receveur des droits universitaires, pour Paris; dans les départements aux caisses des trésoriers généraux, des receveurs particuliers des finances et des percepteurs.

Cours et travaux pratiques.

Les cours et conférences des facultés sont publics et gratuits. L'étudiant est libre de les suivre ou non.

Les travaux pratiques sont obligatoires pour les étudiants ayant moins de seize inscriptions. Ils sont soumis à des droits de

```
60 fr. pour la première année
40 —      —    seconde      —
40 —      —    troisième    —
20 —      —    quatrième  —
```

Ces droits sont payables par trimestre, avec les inscriptions. Les docteurs et étudiants pourvus de plus de 16 inscriptions, s'ils veulent participer aux exercices pratiques, versent une somme de 40 francs. Les élèves, les droits une fois acquittés, doivent aller se faire inscrire au laboratoire aux manipulations duquel ils prendront part : ils y sont mis en série et pourvus d'une carte spéciale.

Nous indiquerons plus loin, avec l'*ordre des études*, les époques auxquelles doivent être suivis les différents exercices.

Stage hospitalier.

Les étudiants de 3ᵉ et 4ᵉ année sont tenus à suivre, en qualité de stagiaires, un service d'hôpital. Le stage commence en novembre, après la 9ᵉ inscription. Les élèves doivent préalablement se faire inscrire à l'Assistance publique. Ils peuvent choisir leurs services parmi ceux qui restent non encombrés, mais l'Administration refuse les hôpitaux du centre (Hôtel-Dieu, Pitié, Charité) aux stagiaires de 1ʳᵉ année.

Les certificats constatant l'assiduité des élèves sont envoyés directement au secrétariat par l'Administration.

L'année de stage est de dix mois ; le nombre des jours de présence exigés de :

56 pour chacun des 1ᵉʳ et 4ᵉ trimestres (novembre-décembre, juillet-octobre).

86 pour chacun des 2ᵉ et 3ᵉ trimestres (janvier-mars, avril-juin).

Est valable comme stage le temps accompli comme externe ou interne. Les internes et externes soumis au stage doivent présenter, pour prendre leurs inscriptions, un certificat signé de leur chef de service et visé par le directeur de l'hôpital, constatant qu'ils ont accompli leurs fonctions avec zèle, exactitude et subordination.

Après la 16ᵉ inscription, les étudiants sont soumis à un *stage obstétrical* sur lequel on trouvera plus loin des détails (voir *5ᵉ examen de doctorat*, page 219).

Division des études.

La division des études est affichée avant le commencement de chaque semestre, avec les cours et conférences :

1ʳᵉ année.

Chimie.
Physique.
Histoire naturelle.
Histologie (semestre d'été).
Travaux pratiques de chimie, de physique, d'histoire naturelle et d'histologie (semestre d'été).

2ᵉ année.

Anatomie (semestre d'hiver).
Histologie.
Physiologie.
Pathologie interne.
Pathologie externe.
Travaux pratiques d'anatomie (semestre d'hiver), de physiologie (semestre d'été), et d'histologie (id.).

3ᵉ année.

Anatomie (semestre d'hiver).
Histologie.
Physiologie.
Anatomie et histologie pathologiques.
Pathologie interne.
Pathologie externe.
Opérations et appareils (semestre d'hiver).
Thérapeutique et matière médicale. Pharmacologie.
Cliniques médicale et chirurgicale.
Travaux pratiques d'anatomie (semestre d'hiver), d'histologie (id.), et de physiologie (semestre d'été).
Stage hospitalier.

4ᵉ année.

Pathologie interne.
Pathologie externe.

Anatomie pathologique.
Pathologie et thérapeutique générales.
Pathologie expérimentale et comparée.
Opérations et appareils (semestre d'hiver).
Hygiène.
Thérapeutique et matière médicale. Pharmacologie.
Accouchements et maladies des femmes et des enfants.
Médecine légale.
Histoire de la médecine et de la chirurgie (semestre d'hiver).
Cliniques médicale, chirurgicale, et obstétricale.
Cliniques spéciales.
Travaux pratiques d'anatomie pathologique, et de médecine
    opératoire (semestre d'été).
Stage hospitalier.

Examens.

Les examens sont au nombre de cinq, nominalement du moins, car le deuxième, le troisième et le cinquième, divisés en deux parties indépendantes et augmentés d'épreuves pratiques, constituent en réalité neuf examens. Nous donnons plus loin, à propos de chacun, les matières sur lesquelles il porte, ainsi que le moment auquel il doit être subi. Disons, dès à présent, qu'il n'existe pas de programme officiel pour en fixer les limites. Aussi pensons-nous être utile aux candidats en leur présentant un questionnaire. Nous n'avons consigné que des questions relevées aux examens, ayant été réellement posées par conséquent. Nous avons mis en *italique* ou avons fait précéder d'un astérisque celles qui sont posées le plus souvent. Si quelques-unes paraissent difficiles, bizarres même, la faute n'en est pas à nous. Tout peut être demandé et ce recueil n'a aucunement la prétention de présenter un programme complet et suffisant.

Les examens se passent, à la Faculté de Paris

devant un jury de trois membres, — deux professeurs — souvent remplacés par des agrégés — et un agrégé. Les élèves qui ont consigné pour un examen, aux dates indiquées par les affiches, sont mis en série par les soins du secrétaire et convoqués par lettre spéciale : faute de se rendre à la convocation, ils perdent le montant des droits d'examen (voir ci-dessous).

Nous donnons plus loin, à propos de chacun des examens pratiques ou cliniques, la façon dont ils se passent. Les examens théoriques consistent en une suite de questions posées par chacun des juges pendant dix minutes environ. Tous les examens sont publics. Les épreuves orales ont lieu, à Paris, dans les petites salles situées derrière le musée Orfila; les épreuves de dissection et de médecine opératoire, dans les salles spéciales de l'École pratique; les épreuves cliniques dans les services de clinique.

Les candidats peuvent savoir, dès qu'ils sont convoqués, quels seront leurs juges; ils n'ont qu'à consulter les affiches apposées à l'École. Il est important de s'informer des matières traitées par ces juges dans leurs cours ou conférences, des ouvrages qu'ils ont écrits, des questions qu'ils ont l'habitude de poser. Inutile de dire qu'on ne peut que gagner à leur être recommandé, surtout quand les recommandations émanent d'une personnalité appartenant au monde médical.

Voici d'ailleurs la liste des professeurs et agrégés en exercice que l'on peut avoir comme juges pour chaque examen.

a.

1er examen. — MM. les Prof. Laboulbène, Baillon, Gautier, Gariel, Pouchet. — MM. Blanchard, Villejean, Weiss, Fauconnier, André, Heim.

2e examen, 1re partie. — *Dissection*. MM. les Prof. Farabeuf, M. Duval, Lannelongue, Tillaux, Le Fort, Duplay, Le Dentu, Panas, Guyon, Terrier, Cornil. — MM. Poirier, Quénu, Brun, Campenon, Jalaguier, Kirmisson, Nélaton, Regnier, Schwartz, Segond, Tuffier, Ricard, Gley, Sébileau, Lejars, Delbet, Albarran.

Épreuve orale. — Les mêmes, plus M. le Prof. Ch. Richet, M. Retterer.

2e examen, 2e partie. — MM. les Prof. Farabeuf, Ch. Richet, Duval, Lannelongue, Tillaux, Le Fort, Duplay, Le Dentu, Panas, Guyon, Terrier, Cornil, Hayem, Fournier, Gautier. — MM. Poirier, Quénu, Brun, Campenon, Jalaguier, Kirmisson, Nélaton, Reynier, Schwartz, Segond, Tuffier, Ricard, Gley, Retterer, A. Robin.

3e examen, 1re partie. — *Médecine opératoire*. MM. les Prof. Farabeuf, Lannelongue, Tillaux, Le Fort, Duplay, Le Dentu, Panas, Guyon, Terrier. — MM. Poirier, Quénu, Brun, Campenon, Jalaguier, Kirmisson, Nélaton, Reynier, Schwartz, Segond, Tuffier, Ricard, Lejars, Delbet, Albarran.

Épreuve orale. — MM. les Prof. Lannelongue, Tillaux, Le Fort, Duplay, Le Dentu, Panas, Guyon, Terrier, Tarnier (accouchements), Pinard (id). — MM. Poirier, Quénu, Brun, Campenon Jalaguier, Kirmisson, Nélaton, Schwartz, Segond, Tuffier, Ricard, Lejars, Delbet, Albarran, Bar (accouchem.), Maygrier (id.), Ribemont (id.), Varnier (id.).

3e examen, 2e partie. — MM. les Prof. Cornil, Laboulbène, Hayem, Fournier, Proust, Straus, G. Sée, Potain, Peter, Grancher, Ball, Bouchard, Dieulafoy, Debove. — MM. Robin, Ballet, Brissaud, Chantemesse, Chauffard, Déjerine, Gilbert, Hanot, Hutinel, Letulle, Marie, Netter, Quinquaud, Charrin, Gaucher, Roger, Marfan, Ménétrier.

4e examen. — MM. les Prof. Laboulbène, Hayem, Fournier, Proust, Straus, G. Sée, Potain, Peter, Grancher, Ball, Bouchard, Dieulafoy, Debove, Pouchet. — MM. Robin, Ballet, Brissaud, Chantemesse, Chauffard, Déjerine, Gilbert, Hanot, Hutinel, Letulle, Marie, Netter, Quinquaud, Charrin, Gaucher, Roger, Marfan, Ménétrier.

5e examen, 1re partie. — MM. les Prof. Lannelongue, Tillaux, Le Fort, Duplay, Le Dentu, Panas, Guyon, Terrier. — MM. Brun, Campenon, Jalaguier, Kirmisson, Nélaton, Reynier, Schwartz, Segond, Tuffier, Ricard. — *Accouchements* : MM. les Prof. Tarnier et Pinard. — MM. Bar, Maygrier, Ribemont, Varnier.

5e *examen*, 2e *partie*. — MM. les Prof. Cornil, Laboulbène, Hayem, Fournier, Proust, Straus, G. Sée, Potain, Peter, Grancher, Ball, Bouchard, Dieulafoy, Debove. — MM. Robin, Ballet, Brissaud, Chantemesse, Chauffard, Déjerine, Gilbert, Hanot, Hutinel, Letulle, Netter, Quinquaud, Charrin, Gaucher, Roger, Marfan, Ménétrier.

MM. les Prof. Brouardel, doyen, — Charcot et Jaccoud, acceptent des présidences de thèses, mais ne font plus guère passer d'examens.

Un certain nombre d'agrégés libres peuvent en outre être rappelés à chaque session. C'est ainsi que l'on trouvera parfois sur les listes MM. Bourgoin pour le premier examen, Marc Sée, Humbert, Marchand, Segond, Peyrot, etc., pour les examens d'anatomie et de chirurgie, Hallopeau, Landouzy, Joffroy, etc., pour ceux de médecine.

Les *frais* entraînés par les examens sont les suivants :

Examens : 1er. — Droits d'examen..... 30 fr.	Certificat d'aptitude.. 25 fr.	55 fr.
2e. — Chaque partie à 55 fr. décomposables de même........		110 fr.
3e id.		110 fr.
4e — Comme le 1er........		55 fr.
5e — Comme le 2e........		110 fr.
Thèse : Droits d'examen........ 100 fr.	Certificat d'aptitude..... 40 fr. Diplôme.......... 100 fr.	240 fr.

En y ajoutant les droits énumérés précédemment, savoir :

16 inscriptions à 32 fr. 50 (dont 2 fr. 50 pour la bibliothèque)................   520 fr.

Travaux pratiques (payés par trimestre, avec les inscriptions)
1re année... 60 fr.
2e année.... 40 fr.
3e année.... 40 fr.
4e année.... 20 fr.   160 fr.

On arrive à un total de   1360 fr.

pour l'ensemble des études médicales.

Les étudiants peu fortunés peuvent adresser au ministre, par l'intermédiaire du doyen, une demande de *remise de droits*.

Bourses de doctorat.

Les bourses de l'État sont données au concours. Les candidats doivent être Français, âgés de dix-huit ans au moins et de vingt-huit au plus, et avoir été reçus avec la note *bien* au dernier examen qu'ils ont passé. Ils doivent s'inscrire au secrétariat de l'Académie dans laquelle ils résident, et fournir un certain nombre de pièces dont la liste est affichée à la faculté. C'est dans ce dernier lieu que se passe le concours, lequel comprend une épreuve écrite de trois heures et une épreuve orale d'un quart d'heure au maximum. Les bourses sont données pour un an. Elles peuvent être renouvelées moyennant un nouveau concours, variable suivant l'année d'études.

Chaque bourse est de 1200 francs, payables par douzième et d'avance. Elle dispense des droits d'inscriptions, mais non des frais de bibliothéque et de travaux pratiques.

La ville de Paris accorde chaque année à la faculté une subvention de 6000 francs destinée à la fondation de bourses d'études et de bourses de voyages. Les premières, réservées aux candidats nés dans le département de la Seine, ne sont accordées, sauf cas exceptionnels, qu'à des étudiants ayant au moins une année d'études couronnée par de bons examens; elles sont de 1200 francs, payables par trimestre. Les secondes sont des bourses de voyage d'études, données à des candidats au doctorat, et des bourses de voyage de recherches, accordées dans un but déterminé à des docteurs reçus depuis moins de quatre ans. Elles sont d'importance variable et versées en une seule fois.

Prix de la faculté.

Il existe un certain nombre de prix, les uns donnés au concours (prix Corvisart), d'autres destinés à des étudiants méritants et sans fortune (legs de Trémont, legs Barkow), d'autres enfin tendant à récompenser des inventions (prix Barbier) ou des ouvrages faits sur des sujets donnés (prix Montyon, prix Chateauvillard, prix Lacaze, legs Jeunesse).

La faculté désigne au ministre, pour l'obtention de médailles ou de mentions, les meilleures parmi les thèses qui ont obtenu dans le courant de l'année les notes *très* et *extrêmement satisfait.*

Officiat de santé.

Les candidats à l'officiat doivent prendre 16 *inscriptions* comme les candidats au doctorat. Sont seuls autorisés à faire leurs études médicales pour l'*officiat de santé*, les élèves pourvus de leur première inscription d'officiat au moment de la promulgation de la loi du 30 novembre 1892 sur l'exercice de la médecine.

Ils ont à présenter pour être inscrits :

Leur acte de naissance ;

Le consentement de leur père ou tuteur ;

Un diplôme de bachelier, ou à son défaut un certificat d'études spécial délivré par le recteur. Ils sont astreints à des *travaux pratiques* réglés ainsi qu'il suit :

1ʳᵉ année : chimie, physique, histoire naturelle.
2ᵉ année : anatomie et physiologie.
3ᵉ année : anatomie, physiologie et médecine opératoire.
4ᵉ année : id.

Pendant les 2ᵉ, 3ᵉ et 4ᵉ années ils sont soumis à l'obligation du *stage hospitalier*.

Les *examens* qui conduisent à l'officiat sont :

1° Des examens de fin d'année, portant :

Après la 1ʳᵉ année, sur la physique, la chimie, l'histoire naturelle, l'ostéologie, l'arthrologie ;
Après la 2ᵉ, sur l'anatomie descriptive et la physiologie ;
Après la 3ᵉ, sur la pathologie interne et externe.

2° Des examens probatoires définitifs, subis après la 16ᵉ inscription, dans la faculté ou école dans le ressort de laquelle le candidat veut s'établir. Ce sont :

1. Une épreuve pratique de dissection (éliminatoire) et une épreuve orale d'anatomie et de physiologie.
2. Une épreuve pratique de médecine opératoire (éliminatoire) et une épreuve orale de pathologie interne et externe, thérapeutique et matière médicale.
3. Une épreuve de clinique interne, externe et obstétricale.

Les inscriptions d'officiat ne peuvent être, pendant le cours des études, transformées en inscriptions de doctorat : la *conversion* n'est autorisée qu'en faveur des officiers de santé ayant exercé au moins pendant deux ans.

Les *droits* à acquitter sont les suivants :

16 inscriptions à 32 fr. 50 (avec les droits de bibliothèque).		480 fr.
Travaux pratiques { 1re année...... 60 fr. / 2e année...... 40 fr. / 3e année...... 40 fr. / 4e année...... 20 fr. }		160 fr.
3 examens de fin d'année, à 30 fr. (facultés)....		90 fr.
3 certificats d'aptitude à 40 fr. pour les examens probatoires...............................		120 fr.
Diplôme....................................		100 fr.
Total..........		1190 fr.

Dans les écoles, les examens de fin d'année sont gratuits, ce qui réduit le total à 1100 francs.

Assistance publique.

Nous donnons à la fin de cet ouvrage tous les renseignements nécessaires sur l'*internat* (p. 261) et l'*externat des hôpitaux* (p. 225). Un concours spécial est établi pour l'*internat des asiles d'aliénés* du département de la Seine (Sainte-Anne, Villejuif, Ville-Evrard, Vaucluse), et de l'infirmerie spéciale des aliénés près le dépôt de la préfecture de police. Les étudiants pourvus d'au moins huit inscriptions et âgés de moins de trente ans peuvent s'y présenter. Ils font une épreuve écrite de trois heures sur un sujet d'anatomie et de physiologie du système nerveux, et une épreuve orale de quinze minutes après un temps égal de préparation, sur un sujet de pathologie interne et externe. On nomme une dizaine d'internes titulaires et à peu près autant de provisoires.

Les internes titulaires sont nommés pour trois ans. Ils ont droit au logement, au chauffage, à l'éclairage, à la nourriture et à une indemnité de 800 francs à l'asile-clinique (Sainte-Anne), de 1100 francs dans les autres asiles.

Un concours particulier existe pour l'internat de la maison nationale de Charenton. Les conditions de tous ces concours sont d'ailleurs affichées chaque année.

Service militaire.

La loi du 15 juillet 1889 sur le recrutement de l'armée porte les dispositions suivantes :

ART. 23. En temps de paix, après un an de présence sous les drapeaux, sont envoyés en congé dans leurs foyers, sur leur demande, jusqu'à la date de leur passage dans la réserve : .... Les jeunes gens qui ont obtenu ou qui poursuivent leurs études en vue d'obtenir : soit le diplôme..... de docteur en médecine, ... ou le titre d'interne des hôpitaux nommés au concours dans une ville où il existe une faculté de médecine.

... En cas de mobilisation, les étudiants en médecine sont versés dans le service de santé.

...Tous les jeunes gens énumérés ci-dessous seront rappelés pendant quatre semaines dans le cours de l'année qui précédera leur passage dans la réserve de l'armée active. Ils suivront ensuite le sort de la classe à laquelle ils appartiennent.....

Art. 24. Les jeunes gens..... qui n'auraient pas obtenu avant l'âge de vingt-six ans les diplômes ou prix spécifiés..... seront tenus d'accomplir les deux années de service dont ils avaient été dispensés.

Art. 29. Les élèves du service de santé militaire et les élèves militaires des écoles vétérinaires contractent, en entrant à l'école, l'engagement de servir dans l'armée active pendant six ans au moins, à dater de leur nomination au grade de médecin aide-major de 2e classe ou d'aide-vétérinaire.

Ceux qui n'obtiendraient pas le grade d'aide-major ou d'aide-vétérinaire, ou qui ne réaliseraient pas l'engagement sexennal, sont incorporés dans un corps de troupes pour trois ans, sans déduction aucune du temps écoulé depuis leur entrée à l'école.

Ces dispositions sont également applicables aux élèves de l'école de médecine navale.

— Les étudiants pourvus de 12 inscriptions de doctorat peuvent passer un examen qui leur donne droit, lorsqu'ils seront dans la disponibilité ou la réserve de l'armée active ou dans l'armée territoriale, au grade de médecins auxiliaires, assimilé à celui d'adjudant. Les docteurs, moyennant cet examen, ont droit, dans la réserve etc., au grade d'aide-major de 2ᵉ classe.

Le programme de cet examen est affiché chaque année. Ses matières sont d'ailleurs traitées dans plusieurs manuels spéciaux (Bouloumié, Chassagne, Colin, Munier, Petit, etc.).

Écoles de médecine militaire.

Les médecins militaires passent tous par l'*École d'application du Val-de-Grâce*, où ils séjournent dix mois en qualité de médecins stagiaires, portant l'uniforme d'aide-major (moins les galons de grade).

Les stagiaires touchent 3096 francs par an et une indemnité de première mise d'équipement. Au sortir de l'école, s'ils ont satisfait aux examens, ils sont nommés médecins aide-majors de 2ᵉ classe.

Ils doivent, avant d'entrer à l'École, s'engager à servir au moins six ans dans le service de santé de l'armée active, à dater de leur nomination au grade d'aide-major.

— Les élèves du Val-de-Grâce sont recrutés parmi les docteurs :

Sans concours s'ils sortent de l'École de Lyon ;

Au concours, dans le cas contraire, sous les conditions d'être Français, d'avoir eu moins de vingt-six ans le 1er janvier qui précède le concours, et d'être reconnus physiquement aptes au service actif. Le concours, qui se fait au Val-de-Grâce en décembre, comporte : 1° une composition écrite sur un sujet de pathologie générale; 2° une épreuve clinique sur deux malades, l'un médical, l'autre chirurgical; 3° une épreuve pratique de médecine opératoire, précédée d'une description anatomique de la région; 4° une épreuve orale portant sur l'hygiène.

École du service de santé militaire. — Cette école, fondée à Lyon en 1889, pour remplacer l'ancienne école de Strasbourg, réunit sous le régime de l'internat les étudiants qui se destinent à la médecine militaire [1].

Le *concours d'admission* est ouvert à tout Français ayant eu moins de vingt-deux ans le 1er janvier précédent (vingt-cinq ans s'il est militaire), reconnu apte au service, et ayant passé avec succès son 1er examen de médecine. Il comporte trois séries d'épreuves, toutes éliminatoires :

1° Compositions écrites, faites dans toutes les villes pourvues de facultés; ce sont : une composition française (philosophie ou histoire), une composition de sciences (histoire naturelle, physique ou chimie), un thème allemand ou anglais.

2° Épreuves orales d'admissibilité.

3° Épreuves orales définitives, subies immédiatement après les précédentes.

Les épreuves orales se passent à Paris, Bordeaux, Lille, Lyon, Montpellier, Nancy et Rennes.

1. Les élèves du service de santé militaire étaient autrefois externes, répartis dans diverses facultés et touchant une subvention à partir de leur 13e inscription.

— Les candidats pourvus du baccalauréat ès sciences complet ont au classement définitif un avantage de 20 points.

— Les élèves de Lyon portent l'uniforme. Ils payent une pension annuelle de 1000 francs, plus un trousseau de 970 francs environ, comprenant le prix des livres et instruments, et une somme de 100 francs une fois versée, pour la masse. Des bourses et demi-bourses, trousseaux et demi-trousseaux, sont accordés aux élèves peu fortunés. Les frais de scolarité sont acquittés par l'administration de la guerre, sauf en cas d'ajournement à un examen.

Les élèves suivent les cours de la faculté de Lyon, devant laquelle ils passent leurs examens. Ils sont exclus de l'École s'ils subissent deux échecs à une même épreuve, mais ils peuvent recommencer le concours tant qu'ils sont dans les conditions requises.

Écoles de médecine navale.

Le personnel du service de santé de la marine se recrute par l'admission des docteurs en médecine provenant de l'*École du service de santé de la marine* à Bordeaux, et s'il y a lieu, des *facultés civiles*. Ces derniers doivent être Français, âgés de moins de vingt-huit ans et aptes au service militaire. Ces jeunes gens sont nommés médecins auxiliaires de 2ᵉ classe, puis, après une année de stage, médecins titulaires.

L'*Ecole du service de santé de la marine* recrute ses élèves, par voie de concours, parmi les étudiants des écoles-annexes de Brest, Rochefort et Toulon, et, s'il est nécessaire, parmi ceux des facultés civiles. Le concours a lieu chaque année à Brest, Rochefort et Toulon. Les candidats doivent être Français, âgés de dix-huit à vingt-quatre ans, vaccinés, propres au service de la marine, avoir accompli une année d'études médicales dans une des écoles de médecine navale (sauf le cas d'insuffisance dans le nombre des élèves de ces écoles) et avoir subi avec succès le 1er examen de doctorat. Leurs parents ou tuteurs s'engagent à payer une pension annuelle de 700 francs et le trousseau (800 francs en 1re année, 250 francs les suivantes) comprenant les livres et instruments nécessaires (des bourses, etc., peuvent être accordées).

Les élèves sont soumis au régime militaire. Ils suivent les cours de la faculté et passent les examens comme les étudiants civils.

Les trois *écoles-annexes de médecine navale* établies à Brest, Rochefort et Toulon fonctionnent comme les écoles préparatoires civiles. Elles préparent au 1er examen de doctorat les étudiants candidats à la carrière navale, et donnent aux docteurs universitaires qui se destinent à cette carrière les connaissances professionnelles nécessaires.

Les candidats doivent être Français, âgés de dix-sept ans, vaccinés, propres au service, et pourvus des diplômes nécessaires aux études médicales. Ils logent en ville et ne portent pas d'uniforme. Après leur 1er examen, ils prennent part au concours pour l'école de Bordeaux et sont alors exonérés de leurs frais d'études antérieurs.

GUIDE ET QUESTIONNAIRE

DE TOUS

LES EXAMENS DE MÉDECINE

PREMIER EXAMEN DE DOCTORAT [1]

PHYSIQUE. — HISTOIRE NATURELLE. — CHIMIE.

Cet examen, qui doit être subi entre la quatrième et la cinquième inscription, ne comprend qu'une épreuve orale, qui porte sur la physique, la chimie et l'histoire naturelle.

1. Bibliographie :
Gariel, *Cours de physique médicale.* 1 vol. in-8. — Gréhant, *Manuel de physique médicale.* 1 vol. gr. in-18, avec 469 figures dans le texte. — Le Noir, *Physique élémentaire.* 1 vol. gr. in-18, avec 455 fig. dans le texte, 2e édit.
Baillon, *Traité de botanique médicale phanérogamique.* 1 vol. in-8. — Baillon, *Traité de botanique cryptogamique.* 1 vol. in-8. — Le Monnier, *Anatomie et physiologie végétales.* 1 vol. in-8, 2e éd. — De Lanessan, *Le sapin,* introduction à l'étude de la botanique. 1 vol. in-8, 2e édit. — Blanchard, *Traité de zoologie médicale.* 2 vol. in-8. — De Lanessan, *Manuel d'histoire naturelle médicale.* 2 vol. in-18.
Riche, *Manuel de chimie médicale,* 4e édit. 1 vol. in-18, avec 200 figures dans le texte. — Grimaux, *Chimie organique élémentaire,* leçons professées à la Faculté de médecine. 1 vol.

PHYSIQUE

1. Des forces.
2. Force centrifuge : ses lois; machines servant à
    vérifier les lois de la chute des corps; résis-
    tance de l'air, machine d'Atwood.
3. Du levier. Différents genres de leviers. Leurs
    applications spéciales à la physiologie et aux
    instruments de chirurgie.
4. Mouvement uniforme et uniformément varié.
    Détermination et représentation graphique de
    la loi d'un mouvement. Enregistrement direct.
    Appareils enregistreurs. Sphygmographe.
5. Pendule, lois des oscillations; pendule composé.
6. Variations de la pesanteur à la surface de la
    terre. Qu'appelle-t-on g?
7. Centre de gravité. Centre de gravité du corps
    humain. Mécanisme de la station.
8. Qu'est-ce que le poids d'un corps? poids absolu?
    poids relatif? Qu'est-ce qu'un gramme? Un
    même corps a-t-il un même poids absolu dans
    les diverses parties de la terre? Si vous em-
    portez votre balance et 500 grammes à l'équa-
    teur, constaterez-vous une différence? Quel
    instrument a servi à déterminer les variations
    de la pesanteur à la surface de la terre?

in-18, 6° édit. — Grimaux, *Chimie inorganique élémentaire*,
6° édit. 1 vol. in-18. — Le Noir, *Chimie élémentaire*. 1 vol. in-12,
2° édit. — Pisani, *Traité d'analyse chimique*. 1 vol. in-18, 4° édit.
— Pisani et Dirvell, *La chimie du laboratoire*. 1 vol. in-18,
2° édit. — Gautier, *Cours de chimie*. 3 vol. grand in-8.

Thévenin et de Varigny, *Dictionnaire abrégé des sciences
physiques et naturelles*. 1 vol. in-18.

9. Qu'est le poids d'un corps? Est-il le même à toutes les températures?

10. Poids spécifique des corps; différence entre le poids et la densité.

11. Pressions dans les liquides. Principe de Pascal. Presse hydraulique. Paradoxe hydrostatique.

12. Applications des pressions. Mesure de la pression sanguine.

13. *Principe d'Archimède, démonstration, applications. Siphon (Lütz.)[1].

14. Aréomètres (Villejean). Aréomètres à poids constant. Galactomètres, uromètres.

15. Alcoomètre centésimal de Gay-Lussac. Sa graduation (Villejean). Calcul de la proportion d'alcool contenue dans un vin (Gariel.)

16. Qu'est-ce que la densité d'un corps? Densité de l'eau.

17. Principe de Torricelli.

18. Mouvements des liquides dans les tuyaux. Influence des parois. Circulation du sang. Lois de l'écoulement des liquides dans les tuyaux rétrécis (Villejean).

19. Pression atmosphérique. Sa mesure. Son action sur l'organisme. Baromètres (Gariel). Manomètres.

20. Machines à faire le vide. Ventouses.

21. Loi de Mariotte (Gariel). Quels gaz présentent les plus grands écarts à la loi de Mariotte? Est-elle vraie pour tous les gaz quand ils approchent de leur liquéfaction?

22. Calorimétrie (Gariel). Calorimètres. Leurs principes.

23. Chaleur spécifique. Calorie (Gariel.)

24. Capacité calorifique des métaux. Relation entre

---

1. Les questions imprimées précédées d'un astérique (*), sont le plus fréquemment posées.

66. Lignes isothermes; leur tracé.
67. Quartiers de la lune; quadratures.
68. Marées.
69. Vents alizés : où soufflent-ils? Causes astronomiques?
70. Vitesse du mouvement de rotation de la terre. Est-elle nulle au pôle? Est-elle plus grande à l'équateur?
71. Distribution des températures à la surface du globe; zone torride : sa délimitation.
72. Qu'appelle-t-on zénith, horizon?
73. Chaleur animale : ses causes; évaporation. Comment l'homme peut-il lutter contre le froid? Le sang veineux est-il plus chaud que le sang artériel? Quelle est l'utilité de l'oxygène de l'air dans le sang? Quelles matières brûle-t-il? Que deviennent les matières ternaires, quaternaires que nous mangeons? Origine de l'urée.
74. Pouvoir des pointes : condensation de l'électricité.
75. Définition de l'électricité.
76. Quelle théorie admet-on aujourd'hui pour l'explication des phénomènes électriques?
77. Quand les deux fluides se recomposent, reste-t-il un excès de l'un ou de l'autre [1]?
78. L'électricité statique produit-elle des combinaisons?
79. Corps isolants; corps conducteurs.
80. De la terre comme réservoir d'électricité.
81. Tension de l'électricité.
82. Qu'est-ce qu'un électromètre? Électromètre condensateur.
83. Balance de torsion; lois des attractions et répulsions électriques.

---

1. Non.

par la pile ou par ClO, KO? Qu'est-ce que l'ozone? Son rôle en médecine.

112. Que deviendra un sel sous l'action d'une pile?

113. Galvanoplastie.

114. Action calorifique des piles.

115. Que se fait-il quand on fait passer un même courant à travers plusieurs solutions métalliques? Où les métaux se déposent-ils et quelle est la quantité relative des métaux? Le poids déposé varie-t-il comme les équivalents? Lois de Faraday.

116. Lumière électrique. Comment la produit-on? (Gariel).

117. Lampes électriques à incandescence et à arc. Différence de couleur entre leurs lumières.

118. Courants électriques.

119. * Expérience d'OErsted ; application.

120. * Lois des intensités des courants. Comment les démontre-t-on?

121. Aiguilles. Points conséquents. Qu'est-ce que le recuit des aiguilles? Comment se développe la teinte bleue? Comment blanchit-on? (R. Par SO^3, en enlevant la légère couche bleue d'oxyde.) Qu'est-ce que la trempe? Quelle propriété particulière donne-t-elle au fer? Le fer s'aimante-t-il plus fortement quand il est recuit ou non?

122. Aiguilles astatiques.

123. * Galvanomètre (Gariel) : Pourquoi l'appelle-t-on multiplicateur? Le fil d'un multiplicateur doit-il être long et à section fine?

124. Théorie et construction du galvanomètre.

125. Pourrez-vous employer le galvanomètre pour des phénomènes d'électro-physiologie? Comment prouverez-vous avec cet instrument qu'il y a un courant dans les muscles d'un animal récemment mort ou d'un animal

vivant? Qu'est le courant musculaire? Démon-
trer que le muscle de l'animal est un couple.
Si l'on met les deux extrémités du fil du galvanomètre en contact avec une plaie, et qu'il y
ait un courant, croirez-vous pour cela à un
courant? (*R*. Non; le courant serait dû au
contact du liquide avec le cuivre.)

126.   Les galvanomètres sont-ils destinés à de forts
        courants? Existe-t-il une relation entre l'in-
        tensité d'un courant et la déviation de l'ai-
        guille? L'intensité d'un courant varie-t-elle
        avec la longueur du fil? avec les divers
        métaux? avec le diamètre?

127. * Action des courants sur les courants; courants
        angulaires et croisés.

128.   Qu'est-ce qu'un courant constant? Comment
        apprécier sa constance [1]?

129.   Mesures électriques. (Gariel). Unités CGS. Unités
        usuelles. Quelles sont les unités électriques
        importantes pour la médecine?

130.   Volts, voltmètres. Ampères, ampéremètres. Com-
        ment vérifier ceux-ci? Quelle est l'intensité des
        courants employés en médecine?

131.   A quoi est égale la quantité de chaleur déve-
        loppée dans un conducteur?

132.   Comment varie la différence de potentiel dans
        un conducteur? (Proportionnellement à sa
        résistance, à la distance.)

133. * Solénoïdes. Action de la terre. Assimilation des
        solénoïdes aux aimants.

134.   Comment peut-on se procurer un courant avec
        un courant?

135.   Électro-aimant; construction (Gariel).

136.   Télégraphes, théorie; télégraphe de Morse, télé-
        graphe écrivant.

1. La situation de l'aiguille au galvanomètre reste constante.

chaufliez également les deux soudures, qu'ob-
serverez-vous?

156. Pile thermo-électrique de Nobili. Pourquoi avoir
choisi l'antimoine et le bismuth, les deux
métaux les plus fragiles, les plus difficiles à
souder peut-être, métaux peu répandus dans
le commerce; ou suffit-il de prendre, toutes
choses égales d'ailleurs, deux métaux quel-
conques pour qu'on ait un courant en main-
tenant les deux soudures à des températures
différentes [1]? De quel appareil fait partie cette
pile? Appareil de Melloni. Corps diather-
manes : quel est le corps le plus diather-
mane connu? Qu'est-ce que le sel gemme?

157. Qu'est-ce qu'un son? Quelle idée vous faites-
vous de sa propagation? Ondes sonores.

158. * Qualités d'un son (Gariel). Quelles sont-elles? —
De quoi dépendent-elles? (*R.* La hauteur, du
nombre des vibrations; l'intensité, de leur
amplitude; le timbre, des harmoniques.)

159. Le son peut-il se réfléchir? Comment le démontre-t-on?

160. Échos. Différence entre le son et l'écho.

161. Réflexion du son.

162. Comment détermine-t-on le nombre de vibrations d'un corps?

163. Qu'est-ce qu'un nœud de vibration dans les
cordes?

164. Sirène : roue dentée de Savart (Lütz).

165. Lois des vibrations des cordes; rapports des
longueurs.

166. Instruments à anche.

167. Gammes : sons fondamentaux.

168. Lois des vibrations dans les cordes.

---

1. Non, certainement. Nobili a pris, parmi les métaux qu'on
se procure le plus facilement, ceux qui ont le pouvoir électro-
moteur le plus grand, en sorte que l'instrument fût sensible.

169. Comment compte-t-on le nombre des vibrations qui correspondent à un son donné, au moyen de la sirène?
170. Lois des vibrations du diapason.
171. Vibrations longitudinales (Lütz).
172. Harmoniques. Quel est l'instrument qui en donne le plus (*R*. La cloche).
173. Résonnateurs (Gariel).
174. Anches, tuyaux sonores.
175. Tuyaux d'orgue : phénomène du battement; sons résultants et composants.
176. Lois des sons dans les tuyaux ouverts et fermés. Ombre et pénombre.
177. Photomètre (Gariel).
178. Appareil de Rumford.
179. Lois de l'intensité de la lumière. Théories de la propagation de la lumière.
180. Expériences de Rœmer sur la lumière : a-t-on mesuré la vitesse de la lumière sur des distances terrestres? Procédé de Foucault.
181. Vitesse de la lumière, comment l'a-t-on calculée? Vitesse des satellites de Jupiter.
182. Réflexion régulière et irrégulière. Ce phénomène se passe-t-il dans cette salle sur les vitres [1]?
183. Lois de la réflexion de la lumière : miroirs plans, miroirs inclinés et parallèles.
184. *Image des miroirs concaves : comment est l'image quand l'objet est entre le miroir et le foyer? Quand il est au centre? au foyer? au delà du foyer, à une distance finie? infinie?
185. Comment placer un objet lumineux devant un miroir concave pour que l'image en soit plus grande?

---

1. La lumière réfléchie régulièrement fait voir sur les vitres les objets du dedans; la lumière réfléchie irrégulièrement fait apercevoir les inégalités du verre.

186. Où se trouve l'image si l'objet est au foyer d'un
miroir concave? s'il est au delà du foyer? à
deux fois la distance focale principale?

187. Quand on place l'objet au centre du miroir, où
se fait l'image? Diverses sortes de foyers.

188. Où se trouve le foyer des miroirs convexes? Cas
où l'objet est au centre, entre le centre et le
foyer.

189. Phénomènes qui ont lieu quand la lumière passe
d'un milieu dans un autre : les rayons pénètrent-ils tous à travers le nouveau milieu?
Diffusion.

190. Réfraction.

191. Indices de réfraction; lois de la réfraction.

192. Réflexion totale.

193. * Qu'est-ce qu'une image réelle, virtuelle? — une
image droite? (Gariel.)

194. * Qu'est-ce qu'un dioptre? Marche des rayons
dans un dioptre. Qu'est-ce qu'une lentille? —
Différence entre une lentille et un dioptre
(Gariel).

195. * Diverses espèces de lentilles. — Marche des
rayons dans ces lentilles.

196. Lentilles convergentes. Foyer de ces lentilles.

197. * Image dans les lentilles biconvexes.

198. Distance focale d'une lentille convergente.

199. * Qu'est-ce qu'une dioptrie? (Villejean.) — Nu-
méros et dioptries. — Quel rapport existe-t-il
entre les distances focales dans une dioptrie? (Gariel.)

200. Comment mesure-t-on la distance focale d'une
lentille (*Id.*)?

201. Marche des rayons dans les lentilles biconcaves
(Lütz).

202. L'image virtuelle des lentilles biconcaves rap-
proche-t-elle l'objet?

203. Quel est, dans les lentilles, le point analogue au

Quelle est la distance focale dans la lunette de Galilée?

219. Comment fait-on pour décomposer une lumière?

220. Dans quel cas un prisme donne-t-il une déviation minimum?

221. Divers rayons du spectre : rayons chimiques, leur action sur les sels d'argent.

222. Raies du spectre (Gariel).

223. Couleur du spectre.

224. Caractères des raies du spectre : les raies du spectre solaire existent-elles dans les flammes artificielles?

225. Composition de la lumière solaire. Quelle est la couleur la plus étendue, la plus claire ou éclairante? (R. Le jaune.) Quel est le rayon qui a le plus de propriétés calorifiques? Par quels signes désigne-t-on les raies dans le spectre? Couleurs des raies du spectre. Y a-t-il dans le spectre autre chose que ce que l'œil perçoit, ou est-ce tout ce que donne le rayonnement solaire, ou y a-t-il quelque chose au delà du violet? Le papier photographique est-il impressionnable au delà du violet?

226. Différence spectrale entre les lumières solaire et électrique.

227. Raies du spectre avec le rubidium (R. rouge), le cæsium (R. bleu), le cuivre (R. verte), la soude (R. jaune.)

228. Comment faire de la lumière blanche avec les sept couleurs du spectre?

229. Avec quelle lumière faut-il éclairer cette feuille pour ne pas changer sa couleur? (Gariel.)

230. Couleurs complétaires (*Id.*)

231. Spectroscope. — Ses usages (*Id.*) Combien y a-t-il de manières de s'en servir? — Spectre d'émission et spectre d'absorption.

HISTOIRE NATURELLE

BOTANIQUE [1]

1. Qu'est-ce qu'un végétal?
2. Propriétés de la cellulose. Ses divers états d'après les travaux de MM. Fremy et Pelouze.
3. Divers tissus végétaux.
4. Quel est le tissu cellulaire le plus simple (2, A.)? Si les cellules sont comprimées, quels tissus forment-elles (2, B.)? Si elles sont très allongées (2, C.)?
5. Trachées et leur hélicule. Sont-elles faciles à dérouler?
6. Trachées et rayons médullaires.
7. Vaisseaux laticifères : latex.
8. Réservoir du suc propre. Dans la peau d'une orange, les huiles propres sont-elles renfermées dans les laticifères? (*R.* Non, mais dans des poches irrégulièrement distendues.)
9. * Différence entre une tige et une racine.
10. Racines des dicotylédones, des monocotylédones, des acotylédones.

1. Les élèves parisiens ont à reconnaître des plantes fraîches, cueillies dans les environs de Paris; aussi leur recommanderons-nous vivement de suivre les herborisations qui sont faites en été, et d'étudier le jardin botanique de la Faculté, situé rue Cuvier, et dont M. le professeur Baillon a dressé un Catalogue. — Ils auront aussi à reconnaître des plantes médicamenteuses sèches, dont la collection se trouve au musée Orfila.

2. A. Celui qui est formé de cellules arrondies, d'utricules. — B. On a le tissu cellulaire polyédrique, donnant à la coupe des cellules hexagonales. — C. *Tissu clostré.*

11. Différence entre un chaume et un stipe.
12. Comment appelle-t-on la tige d'une liliacée bulbeuse, soit d'une jacinthe?
13. Qu'est-ce qu'un oignon de scille? (*R*. Un énorme bourgeon souterrain.) Si vous le coupez, de quoi se compose-t-il? (*R*. D'une tige rudimentaire ou plateau, support des feuilles (écailles), et du pédicelle ou pédoncule, dit *hampe*, que terminent les fleurs et qu'il faut se garder de prendre pour un axe.)
14. * Qu'est-ce qu'une pomme de terre? Quand on regarde une pomme de terre, que voit-on dessus?
15. Quelles parties de la plante contiennent le plus de fécule?
16. Hampe. Coupe d'une tige monocotylédone et dicotylédone.
17. Dans le plantain, le pédoncule naît d'une racine, et non d'un oignon; comment le nomme-t-on [1]?
18. Différence entre un rhizome d'iris et un rhizome de vigne.
19. Comment appelle-t-on une feuille sans queue? Feuilles décomposées.
20. Feuilles alternes, opposées, verticillées.
21. Les folioles des feuilles composées tombent-elles isolément?
22. Respiration des plantes.
23. Composition du bourgeon et du bouton.
24. Circulation chez les végétaux.
25. Aiguillons et épines.
26. * Bractées : involucre.
27. Réceptacle. Est-ce autre chose qu'une dilatation de l'axe?
28. Loi d'alternance.

1. Pédoncule radical.

29. * Calice supère, infère. A quoi adhère un calice
    infère?
30. Le calice est-il d'ordinaire coloré?
31. Corolle dont les pétales sont distincts, sont
    soudés.
32. Nectaires. Où se trouvent-ils situés? Leur sécré-
    tion.
33. De quoi se compose une fleur hermaphrodite?
    Lois des alternances dans la fleur?
34. * Fleurs hermaphrodites, monoïques, polygames.
35. Exemples de fleurs monoïques (*Pin*), dioïques
    (*Pistachier, Dattier*). Diœcie.
36. Fleur régulière, irrégulière. Nombre le plus fré-
    quent des pétales dans les monocotylédones,
    les dicotylédones. Les fleurs irrégulières ne
    sont-elles pas plus parfaites, si vous les com-
    parez aux animaux dans lesquels la symétrie
    n'appartient qu'aux êtres inférieurs?
37. Qu'appelle-t-on fleur hermaphrodite, monoï-
    que, dioïque, polygame, neutre [1]? Aux dépens
    de quoi se font les pétales dans les fleurs dou-
    bles? fleurs pleines, comme les dahlias? Ces
    fleurs peuvent-elles être fécondées [2]?
38. Combien y a-t-il de parties dans une étamine?
39. Qu'est-ce qu'une étamine? Comment s'appelle
    l'ensemble de ces organes? Sont-elles tou-
    jours libres? Monadelphie, polyadelphie.
40. Divers cas des étamines soudées par leurs filets.
41. Comment s'attache l'anthère à l'étamine? Qu'est
    le connectif? Combien de tuniques connais-
    sez-vous dans l'anthère?
42. Combien chaque étamine a-t-elle d'anthères?

---

1. Elle peut être neutre par atrophie, hypertrophie ou avortement des organes.
2. Non, à moins qu'elles ne reçoivent du pollen de plantes
situées dans le voisinage, cas où elles se comportent comme
des fleurs unisexuées.

Combien de tuniques? Qu'est-ce que le pollen? Les grains de cette poussière sont-ils homogènes? Laquelle des deux tuniques est la plus résistante?

43. Anthères introrses, extrorses, poricides. Où se trouvent les pores? Quand il y a de grandes ouvertures, où sont-elles? Quand les pores sont au sommet, comme dans les polygalées, offrent-ils une porte ou opercule [1]?

44. Analogie du pollen et des spermatozoïdes, du liquide et de la semence, de la coque pollinique et du testicule.

45. Composition du pollen. Favilla.

46. Anthères : leurs tuniques [2].

47. Endothèque. Pollen. Exhyménine et endhyménine.

48. Quand les étamines sont hypogynes, sur quoi sont-elles soudées? Quand elles sont épigynes, périgynes?

49. Pistil.

50. Quelle est la partie du pistil qui se soude le plus souvent [3]?

51. Ovaires soudés et ovaires libres. Quand la soudure est faible, comment est l'ovaire collectif?

---

1. Non. Quand les pores sont sur le côté, ils en offrent une, soit dans les Laurinées.

2. Les ouvrages n'indiquent que deux tuniques à l'anthère : l'*exothécion* et l'*endothécion*. M. Chatin, dans ses belles et persévérantes recherches d'organographie végétale microscopique, a démontré que les anthères jeunes présentent une troisième membrane, plus interne, qui disparaît plus tard, comme si elle était destinée à nourrir les cellules que renferme cet organe. Il y a donc, dans les anthères jeunes, avant la maturité, un *exothécion*, ou *mésothécion* (l'ancien *endothécion* de Purkinje), tous deux permanents, enfin un *endothécion* proprement dit, dont l'existence est temporaire.

3. L'ovaire, parce que c'est la partie la plus large et la plus pressée.

(*R*. Lobé.) Si la pénétration est plus forte, sait-on à la seule vue s'il y a un ou deux pistils? (*R*. Non.)

52. * Composition du fruit. Qu'est le péricarpe par rapport à l'ovaire? (*R*. La paroi ovarienne développée.)

53. * Péricarpe. Où s'en trouvent la base, le sommet? (*R*. La base est le point d'attache du pédoncule; le sommet est la cicatrice du style tombé.)

54. Qu'est-ce que le péricarpe? Application à la Cerise, à la Pêche. Pêches adhérentes et Pêches dont le noyau se sépare.

55. Qu'est-ce qu'un péricarpe? Qu'est le noyau d'une Cerise?

56. Quand le péricarpe est rudimentaire, comment appelle-t-on la graine? (*R*. Un akène.) Quand le péricarpe rudimentaire est recouvert par le calice, comme dans les Composées, qu'a-t-on?

57. Différence entre un akène et un caryopse?

58. Différence entre une gousse et une silique.

59. Que sont la base et le sommet d'un péricarpe?

60. Qu'est le fruit par rapport à l'ovaire? (*R*. C'est l'ovaire développé et fécondé.) Développement de l'ovaire.

61. Qu'est une drupe [1]?

62. Position des graines dans l'intérieur de l'ovaire. Comment s'appelle la queue de la graine?

63. Quand un fruit a plusieurs loges, comment le nomme-t-on?

64. Un Melon éclate par une de ses parties, s'il est devenu *ruptile* par excès de volume; mais sait-on de prime abord par où s'ouvrira un fruit déhiscent?

---

1. Fruit apocarpe, indéhiscent, dont l'endocarpe et une partie du mésocarpe sont ligneux.

65. Comment se nomme l'axe principal de l'épi?
    Épi et spadice; capitule, corymbe.
66. Episperme et amande de la graine.
67. Ovule orthotrope (*R.* Comme un couteau à res-
    sort ouvert), anatrope (*R.* Comme un cou-
    teau à ressort mi-courbé), campylotrope.
68. Combien peut-il y avoir de cotylédons dans une
    plante?
69. Embryon excentrique.
70. Conditions favorables à la germination.
71. Systèmes et méthodes.
72. Polyandrie, gynandrie; exemples.
73. Système sexuel de Linné : monadelphie, gynan-
    drie.
74. Tétradynamie.
75. Syngénésie et Cryptogamie.
76. Qu'appelle-t-on, dans la classification de Jus-
    sieu, épigynie, hypogynie, périgynie?
77. Champignons. Truffes.
78. * Champignons parasites. Maladies qu'ils cau-
    sent. Champignons vivant dans la peau
    (Blanchard). Oïdium.
79. Fougères.
80. Comment se fait-il que les Champignons soient
    par cercle? (*R.* Parce que les filaments sou-
    terrains, organes de la vie de nutrition, étant
    disposés par cercles, donnent un bouquet
    d'organes reproducteurs.) Les Champignons
    se reproduisent-ils par graines? Où sont les
    spores? Couleur de cette poussière (*R.* Jaune,
    rouge, noire, rose; les Champignons déli-
    quescents ont un liquide noir renfermant des
    spores, et utilisé, en Angleterre, pour la
    fabrication de l'encre.) Que devient cette
    poussière une fois à terre?
81. Agaric et Amanite; Champignons non véné-
    neux. Caractères des Truffes.

82.   Mousse de Corse. Caractères des Algues. *Fucus.*
       Zoospores.
83.   Algues utiles.
84. * Algues parasites. Où doivent être classés les
       microbes? Bacilles pathogènes (Blanchard).
       Exemples. Choléra, etc.
85.   Ferments et virus. Comment prépare-t-on une
       culture de virus (Blanchard).
86.   Plantes monocotylédones.
87.   Graminées (Baillon).
88.   Différence entre le Blé, le Seigle, l'Orge, le Riz,
       (Baillon) surtout au point de vue des épillets.
89.   Caractères des Monocotylédonées.
90.   Fleur du Blé. Quel organe contient la fécule
       dans le grain de Blé? Où est l'embryon (Vil-
       lejean).
91.   Chiendent (Baillon). Petit chiendent, grand
       chiendent.
92.   Que mange-t-on dans une asperge [1]? Par
       contre, que mange-t-on dans une Figue [2]?
       Qu'est l'œil d'une figue [3]? Qu'est cette inflo-
       rescence? Chou-fleur.
93. * Différence entre les Iridées et les Liliacées;
       ovaire infère des Iridées, ovaire supère ou
       libre des Liliacées. Liliacées employées en
       médecine : ce sont trois plantes, dont l'une
       est un arbre. Scille. Faut-il réunir les Aspa-
       raginées aux liliacées?
94.   Caractères d'une Scille. De quoi se sert-on dans
       cette plante? de quel pays vient-elle? Les
       squames qu'on emploie en médecine sont-

----

1. Le bourgeon, ayant une forme spéciale allongée, et que
produit une tige souterraine.

2. Le pédicule.

3. Le trou entouré de bractées par lequel entre l'air dans
l'intérieur de ce singulier fruit.

elles superficielles ou profondes, blanches ou rouges? Est-ce un bulbe écailleux?

95. L'Aloès a-t-il un bulbe? Différence entre une Scille et un Aloès, au point de vue de la tige et de la fleur? (*R.* L'un a une tige aérienne, la Scille a sa tige souterraine; le périanthe de la Scille a ses divisions presque complètement libres, dans l'Aloès le périanthe est infundibuliforme) [Baillon]. N'y a-t-il pas des plantes très irritantes dans les Liliacées, pouvant produire la rubéfaction? (*R.* Genre *Allium*).

96. Différentes espèces d'Aloès. Aloès succotrin (Baillon).

97. Différence entre un Lis et une Asperge. (*R.* Dans le Lis, il y a, pour chaque loge, deux séries verticales d'ovules, et le fruit est capsulaire; dans l'Asperge, on n'a que deux ovules dans chaque loge, et le fruit est une baie.)

98. Salsepareille.

99. Colchique (Blanchard).

100. Iridées : caractères des fleurs d'*Iris*, de *Crocus*, de *Gladiolus*; périanthe irrégulier, bilabié de ce dernier genre.

101. Orchidées : leurs étamines épigynes, constitution du pollen, caudicule et rétinacle. Fruit de la Vanille et du genre *Orchis*.

102. Maranthées : caractères de leurs fleurs. Gingembre, étamine fertile en face du pétale postérieur.

103. Plantes dicotylédones.

104. If (*Taxus*). Genévrier. Sabine. Huile de cade.

105. Caractères des Conifères : fleurs mâles et femelles, constitution du pollen; fruits.

106. Pins, Sapins, Cyprès.

107. Sapins, Mélèzes, *Thuia*, Cyprès : différences au point de vue des fleurs mâles et femelles, et des feuilles.

108. Le Chanvre : ses usages. Haschich.
109. Thyméléacées. Garou.
110. Myrtacées. Piment.
111. Linacées (lin, coca).
112. * Rutacées. Lesquelles sont utiles? (Blanchard).
       Plantes abortives. Jaborandi. Pilocarpine.
113. Malvacées (Blanchard). Quelle est la plante qui
       donne le coton (Villejean).
114. * Papavéracées (Hanriot). Quelles sont les plus
       usitées?
115. Pavot. Opium : diverses préparations d'opium
       (Blanchard).
116. Ménispermacées.
117. Euphorbiacées [1]. — Euphorbiacées usitées en
       médecine.
118. Qu'est-ce que les étamines présentent de parti-
       culier dans la famille des Laurinées [2]? Carac-
       tères des Polygonées : *Polygonum*, *Rheum*.
119. * Polygonées. Combien de genres principaux?
       Différences par les stigmates entre les *Rumex*,
       Rheum et *Polygonum*? Division des Rhu-
       barbes officinales.
120. Caractères de la famille des Laurinées [3]. Diffé-
       rence entre les genres Cannellier (12 étamines
       dont 3 stériles) et Camphrier (15 étamines,
       3 stériles). Genre *Laurus* (4 verticilles de 2 éta-
       mines chacun, dont 2 staminodes).
121. Principales différences tirées des organes sexuels
       entre les Asclépiadées et les Apocynées [4].

1. M. Baillon a fait un fort bel ouvrage sur cette famille
dont les genres paraissent du premier abord si différents.
2. Leur déhiscence valvicide; quatre panneaux sur chaque
anthère.
3. 3 sépales, 3 pétales, 9 étamines sur trois faisceaux; un
ovaire gibbeux, ovule suspendu; une baie portant une graine;
pas d'albumen. (M. Baillon.)
4. Dans les Apocynées, le pollen est formé, comme dans la
plupart des plantes, de grains séparés. Dans les Asclépiadées,

122. Scrofulariacées. — Grande Consoude.
123. * Digitale.
124. Labiées. Caractères [1].
125. Diverses espèces de Sauges officinales.
126. Genres *Cataria*, *Lamium*, *Salvia* (2 étamines seulement, allongement du connectif); *Rosmarinus* (*Salvia* à anthères uniloculaires); Mélisse, Menthe, Thym; *Teucrium*, Germandrée.
127. Convolvulacées. Citer des convolvulacées. Jalap (Blanchard).
128. * Gentianacées. En citer. Petite centaurée.
129. Ericacées.
130. Santalacées. Santal. Benjoin.
131. Borraginées; différences avec les Labiées.
132. Différence entre un *Rhododendron* (10 étamines), et un *Azalea*?
133. Principaux genres des Borraginées.
134. Magnoliés. Bruyères,
135. Caractères des Composées : capitule, involucre, corolle monopétale; monadelphie et syngénésie; ovaire uniloculaire; ovule droit, akène.
136. Composées utiles en médecine (Pouchet). Lactucarium, Thapsia. Ses usages (Blanchard).

au contraire, il est agrégé par masse : les cinq étamines sont soudées autour du pistil; le stigmate, spongieux, recouvrant les deux styles, a la forme d'un prisme à cinq pans, et sur chaque anthère est située une glande d'où partent des tubes qui vont dans chaque loge de l'anthère entrainer le pollen et le faire tomber sur la partie inférieure du stigmate (M. Baillon).

1. Fleurs solitaires ou en glomérules axillaires, 5 sépales persistants, préfloraison quinconciale; corolle gamopétale bilabiée, 5 préfloraisons vexillaires; étamines didynames; carpelles divisés chacun en deux loges; un ovule dans chaque demi-loge (pour d'autres, 4 carpelles distincts, nus, très visibles au fond du calice); fruit tétrakène; tige carrée; feuilles opposées; odeur aromatique.

137 * Valérianacées. Valérianacées employées en méde-
      cine (Baillon).
138.   Valérianacées comestibles. La mâche.
139. * Garance. Feuilles verticillées des Rubiacées.
140.   Rubiacées.
141.   Ipécacuanhas (Blanchard).
142.   Qu'est-ce que le Quinquina gris? quel genre?
      vient-il d'une seule espèce? Caractères des
      fleurs des Rubiacées et du genre Cinchona.
      Feuilles : ont-elles des stipules; connaît-on
      des Rubiacées sans stipules [1]? Rubiacées indi-
      gènes. Grateron, ou Herbe à l'esquinancie.
      Comment est le calice dans la Garance [2]?
143.   Différence entre le Quinquina et le Caféier; dif-
      férence entre les Rubiacées et les Apocynées.
      famille ultra-médicale s'il en fut, et où les
      feuilles sont fréquemment aussi opposées.
144.   Périanthe dans les Daphnées et le Thymélées.
145.   *Primulacées*, leur embryon.
146.   Caractères des Primulacées [3].
147. * Crucifères, leurs étamines. Principaux genres.
148.   Différence entre les genres *Ranunculus et Helle-*
      borus (dans le premier, un seul ovule,
      akène; dans le second, beaucoup d'ovules,
      follicules). [Baillon.]
149.   Qu'est-ce qu'une Anémone? Famille?
150.   Bouton-d'Or. Renonculacées régulières et irré-
      gulières.

---

1. Non; et les jardiniers, les voyageurs, ne manquent jamais,
par suite, de reconnaître ces plantes à leurs stipules et à leurs
feuilles verticillées.

2. Il n'y en a pas trace : les Rubiacées indigènes à calice
sont fort rares, et je n'en vois pas de médicinales.

3. Herbes. Feuilles opposées en général. Fleurs régulières :
5 sépales libres, 5 pétales périgynes. Etamines, 5 ou multiples
de 5 (25 ou 30, etc.); un style. Ovaire polysperme, uniloculaire;
capsule.

151. Quelles sont les Renonculacées qui n'ont pas les feuilles alternes? (*R*. Clématite, type 4.)
152. Fruits des Renonculacées.
153. * Caractères des Rosacées; genres *Rubus, Rosa, Fragaria, Potentilla, Geum*.
154. Quelles sont les Rosacées dont les ovaires contiennent beaucoup d'ovules (*Geum, Rubus, Fragaria, Potentilla*). Caractères de la famille.
155. Dans une Légumineuse comment sont les étamines? Est-ce une vraie diadelphie?
156. Quelle est cette Casse? Quelle plante la fournit? Caractères des Légumineuses régulières? Comment en sont les graines? (*R*. Campylotrope; micropyle en haut et en dehors.) Légumineuses irrégulières : le *Cercis* est-il une Papilionacée? (*R*. Non, l'étendard y est enveloppé et non enveloppant, comme dans les vraies corolles papilionacées.) Différences des graines du *Cercis* et de la Casse (les unes ont un gros albumen, les autres n'en ont pas, si la Casse est d'ailleurs une Césalpiniée, comme le *Cercis*). Différences entre la Casse et le Séné en fruits. Citer une vraie Papilionacée. (*R*. Pois, Haricot). Comment y est la fleur? (*R*. Résupinée; les 2 ailes sont enveloppées.) Y a-t-il dans cette famille, des plantes sans corolle? (*R*. Le Caroubier.) Combien d'étamines?
157. Quelles sont les Légumineuses qui ont un albumen? Les Haricots en ont-ils?
158. Papilionacées.
159. Quelle idée avez-vous de la structure du Copahu? (4 sépales très petits, comme les 4 pétales). Fruit (une akène). Comment le Copahu ressemble-t-il aux autres Légumineuses?
160. Qu'est le *Quassia amara*? Caractères des Casses et des Samaroubes.

161.   Légumineuses régulières et irrégulières [1]?
162.   Le Haricot a-t-il un périsperme? (*R.* Non).
      Caractères de la famille.
163. * Gommes. Gomme arabique. Gomme adragante.
164. * Fève de Calabar. Éserine.
165.   Mélilot officinal.
166.   Que mange-t-on dans un Artichaut? Qu'est la
      bourre? Que sont ces tubes blanchâtres?
167.   Aigrette de la fleur des Composées.
168.   Caractères des Chicoracées. Qu'arrive-t-il quand
      on les exprime : couleur de leur suc. *Lactu-*
      carium. Lactuca gigantea. Son suc est-il nar-
      cotique?

1. FLEURS RÉGULIÈRES :

Genres : *Cadia*, 5 sépales, 5 pétales, 20 étamines.
      Ceratonia (ce sont des *Cadia* à pétales).
      Acacia vrai, grand nombre d'étamines.
      Mimosa, gousse lomentacée.
      Copahu type 4; pas de corolle, gousse contenant une
          seule graine anatrope, à arille charnu.

FLEURS IRRÉGULIÈRES :

Genres : *Cervis*, 10 étamines libres; gousse comprimée, poly-
      sperme.
Genre : *Cassia*, 10 étamines libres inégales : Casse propre-
      ment dite, gousse aplatie : Séné, gousse
      élargie, gonflée.

Papilionacées à étamines monadelphes ou diadelphes, ou soudées.

Genres : *Trifolium*, étamines diadelphes (1 libre, 9 soudées).
      Pisum, vrille, stipule, calice foliacé *id.*
      Vicia, cotylédons charn.; feuilles altern., souv. pas de
      folioles.
      Phaseolus, cotylédons charnus; feuilles opposées.
      Lotus, cotylédons foliacés; étamines diadelphes; feuilles
      à 3 folioles.
      Hedysarum (Sainfoin), cotylédons foliacés; tige grim-
      pante, 2 sépales, étamines diadelphes.
      Astragalus. Ex. : *A. gummifer*, donnant la gomme
      adragante.
      Dolbergia, fruit sec, indéhiscent, un ovule, muni
      d'une aile (samare) provenant d'une expan-
      sion de la paroi extérieure du fruit (Bail-
      lon.)

BERTON.   2.

169. Pourquoi certains auteurs disent-ils syngénérie,
      d'autres synanthésie? (*R*. L'un est un nom
      physiologique, l'autre anatomique.)
170. Disposition des pétales dans les Composées ; nom
      des pétales et nombre des étamines dans les
      Légumineuses. Origine du mot Légumi-
      neuses. Un légume n'a-t-il pas un gynécée
      exceptionnel? Ne devrait-il pas y avoir cinq
      carpelles au lieu d'un seul?
171. Différence entre les Composées proprement
      dites et les Corymbifères; fleurons et demi-
      fleurons de ces dernières.
172. Différence entre les Composées et les Chicora-
      cées; demi-fleurons et corolle fendue à 5 divi-
      sions dans ces dernières. Dipsacées.
173. * Ombellifères; fruits.
174. Ombellifères employées en médecine.
175. Solanées (Blanchard). Caractères des Solanées.
      En citer.
176. Solanées utiles (Pouchet). Huile de pomme de
      terre.
177. Les Solanées autres que la Pomme de terre
      sont-elles tuberculeuses? Si vous donnez à
      manger des Pommes de terre vertes, sera-ce
      sans danger?
178. * Belladone. Son principe actif : atropine. Recon-
      naissance de la belladone dans un empoison-
      nement (Pouchet).
179. Tabac. Ses alcaloïdes. Nicotine (Blanchard).
180. Jusquiame. Hyoscyamine (Pouchet).
181. Noix vomique. Fève de Saint-Ignace (Blan-
      chard). Strychnine. Curare.

ZOOLOGIE [1]

1. Composition du sérum et du caillot du sang. Comment extraire la fibrine? Hématosine; principe albuminoïde cristallisable, incolore, avec lequel elle est associée; hématoïdine.
2. Classifications.
3. Analogie des fonctions de reproduction dans les animaux et les plantes.
4. Circulation chez les Vertébrés; comment sont les globules chez les Mammifères et les Oiseaux? Qu'est-ce qu'une artère?
5. Qu'est-ce qu'un Mammifère? Les trois sortes de dents. Existent-elles toujours? Mammifères qui les présentent.
6. Classification des Mammifères. Différence entre l'homme et le singe. Classification de Cuvier et de Linné.
7. Différence entre un Rongeur et un Carnassier, au point de vue notamment des dents.
8. Animaux ongulés et onguiculés.
9. Système et formule dentaires des Pachydermes.
10. Caractères des Ruminants : leur pied fourchu, leurs cornes; dents de la mâchoire supérieure; estomac.
11. Différence entre un Rongeur et un Ruminant.
12. Bois et cornes des Ruminants.
13. Division des Ruminants.
14. Système dentaire des Ruminants. Incisives de la mâchoire supérieure, à quoi correspondent-elles en bas?

---

1. Les élèves sont le plus souvent interrogés sur les parasites de l'homme, particulièrement les Helminthes (Blanchard).

15. * Musc. Où se forme ce produit?
16.   Viverreum. — Castoreum. Civette (Blanchard).
17.   Marsupiaux. Monotrèmes.
18.   Comment les Cétacés nourrissent-ils leurs petits? forme du corps, longueur du cou dans ces Mammifères.
19.   Cachalot. Spermaceti (Blanchard).
20.   Oiseaux aquatiques et Oiseaux de rivage.
21.   Rapaces. Gallinacés.
22.   Système digestif des Oiseaux. N'y a-t-il pas quelquefois vestiges de dents [1]? Quel est l'organe de préhension et de mastication? Du jabot, comme analogue de l'estomac des Mammifères; des deux cæcums longs et grêles. Cloaque.
23.   Respiration double des Oiseaux. Le poumon non divisé en lobes et attaché à la colonne vertébrale; cellules pneumatiques du corps [2].
24.   Cœur des reptiles.
25.   Circulation et respiration des reptiles; refroidissement résultant du mélange des deux sangs; ampleur des cellules pulmonaires [3]; absence du diaphragme; déglutition respiratoire des Tortues; atrophie d'un des poumons chez les Serpents; cœur des Crocodiles.
26.   Respiration et cœur des Crocodiles. Dents de ces animaux.
27. * Serpents. Comment se reproduisent-ils : sont-ils vivipares ou ovovivipares?
28.   Couleuvre (Villejean).

---

1. Chez le perroquet, par exemple.
2. Voyez au musée Orfila, dans la grande galerie d'entrée, une belle préparation de M. Sappey (1847) sur le système respiratoire complexe des Oiseaux.
3. Voyez au musée Orfila d'intéressantes préparations du poumon des Reptiles.

29. Serpents près des sources thermales : couleuvre d'Esculape.
30. Serpents venimeux. Leur classification : Y a-t-il des protéroglyphes en Egypte (Blanchard)? Solénoglyphes. Vipère d'Europe.
31. Nature chimique du venin des serpents. Quel est son principe actif?
32. Batraciens. Sont-ils venimeux? Où siègent leurs glandes à venin, quand ils en ont? Ont-ils un appareil d'inoculation? (Blanchard.) (*R.* Non). Glandes sur la nuque.
33. Y a-t-il des urodèles munis de glandes parotides? (La Salamandre.) (Blanchard.)
34. Quel animal a les plus gros globules sanguins? (*Id.*). (*R.* Un Protée).
35. Division des Poissons; caractères des Acanthoptérygiens.
36. Poissons pectinibranches, dibranches, lophobranches.
37. Poissons osseux et cartilagineux.
38. Acanthoptérygiens.
39. Plectognathes, Cyclostomes.
40. Qu'est-ce qu'un poisson subbranchien? un poisson abdominal?
41. Qu'est-ce qu'un poisson apode?
42. Poissons électriques. Torpille (Blanchard).
43. Poissons venimeux (Blanchard). Parlez de la Vive. Les crochets sur l'opercule, sur la nageoire dorsale.
44. Différence entre les Poissons et les Reptiles.
45. Différence entre un cœur de poisson et un cœur de reptile. Où va le sang au sortir du cœur chez les Poissons?
46. Poissons subbranchiens, abdominaux, lophobranches.
47. Anatomie de la tête des Poissons.
48. Respiration de la Raie.

49. Ichthyocolle (Blanchard).
50. Division des Articulés.
51. Caractères généraux des Insectes.
52. Système nerveux des Insectes (Pouchet) : collier œsophagien formé par les deux ganglions céphaliques avec les deux suivants.
53. Système digestif des Insectes (pharynx, œsophage, jabot, gésier, ventricule chylifère, intestin grêle, cæcum); foie [1]. Mâchoire des insectes broyeurs.
54. Circulation vague et vaisseau dorsal des Insectes.
55. Des Insectes à l'état de larve.
56. Un insecte mâle peut-il féconder pour plusieurs générations?
57. Travaux de Bonnet à ce sujet. Cas du Puceron et de l'Abeille. Dans l'Abeille, les dernières générations n'engendrent-elles que des mâles?
58. Classification des Insectes.
59. Division des Insectes : donnez-moi l'ordre que vous préférez.
60. Chaque ordre des insectes en particulier.
61. Différence entre un Hémiptère et un Névroptère.
62. * Coléoptères. Insectes vésicants.
63. * Hémiptères : leurs métamorphoses incomplètes; Cochenille, Pucerons.
64. Punaise.
65. Hémiptères parasites.
66. Cochenille. Quelle couleur en tire-t-on? Kermès animal.
67. Classification des Névroptères.
68. Lépidoptères.
69. Hyménoptères. Différences avec les névroptères (ailes non réticulées).

1. Il est remplacé par des tubes longs et déliés qui flottent dans l'abdomen et qui débouchent dans le ventricule chylifère : ces vaisseaux biliaires tiennent également lieu des glandes urinaires, car il s'y fait de l'acide urique.

70. Cynips; noix de galle; teinture de noix de galle.
71. * Diptères et Aptères. Poux. Effets produits sur la
    peau par le *Phtirius pubis.*
72. Diptères parasites de l'homme. *Lucilia homi-
    nivorax.* Ses larves. Attaquent-elles les os?
    (Blanchard). (*R.* Oui.)
73. Hypodermes. Où vivent-ils?
74. *Dermatobia Noxialis.* Qu'est-ce que le *Ver maca-
    que?* (*R.* Sa larve.)
75. Myriapodes.
76. * Arachnides. Caractères, principaux genres.
77. * Sarcoptes; mâle et femelle.
78. *Argas.*
79. *Démodex.*
80. * Hirudinées.
81. Combien de sangsues employées en médecine?
    comment les reconnaître.
82. *Hirudo medicinalis, — officinalis* : Qu'est-ce que
    la sangsue interrompue ou truite? Comment
    sont faites les taches abdominales et les taches
    dorsales? Quel pays produit cette sangsue?
    Est-elle bonne?
83. A quel genre appartient la sangsue médicinale?
84. Sangsue de cheval : caractères.
85. En quoi le genre *hæmopis* se distingue-t-il du
    genre *hirudo*? Comment trouve-t-on ces ani-
    maux sur le cheval, sur le bœuf?
86. Vers parasites (Blanchard). * Nématodes.
87. * Ascarides de l'homme. Quel est le plus commun?
    Ascaris lombricoïdes.
88. *Ascaris mystax* (chien, chat).
89. * Oxyure vermiculaire.
90. Décrire les œufs de ces animaux. Quels sont les
    nématodes qui se transmettent par l'eau?
91. Gordiens ou dragonneaux.
92. * Filaire de Médine. Rôle du cyclope dans sa trans-
    mission. *Filaria loa.* Filaire de l'œil. Filaire

du sang. Ses migrations. Eléphantiasis. Quelle est la différence entre l'hématurie d'Égypte et l'hématurie intertropicale? (*R.* L'une causée par la *Bilharzia hæmatobia*, l'autre par la filaire du sang.)

93. * Strongles. *Eustrongylus*. Parasites des voies urinaires. Trouve-t-on des animaux dans certains fistules urinaires?

94. Ankylostome duodénal.

95. * Trichine.

96. * Trématodes : distomes. Qu'est-ce qu'une *rhédie*, un *cercaire*? (*R.* Etats par lesquels passe la douve.)

97. *Bilharzia hæmatobia*. Quelle maladie cause-t-elle?

98. * Cestoïdes : tænias.

99. * *Tænia solium, tænia saginata*. Quels animaux nous les transmettent? Comment les distinguer?

100. *Tænia canina*.

101. Botryocéphale. Combien d'espèces? Quelle est la plus fréquente. (*R.* Le *Latus*). Sa structure : comment est faite sa tète? Où sont ses pores génitaux? OEufs. Migration.

102. * Échinocoques. Leur mode de reproduction. Acéphalocystes.

103. Qu'est-ce qu'un cysticerque?

104. Mollusques. Leur classification.

105. Céphalopodes.

106. Gastéropodes. Limaces.

107. Acéphales bivalves et univalves. Empoisonnement par les mollusques. Toxicité des moules.

108. * Sporozoaires. Coccidies : rôle dans l'étiologie du cancer. Coccidium oviforme. Sarcosporidies.

109. Flagellés. Où sont leurs cils vibratiles.

110. Trichomonas vaginalis, forme, habitat, fréquence. La trouve-t-on chez des vierges? *Trichomonas intestinalis. Cercomonas.*
111. Amibes (Blanchard).
112. Cœlentérés. Polypiers.
113. Infusoires.
114. Échinodermes. Échinides et Stellérides.
115. Spongiaires. Comment se produisent les éponges?
116. Œufs. Leur structure. Œuf holoblastique, méroblastique. Y a-t-il dans l'œuf de la femme un vitellus de nutrition?

CHIMIE [1]

1. * Ozone.
2. * Analyse de l'eau : réactifs pour sa pureté.
3. Analyse eudiométrique : en déduire la composition de l'eau.
4. * Eau oxygénée. Composition de l'eau ordinaire.
5. Quelle corrélation établir entre la respiration et l'action de l'air dans la combustion? Travaux de Lavoisier à ce sujet. Comment constater CO_2 dans l'air expiré? Iode de l'air : goître, le trouve-t-on chez les animaux [2]?
6. Analyse de l'air par l'acide pyrogallique et par les autres procédés.
7. Composition de l'air. Acide carbonique de l'air (Bourgoin).
8. * Loi de Proust.
9. Métalloïdes (Gautier).
10. * Soufre.
11. * Acide sulfureux, acide sulfurique.
12. Préparation de SO_3 sous ses divers états. Acide de Nordhausen. Décomposition de SO_3 par la chaleur et les métaux.
13. Préparation et propriétés de SO_3. Sa caléfaction.

1. Les élèves ont à reconnaître différents corps, dont la collection leur est montrée au laboratoire des travaux pratiques. — Les notations de ces questionnaires sont indiqués d'après la *théorie atomique* qui est la base de l'enseignement de la Faculté de médecine de Paris.

2. Baillarger a montré qu'il est commun chez les chevaux, les chiens et surtout les mulets, dans les pays où il affecte l'homme.

14. Préparation de SO^3, Ph^2O^5, Az^2O^5 anhydres. H^2S, son emploi comme réactif. Caractère des sulfures et des sulfates.

15. Comment distinguer SO^3 de Ph^2O^5? Que se passe-t-il quand on met de l'acide sulfurique en présence du phosphate de chaux; quand SO^3 est mis à froid devant C^2H^6O?

16. Propriétés de SO^4H^2, son emploi comme réactif. Comment distinguer les sulfates insolubles des phosphates? ($R.$ Az^2O^5 dissout les premiers, non les seconds.)

17. Rôle en chimie de SO^3 et de Ph^2O^5 comme déshydratants.

18. * Hydrogène sulfuré.

19. Préparation d'AzO^3H. Manuel opératoire. A quoi sont dues les vapeurs rouges au commencement et à la fin?

20. Rôle d'AzO^3H comme oxydant.

21. Qu'arrive-t-il si l'on chauffe Az^2O^5 avec SO^4H^2?

22. Préparation d'AzO. Comment le reconnaître?

23. Préparation d'AzO. Action du sulfate ferreux.

24. Az^2O^5, propriétés et préparation. Son action sur les métaux.

25. * Phosphore, préparation, Poids atomique : formule par écrit de la réaction. Action de la chaleur, de la lumière. Composés de l'O et du Ph.

26. Action des acides métaphosphorique et phosphorique sur AzO^3Ag.

27 * Hydrates de Ph^2O^5. Propriétés et préparation de PhO^4H^3. Composés du Ph avec H.

28. Appareil de Marsh : As^2O^3 et As^2O^5.

29. Hydrogènes phosphorés.

30. Cl, HCl.

31. Citer des métalloïdes antiseptiques (Gautier.)

32. Action du chlore sur l'eau : que devient une solution de chlore abandonnée à elle-même?

33. Si l'on met du Cl devant AzH^3, que fera-t-il?

34.   Composés oxygénés du Cl. L'acide chloreux est-il plus soluble que le chlore? Agit-il sur l'arsenic comme Cl?

35.   Action du chlore sur le gaz hydrogène carboné.

36.   Préparation de l'iode. Ses dissolvants. Teinture d'iode. Iodure d'amidon.

37.   Carbone. Ses divers états.

38. * CO, CO^2.

39.   Empoisonnement par CO.

40. * Oxyde de carbone. Est-il plus délétère que CO^2?

41.   Cyanogène. Acide cyanique. Cyanures et cyanoferrures.

42. * Préparation de l'acide cyanhydrique. Que fait cet acide devant un sel de fer? devant la potasse? devant AzO^3Ag? Cyanure de phosphore.

43.   Caractères de l'acide cyanhydrique. Propriétés physiques.

44.   Qu'est le cyanoferrure de potassium? Formule.

45.   Comment préparer le cyanure de potassium, l'iodure?

46.   Iodate de potasse. Action de la potasse sur l'iode et le brome : ne se fait-il que du bromure et de l'iodure?

47. * Qu'est-ce qu'un sel, une base? (Gautier.)

48. * Lois de Berthollet.

49.   Caractères des sulfates. Quel est le plus insoluble?

50.   Réactions des chlorures. Chlorures insolubles de mercure, de plomb, d'argent.

51.   Caractères des azotates.

52.   Carbonates.

53.   Chlorates. Chlorhydrates (Gautier). Oxydes. (*Id.*)

54.   Classification des métaux et des oxydes.

55. * Potasse caustique (Gautier).

56. * Composition de la potasse caustique, sa prépa-
     ration, comment la distinguer de la soude ;
     action du carbone sur KHO.
57. Potasse à la chaux. Procédé de Leblanc pour
     CO^3Na^2.
58. Carbonate neutre de potasse.
59. Permanganate de potasse (Gautier).
60. Soude. Carbonate de soude (Bourgoin).
61. Eau de Javelle. Chlorure de soude.
62. AzH^3, AzH^4.
63. Quels gaz se dégagent dans les lieux d'aisances ?
     Comment les combattre ?
64. Sels ammoniacaux.
65. Théorie de l'ammonium.
66. Moyen de reconnaître un sel ammonical.
67. Comment reconnaître le sel ammoniac ? Pro-
     priétés physiques de l'ammoniaque.
68. Si vous ne connaissez rien sur le carbonate
     d'ammoniaque, savez-vous préparer le phos-
     phate ?
69. Phosphate ammoniaco-magnésien (Gautier).
70. Chlorure de chaux : caractères de sels de chaux.
71. Calcaire, ses divers états ; sa solubilité dans
     l'eau.
72. Comment reconnaîtrez-vous le phosphate de
     chaux ?
73. Magnésie. Caractères des sels de magnésie (Gau-
     tier). Carbonates de magnésie.
74. Comment reconnaît-on les sels de magnésie dans
     les eaux magnésiennes ? (Gautier.)
75. Eaux minérales (*Id.*).
76. Oxydes de magnésium ; alumine et argile.
77. Chlorure de magnésium, sa préparation.
78. Sulfate de magnésie : combien d'eau dans ce
     sel ? Ses usages, sa préparation.
79. Sels de magnésie employés en médecine.
80. Oxydes de fer. Oxyde ferrique.

81. Caractères des sels ferreux et ferrique. Action du soufre et du sulfhydrate d'ammoniaque.
82. Sulfate de fer. Couleur des sels de fer anhydres, hydratés; oxyde magnétique de fer.
83. Divers peroxydes et perchlorure de fer; préparation.
84. Divers composés de fer employés en médecine, préparation.
85. Persulfate et perchlorure de fer (Gautier).
86. Caractères des sels de fer. Nature et couleur des précipités avec les réactifs.
87. Acide chromique. Chromates.
88. Chromates de potasse, manganates; isomorphisme, affinité.
89. Bioxyde de manganèse (Gautier).
90. Sels d'alumine (*Id.*).
91. * Alun. Préparation dn sulfate d'alumine. Alun calciné (Hanriot).
92. Comment précipiter du cuivre métallique d'une dissolution de sulfate?
93. Comment préparer CuO, ses usages? Équivalents, emploi.
94. Caractères des sels de cuivre; réactifs. Citer un réactif très sensible des sels de cuivre (Lütz).
95. Couleur des oxydes de plomb. Réactifs du plomb, du zinc.
96. Divers oxydes de plomb? différence entre la litharge et le massicot : minium.
97. Préparation de l'oxyde puce de plomb : est-ce un acide ou un oxyde?
98. Diverses préparations de la céruse.
99. Verre d'antimoine.
100. * Préparation du kermès.
101. Le sulfure d'antimoine est-il à l'état amorphe ou cristallin dans le kermès?
102. Quand on grille du sulfure d'antimoine à l'air, que se fait-il? Si l'on interrompt l'opération

avant que tout le sulfure soit transformé en
oxyde et qu'on fonde le mélange, que se
forme-t-il? (*R*. Du verre d'antimoine. Wurtz.)

103.   Poudre d'algaroth. Dans quelle circonstance se
forme-t-elle?

104. * Préparation des émétiques.

105.   Comment feriez-vous de l'étain métallique avec
du sulfure d'étain?

106.   Minerais de zinc.

107.   Composés de zinc employés en médecine (Hanriot).

108.   Comment reconnaît-on les sels d'oxyde de
zinc? (*Id.*)

109.   Chlorure de zinc. Est-il soluble?

110.   Sulfate de zinc. A quel sulfate ressemble-t-il? (*Id.*)

111.   Indium, gallium dans les minerais de zinc.

112.   Comment pourrez-vous réduire un sel soluble
d'argent?

113. * Préparation de l'azotate d'argent.

114. * Calomel. Y a-t-il d'autres chlorures insolubles?

115.   Mercure soluble, sa préparation.

116.   Que se ferait-il si je versais de l'iodure de potassium dans du bichlorure de mercure? Couleur
du protoiodure de mercure. Qu'arrive-t-il
quand on traite l'iodure mercureux par l'iodure de potassium en excès?

117.   Précipité blanc de mercure.

118.   Pourquoi dit-on protoxyde de mercure et non
sous-oxyde?

119.   Qu'est le précipité *per se*? Origine de ce nom?
Préparation.

120.   Précipité rouge.

121. * Oxyde rouge de mercure. Expériences de Lavoisier : analyse et synthèse de l'air.

122.   Les deux oxydes de mercure : préparation.

123.   Vous avez du sublimé, vous y versez de la
potasse, que se fait-il? De quelle couleur est

ce précipité? Que serait-il arrivé si vous aviez versé de l'acide sulfurique?

124. Préparation du mercure, du calomel.

125. Comment reconnaître une dissolution de sublimé? Préparation,

116. Différences physiques et chimiques des sels de protoxyde et de bioxyde de mercure.

127. * Caractères des sels de mercure et du bichlorure en particulier. Comment en précipiter le mercure à l'état métallique? Quel précipité avec l'eau de chaux?

128. * Sublimé corrosif. Préparation des chlorures mercureux et mercurique.

129. Comment faire du sulfate, de l'azotate de mercure?

130. Analyse organique en général. Comment doser Az^2O?

131. Comment déterminer l'équivalent des corps organiques?

132. * Alcool méthylique. Ses propriétés. Que donne-t-il quand on l'oxyde?

133. * Alun ordinaire. Alun acétique.

134. Fermentation alcoolique. Conditions nécessaires à cette fermentation. Dans quels cas l'oxygène est-il nécessaire [1]?

135. Diverses espèces de fermentations. Fermentation lactique.

136. Comment l'alcool peut-il passer à l'état d'acide carbonique? Divers alcools.

137. Hydrogènes carbonés dérivant des alcools; leur formule générale.

138. Corps dérivés des alcools.

139. * Éthers simples et composés.

140. * Théorie des éthers composés.

---

[1]. Quand c'est du sucre qu'on a mis en présence de la levure.

141. * Constitution théorique des alcools et des éthers.

142. * Préparation du chloroforme. Action de substitution du chlore sur les hydrogènes carbonés.

143. Préparation de l'aldéhyde.

144. Aldéhydes en général; aldéhydes vinique et méthylique.

145. Amidures et amides; préparation.

146. * Amides.

147. Action de la chaleur sur les acides organiques.

148. * Acide oxalique (Hanriot). Où se trouve-t-il dans la nature? Comment le reconnaît-on? (*Id.*). Sa préparation. Sels d'oseille (*Id.*).

149. Action de la chaleur et de l'acide sulfurique sur $C^2O^4H^2$.

150. Acide tartrique. Acide racémique (Gautier).

151. Tartrates.

152. Différence entre les acides oxalique et tartrique. (*R*. Le premier est précipité par la chaux, tandis que le lactate de chaux est soluble.)

153. Acides dérivés de l'alcool. Si l'on prend un alcool du trente-deuxième rang, quelle sera la formule de l'acide correspondant?

154. Acide acétique (Hanriot). Sa préparation.

155. Théorie de l'acétification.

156. Homologues supérieurs de l'acide acétique.

157. Acide sulfovinique. Sa préparation, sa formule. (*R*. C'est un sulfate double d'eau et d'oxyde d'éthyle.)

158. Benzine (Gautier). Aniline. Nitrobenzine (*Id.*)

159. Phénols (*Id.*).

160. Résorcine (Hanriot). Sa préparation. Fluorescéine, éosine.

161. Toluène.

162. Acide benzoique. Ses origines (Gautier).

163. Camphres, essences. Thymol. Comment prépare-t-on l'essence de thym? Que contient-elle? (Hanriot.) Essence d'amandes amères.

164. Goudron de bois. Qu'y a-t-il dans celui de hêtre? Créosote. Gaïacol (Hanriot).

165. Combien existe-t-il de tanins? Quel est celui qu'on emploie pour l'encre? Pourrait-on faire de l'encre avec un autre tanin?

166. Urée, propriétés et préparation.

167. Substances contenues dans le lait, dans l'urine.

168. Réaction du lait. Est-il acide?

169. Composition de l'urine. Urée. Propriétés et préparation. Dosage de l'urée (Hanriot). Acide urique; comment peut-il exister dans l'urine?

170. Acide urique, formule et propriétés.

171. Fermentation des urines.

172. Dans quoi se dissolvent les cristaux d'acide urique? Acide hippurique.

173. Alloxane.

174. Préparation de l'amidon; propriétés. Ses transformations (Hanriot).

175. Dextrine; préparation.

176. Cellulose; action des alcalis, des acides. Dissolvants.

177. Glycose; préparation. Miel. Composition du glycose.

178. Sucre des urines dans le diabète. Comment le reconnaître? Action de la chaux, du bitartrate de cuivre et de potasse ou liqueur de Barreswill.

179. Saccharoses. Comment les distingue-t-on du glucose?

180. Corps gras; saponification.

181. Bile. Acides cholique et choléique.

182. La bile est-elle un savon composé d'acides ou d'alcalis? Savons mous et durs.

183. Baume opodeldoch.

184. Composition des calculs biliaires.

185. Alcaloïdes.

DEUXIÈME EXAMEN DE DOCTORAT

ANATOMIE. — PHYSIOLOGIE.

PREMIÈRE PARTIE

DU DEUXIÈME EXAMEN [1]

ANATOMIE DESCRIPTIVE
ET HISTOLOGIQUE

Cet examen qui doit être subi entre la dixième et la douzième inscription, comprend deux épreuves : 1° une épreuve pratique; 2° une épreuve orale.

1. Bibliographie :
Cruveilhier et Marc Sée, *Traité d'anatomie descriptive*. 3 vol. in-8. — Debierre, *Traité élémentaire d'anatomie de l'homme* (anatomie descriptive et dissection) avec notions d'organogénie et d'embryologie générale. 2 vol. in-8. Tome I : Manuel de l'amphithéâtre, système locomoteur, système vasculaire, nerfs périphériques, 1 fort vol. gr. in-8, avec 450 figures en noir et en plusieurs couleurs dans le texte. Tome II : Système nerveux central, organes des sens, splanchnologie, système vasculaire, système nerveux périphérique. 1 vol. in-8, avec 515 grav. en noir et en plusieurs couleurs dans le texte. — Sappey, *Traité d'anatomie descriptive*. 4 vol. in-8. — Testut, *Traité d'anatomie descriptive*. 3 vol. in-8. — Poirier, *Quinze leçons d'anatomie pratique*. 1 vol. in-18. — Belzung, *Ana-*

ÉPREUVE PRATIQUE.

Cette épreuve est éliminatoire. Elle comporte elle-même deux parties : 1° une région à disséquer; 2° une découverte à faire.

Épreuve de dissection.

Quatre heures sont accordées pour cette épreuve. Le candidat soumet lui-même sa préparation au jury d'examen et énumère tous les organes qui entrent dans la constitution de la région, en procédant par plans des parties superficielles vers les parties profondes.

1. Région temporale.
2. Région de l'orbite. Aponévrose de Ténon.
3. Muscles et nerfs de l'orbite.
4. Région parotidienne. Loge parotidienne.
5. Région massétérine.
6. Muscles élévateurs de la mâchoire.
7. Articulation temporo-maxillaire.
8. Muscles de la langue.
9. Nerfs de la langue.
10. Nerf grand hypoglosse.
11. Portion extra-crânienne du facial.
12. Muscles du pharynx.

tomie et *physiologie animale.* 1 vol. in-8, avec grav., 4e éd. — Alavoine, *Tableaux du système nerveux,* 2 gr. tableaux avec fig. — Debierre et Doumer, *Vues stéréoscopiques des centres nerveux,* avec un album schématique de 48 figures. — Debierre et Doumer, *Album des centres nerveux.* 1 vol. in-18. — Féré, *Traité élémentaire d'anatomie médicale du système nerveux.* 1 vol. in-8, 2e éd. — Frey, *Précis d'histologie.* 1 vol. in-12.

Béraud, *Atlas complet d'anatomie chirurgicale topographique.* 1 vol. in-4, avec 109 planches gravées sur acier. — Tillaux, *Traité d'anatomie topographique avec applications à la chirurgie.* 1 vol. in-8. — Richet, *Anatomie topographique.* 1 vol. in-8, avec gravures.

50.   Région du cou-de-pied.
51.   Plante du pied.

Découverte.

Lorsque le candidat a présenté sa pièce au jury, l'un des juges lui demande de découvrir un organe quelconque, qui doit être atteint immédiatement. Des leçons sont faites à cet effet dans les pavillons de dissection, à la fin de chaque semestre d'hiver. Voici d'ailleurs les principales découvertes auxquelles on devra s'exercer.

1.   Artères sus et sous-orbitaires.
2.   —   faciale.
3.   —   transverse de la face.
4.   —   linguale.
5.   —   maxillaire interne.
6.   —   carotide primitive, interne, externe.
7.   --   vertébrale.
8.   —   mammaire interne.
9.   —   sous-clavière.
10.   —   axillaire.
11.   —   acromio-thoracique.
12.   —   humérale.
13.   —   cubitale et radiale en leurs divers points.
14.   —   arcades superficielle et profonde de la main.
15.   —   iliaques.
16.   —   épigastrique
17.   —   honteuse interne.
18.   —   fessière.
19.   —   obturatrice.
20.   —   fémorale en ses divers points.
21.   —   poplitée.
22.   —   tibiales antérieure et postérieure.

23. Artères péronières.
24. — pédieuse.
25. — plantaires.
26. Veines jugulaires interne et externe.
27. — basilique et céphalique.
28. — saphènes interne et externe.
29. — porte.
30. — caves.
31. Nerfs trijumeau, ses branches, sus et sous-orbitaire.
32. — facial.
33. — glosso-pharyngien.
34. — pneumo-gastrique, récurrent.
35. — spinal.
36. — grand hypoglosse.
37. — grand sympathique.
38. — phrénique.
39. — médian.
40. — radial.
41. — cubital.
42. — crural.
43. — sciatique et ses branches poplitées tibiales et saphènes.
44. Muscles de Horner.
45. — digastrique.
46. — scalène.
47. — péroniers.
48. — plantaire grêle.
49. — radiaux.
50. — pédieux.
51. — de l'éminence thénar (en particulier).
52. Ligaments de Colles.
53. — de Gimbernat.
54. — des diverses articulations, surtout du genou.
55. — du carpe et du tarse.
56. Anneau du 3e adducteur.

57. Canal déférent.
58. Ligament rond.
59. Hiatus de Winslow.
60. 4e ventricule.

Épreuve orale.

Elle porte sur l'anatomie et l'histologie normales. L'élève ajourné à cette épreuve conserve le bénéfice de la précédente.

1. Qu'est-ce qu'un organe? un appareil?
2. Qu'est-ce qu'un os?
3. Par quoi est formé un os? Composition du tissu osseux.
4. Points d'ossification.
5. Épiphyses; ordre d'apparition des os.
6. Développement des os.
7. Canalicule osseux ou médullaire. Les deux formes du tissu osseux. Siège du tissu compact. Diploé.
8. Sphénoïde. Os du crâne [1].
9. Voûte du crâne; ses limites. Base du crâne; limites.
10. Qu'est-ce que l'apophyse *crista-galli?* son usage.
11. De combien d'os se compose la base du crâne?
12. Que passe-t-il par le trou déchiré postérieur?
13. Os qui forment la base, la voûte du crâne.
14. Quels muscles s'insèrent à l'écaille de l'occipital? Quels organes passent par le trou occipital?
15. Occipital.
16. Quel trou existe à la base de l'apophyse styloïde? Son usage.

---

[1]. Les élèves peuvent avoir à reconnaître un os ou à le mettre en place.

17. * Trous (Kirmisson) et apophyses de la base du crâne ; organes qui traversent les premiers et qui s'attachent aux seconds.

Nous croyons être agréable aux élèves en traitant cette question souvent demandée aux examens, et qui ne se trouve qu'en germe dans les livres d'anatomie.

La base du crâne est située à la partie inférieure de l'ovoïde crânien, immédiatement au-dessus de la face et de la colonne vertébrale. Elle est limitée en arrière par la protubérance externe et la ligne courbe demi-circulaire supérieure de l'occipital ; en avant, par la bosse frontale et l'arcade sourcilière ; en dehors, par l'arcade zygomatique et l'apophyse mastoïde. Elle présente deux faces : une inférieure, extracrânienne ; une supérieure, intracrânienne. Cette région, dont la direction est oblique de haut en bas et d'avant en arrière, dont le plus grand diamètre antéro-postérieur est de 0 m. 118, le transversal étant 0 m. 13, est très importante à cause des fractures dont elle est le siège, quoiqu'elle soit profondément cachée. Les fractures du rocher y sont assez fréquentes : des ruptures vasculaires ou nerveuses peuvent accompagner ces fractures.

Si nous examinons d'abord la face inférieure de la base du crâne, nous la trouvons divisée en deux parties : l'une postérieure, libre ; l'autre, antérieure, confondue avec la paroi supérieure de la face dont elle concourt à former les cavités les plus élevées, voûte ou toit du nez et voûte orbitaire. Voyons d'abord la portion postérieure.

Apophyses et saillies. — Commençons par les apophyses situées sur la ligne médiane, pour continuer par les parties latérales, en allant de dehors en dedans. Nous aurons d'abord la protubérance occipitale externe, en rapport avec la branche terminale externe de l'artère occipitale. Au-dessous, la crête de l'occipital étendue jusqu'au trou occipital, la crête qui donne insertion au raphé cervical postérieur ; en avant de ce trou, la face inférieure de l'apophyse basilaire, qui donne attache, par l'intermédiaire de la couche fibreuse du pharynx, à l'occipito-staphylin de M. Sappey, et plus directement, au muscle grand droit antérieur de la tête ; enfin par une dépression prononcée, située en avant du condyle, au petit droit antérieur de la tête ; elle se soude de bonne heure avec le corps du sphénoïde et cette suture occipito-sphénoïdale la limite antérieurement. Elle constitue dans toute sa longueur la voûte ou paroi supérieure du pharynx. Elle donne insertion à l'aponévrose céphalo-pharyngienne (paroi postérieure de la couche fibreuse du pharynx). C'est sur elle que s'implantent les polypes naso-pharyngiens (Nélaton).

Sur les côtés, en arrière, la ligne courbe supérieure, qui donne attache au trapèze, au sterno-cléido-mastoïdien, et par sa lèvre supérieure, au muscle occipital, ou, si l'on veut réunir l'occipital au frontal en un seul muscle comparable au diaphragme, et ayant pour centre aponévrotique la *galea capitata* ou aponévrose épicrânienne, à la portion musculaire postérieure du muscle occipito-frontal. Elle limite supérieurement les bosses occipitales inférieures, offrant chez les divers individus des différences de volume auxquelles Gall a attaché une grande importance.

L'espace compris entre cette ligne et le trou occipital est séparé en deux parties à peu près égales par la ligne courbe inférieure, dirigée, comme la précédente, vers l'apophyse mastoïdienne, et qui donne attache, ainsi que l'espace sous-jacent, au grand complexus, au splénius, au petit oblique postérieur de la tête. L'espace sous-jacent présente en outre une insertion au grand et au petit droit postérieur de la tête.

De chaque côté du trou, les condyles, éminences articulaires convexes pour l'union de l'occipital avec l'atlas.

Au niveau et au dehors des condyles, l'*éminence jugulaire*, qui donne attache, comme la *surface jugulaire*, concave, rugueuse, par laquelle cette éminence est séparée des condyles, au muscle droit latéral de la tête, qui s'en va de là à la face supérieure de l'apophyse transverse de l'atlas.

Sur un plan plus externe, on trouve l'apophyse mastoïdienne, en avant de la suture occipito-mastoïdienne : à la face interne de cette apophyse et supérieurement, on trouve la rainure du digastrique. Par la moitié postérieure, rugueuse, de sa face externe, dans toute sa hauteur et par son sommet, cette apophyse donne attache au *splenius capitis*. De la moitié antérieure du bord antérieur, du sommet et un peu de la face externe, naît le sterno-cléido-mastoïdien par un tendon très fort, relié un peu à la ligne courbe supérieure au moyen d'une lame aponévrotique renforcée par des fibres du trapèze, si bien que ces deux muscles sont réunis supérieurement, alors qu'en bas ils circonscrivent un espace triangulaire recouvert par le peaucier et dont la base inférieure est la clavicule. Le petit complexus part du bord postérieur, et l'auriculaire postérieur de la base de cette apophyse.

En dedans et en avant, l'apophyse styloïde engainée à sa base par l'apophyse vaginale. On sait qu'elle donne attache au bouquet de Riolan, dont les trois fleurs rouges sont le styloglosse, le stylo-pharyngien, qui a un volume inverse du nombre des fibres que le premier envoie au pharynx, et le stylo-hyoïdien, muscle que perfore le tendon moyen du digastrique qui y entre comme dans une boutonnière. Les trois blanches sont les ligaments stylo-pharyngien, stylo-maxillaire et stylo-hyoïdien. En dedans de l'apophyse styloïde, l'apophyse vaginale limitant en arrière la cavité glénoïdienne du temporal.

Citons encore l'épine du sphénoïde où naît le faisceau, peut-être non musculaire, dit muscle antérieur du marteau, avant d'entrer par la fissure ou scissure de Glâser dans la caisse du tympan, où il s'attache au sommet de l'apophyse grêle ou longue du marteau. L'épine du sphénoïde, qui prête aussi un peu attache au muscle interne du marteau, empêche la luxation du maxillaire en dedans, comme l'apophyse styloïde le fait en arrière.

Tout à fait en dehors et en avant, l'arcade zygomatique du temporal, dirigée d'arrière en avant, dont la face externe est lisse, convexe, sous-cutanée, l'interne concave. Le bord supérieur donne attache par sa lèvre externe au feuillet superficiel de l'aponévrose du temporal, par sa lèvre interne au feuillet profond, séparé de l'autre comme il l'est de la gaine propre du muscle, par du tissu cellulaire graisseux dans lequel on voit parfois, chez les scrofuleux, des collections purulentes limitées qui s'ouvrent derrière l'oreille. Le bord inférieur de l'arcade zygomatique sert à l'insertion du masséter. La base de l'arcade présente, en dedans et en haut, une gouttière remplie par le muscle temporal ; en dehors et en bas, un tubercule où naît le ligament latéral externe de l'articulation temporo-maxillaire. De ce tubercule partent les deux principales racines de l'arcade zygomatique, la supérieure et l'inférieure. Toutes deux se bifurquent plus loin. L'inférieure, plus courte, plus volumineuse, se porte en bas : sa bifurcation antérieure et supérieure concave, limite en bas la fosse temporale ; sa bifurcation postérieure et inférieure forme la paroi antérieure de la cavité glénoïde. La racine supérieure se dirige en arrière et en haut. Sa bifurcation supérieure, concave, limite en arrière la fosse temporale ; elle se continue avec la ligne occipito-fronto-temporale qui sert à l'insertion de l'aponévrose temporale, et constitue avec elle ce grand ovoïde dessiné sur tous les crânes ; sa bifurcation inférieure forme le paroi inférieure du conduit auditif. On pourrait même admettre que la bifurcation supérieure se trifurque.

Apophyses de la région antérieure. — La région antérieure, ou sphéno-ethmoïdale, qui constitue la paroi supérieure de la face, présente sur la ligne médiane le *rostrum*, ou bec de sphénoïde, qui s'articule avec le vomer (schindilèse) et avec la lame perpendiculaire de l'ethmoïde. Cette lame, qui fait partie de la cloison des fosses nasales, est articulée, en avant, avec l'épine nasale et les os nasaux, en arrière avec la crête du sphénoïde, en bas avec le vomer et les cartilages de la cloison.

Enfin, citons encore l'épine nasale antérieure et supérieure articulée avec les nasaux et la branche montante du maxillaire supérieur.

Latéralement, et séparées du rostrum par une gouttière, sont les apophyses ptérygoïdes, dirigées perpendiculairement en bas. Leur face antérieure est lisse en haut, où elle fait partie de la fosse ptérygo-maxillaire; rugueuse en bas, où elle s'articule avec l'apophyse pyramidale du palatin. Leur face postérieure est divisée en deux parties par la fosse ptérygoïde, dans toute l'étendue de laquelle s'insère le ptérygoïdien interne, ou masséter interne, ou masticateur interne, muscle pyramidal qui produit une diduction assez semblable à la rumination. Le péristaphylin externe naît aussi dans la fosse ptérygoïde, et s'insère d'ailleurs également à la fossette scaphoïdienne ou naviculaire, située au sommet externe de l'aileron interne, et au bord voisin des grandes ailes du sphénoïde, tandis que le péristaphylin interne s'insère en dehors et en arrière du temporal, près du sommet, à la face inférieure de la portion pierreuse. Dans cette fosse s'implante encore l'aponévrose pétro-pharyngienne (paroi latérale de la couche fibreuse du pharynx), née plus en dedans du rocher, et qui va de là s'insérer en partie au maxillaire inférieur en donnant attache au buccinateur (aponévrose buccinato-pharyngienne). Cette fosse est limitée en dedans par la petite aile, *l'aileron interne,* où s'attache la membrane fibreuse du voile du palais et que surmonte le crochet sur lequel se réfléchit le tendon du péristaphylin externe; en dehors par *l'aileron externe,* grande aile, mince, tranchante, du bord duquel naît le constricteur supérieur du pharynx. La face externe de cette aile externe supporte le ptérygoïdien (ou masticateur) externe, muscle diducteur par excellence, très court, mais très fort, qui prend également quelque peu d'appui à la partie postérieure de la tubérosité maxillaire, ayant ainsi deux faisceaux d'origine souvent distincts et séparés par l'artère maxillaire interne.

L'aile interne et son crochet donnent attache à l'un des faisceaux de l'occipito-staphylin de M. Sappey et aussi au constricteur supérieur du pharynx.

La face externe des apophyses ptérygoïdes appartient à la fosse ptérygoïde. La face interne, lisse, forme les côtés de l'ouverture postérieure des fosses nasales, ouverture complètement osseuse, quadrilatère, subdivisée par le vomer en deux orifices parallélogrammiques égaux.

Dans la portion ethmoïde et latéralement, nous avons l'apophyse unciforme, concourant à fermer le sinus maxillaire; enfin le cornet supérieur, au-dessus du méat supérieur, celui qui communique avec les cellules ethmoïdales postérieures.

Citons enfin l'arcade sourcilière, recouverte, sur le vivant, par le muscle sourcilier, séparé de la peau par le frontal et l'orbiculaire : on sait que la peau de cette région est épaisse et recouverte de poils roides, imbriqués, dirigés de dedans en dehors.

Dessous, l'arcade orbitaire du frontal, parallèle à la première. Elle donne insertion au ligament palpébral ou ligament externe des paupières, faisceau fibreux décrit par Ténon, étendu de la partie externe du cartilage tarse au point correspondant de la base de l'orbite. Du pourtour de cette arcade naît le ligament large de l'œil, ou suspenseur de la paupière, découvert et décrit en 1832 par Virchow, et qui se continue avec le périoste frontal : c'est une des parties constituantes de la paupière, que l'on sait offrir d'avant en arrière : 1° la peau, non doublée d'un tissu séreux, contrairement à l'assertion de la plupart des auteurs; 2° le muscle orbiculaire; 3° la couche fibro-cartilagineuse, faite par le cartilagine tarse et le ligament large : 4° l'expansion aponévrotique du releveur de la paupière (cet élément manque à la paupière inférieure); 5° la conjonctive, se continuant extérieurement avec les téguments.

Trous de la portion postérieure. — D'arrière en avant, l'orifice externe et inférieur du trou occipital par lequel passent le corps tonsillaire (amygdales), la moelle et ses enveloppes.

C'est également par ce trou que montent dans le crâne les deux artères vertébrales, branches collatérales de la sous-clavière, et aussi que descendent le long de la moelle les artères spinales postérieure et antérieure nées de la vertébrale, la première près du bulbe, l'autre près du tronc basilaire.

De chaque côté de ce trou, en arrière des condyles, la fossette condylienne postérieure, qui présente souvent un trou pour une veinule.

En avant des condyles, la fossette condylienne antérieure, dont le trou, presque constant, livre passage au nerf grand hypoglosse (12e paire), à un rameau méningien de la pharyngienne inférieure, qui se rend à la dure-mère, enfin à un plexus veineux qui se porte du canal rachidien dans le golfe de la veine jugulaire.

La veine jugulaire interne, qui représente la carotide primitive, la carotide externe, la portion intracrânienne de la vertébrale, et une partie de la jugulaire externe, naît du trou déchiré postérieur où elle présente cette dilatation ampullaire (golfe de la jugulaire), et va jusqu'à la rencontre de la veine sous-clavière, avec laquelle elle constitue le tronc veineux brachio-céphalique.

En dehors de la fossette condylienne antérieure, en dehors de la suture pétro-occipitale, s'ouvre le trou déchiré postérieur, présentant postérieurement, c'est-à-dire en avant de l'apophyse jugulaire, l'échancrure jugulaire, quelquefois convertie en trou par une languette osseuse.

Ce trou déchiré postérieur, borné en avant par le rocher, présente en dehors une fossette profonde, *golfe de la veine jugulaire interne*, séparée du trou par une languette osseuse souvent incomplète. Le trou lui-même est divisé en trois portions : dans la postérieure, passe la veine jugulaire interne ; dans l'antérieure, le nerf glosso-pharyngien ; dans la moyenne, le pneumogastrique, le spinal et l'artère méningée postérieure, branche terminale de la pharyngienne inférieure (carotide externe), qui se distribue à la portion de dure-mère tapissant les fosses occipitales inférieures, et qu'il ne faut pas confondre avec la méningée postérieure, branche que la vertébrale (sous-clavière) donne avant de traverser le trou occipital.

En avant de ce trou, l'orifice inférieur du canal carotidien, ou *canal inflexe*, creusé dans le rocher. L'artère carotide interne en suit les courbures, et s'y montre entourée d'un grand nombre de filets nerveux qui constituent le plexus carotidien. Dans le canal même elle fournit de nombreux ramuscules, aperçus déjà par Valsalva, pour la muqueuse de la caisse du tympan. Dans ce canal, signalons encore un trou qui le fait communiquer également avec l'oreille moyenne, et qui donne passage à un rameau du nerf de Jacobson.

Sur la face inférieure du rocher, près du canal carotidien, entre ce canal et la gouttière jugulaire, un petit canal qui loge les filets du nerf de Jacobson, se rendant aux nervures du promontoire de l'oreille moyenne.

Plus en dedans et en avant, le trou déchiré antérieur entre le bord postérieur de la grande aile du sphénoïde en avant, l'apophyse basilaire en dedans, le rocher en arrière et en dehors. Le nerf vidien passe dans ce trou, qui est ordinairement fermé, sur le vivant, par une membrane fibro-cartilagineuse que perfore une artériole de la pharyngienne inférieure.

Toutes les sutures de la portion postérieure de la base du crâne convergent vers ce trou déchiré antérieur.

En avant et en dehors, le trou sphéno-épineux ou petit rond, en arrière duquel est la suture pétro-sphénoïdale. L'artère sphéno-épineuse, ou méningée moyenne, branche la plus volumineuse de la maxillaire interne, traverse ce trou, derrière

lequel le muscle interne du marteau naît sur la portion cartilagineuse de la trompe d'Eustache, près de l'origine du péristaphylin interne, sur la face inférieure du rocher.

En dedans du trou petit rond, l'orifice de la portion osseuse
de la trompe d'Eustache, inférieure au canal osseux qui renferme le muscle interne du marteau, dont elle est séparée
par une lamelle osseuse (*bec de cuiller* de quelques auteurs).

En avant de l'orifice précité, le *trou ovale*, parfois double,
qui perce l'os directement de bas en haut. Il reçoit l'artère
petite méningée, branche collatérale de la maxillaire interne,
non constante d'ailleurs, et qui va se terminer dans la dure-
mère, au voisinage du sinus caverneux. Il reçoit aussi le nerf
maxillaire inférieur (5° paire).

Enfin, plus en avant encore, à la partie antérieure des
grandes ailes du sphénoïde, le *grand rond* pour le nerf maxillaire supérieur (5° paire).

Sur un plan tout à fait externe, en dehors du trou déchiré
antérieur, le trou stylo-mastoïdien, orifice externe ou inférieur
de l'aqueduc de Fallope, pour le nerf facial (7° paire), et l'artère stylo-mastoïdienne, branche de l'occipitale ou de l'auriculaire postérieure, très longue et très grêle, qui traverse le trou
précité pour aller fournir des artérioles à la caisse du tympan,
aux canaux demi-circulaires, au limaçon, et s'anastomoser
ensuite avec la tympanique et la méningée moyenne.

Citons encore, en dedans et près du trou stylo-mastoïdien,
un canal parfois bifurqué qui se porte de bas en haut et
d'avant en arrière, parallèlement à l'aqueduc de Fallope, et
qui va s'ouvrir au sommet de la pyramide (oreille moyenne).
Il reçoit le muscle de l'étrier.

En avant de l'apophyse styloïde, la cavité glénoïde, divisée
en deux parties par la scissure de Glaser, à travers laquelle
passent l'artère tympanique, branche de la maxillaire interne,
destinée à la muqueuse de la caisse du tympan, le muscle
antérieur du marteau, enfin l'apophyse grêle de Raw, ou
apophyse interne du col du marteau, donnant attache à ce
cordon *fibreux* nommé muscle antérieur du marteau ; la corde
du tympan, branche du facial (7° paire), qui sort de la caisse
du tympan pour aller s'accoler au lingual passe par un conduit spécial, parallèle et supérieure à la scissure.

Citons aussi le trou auditif externe, ouvert entre les deux
branches postérieures de la racine supérieure de l'arcade
zygomatique. C'est la 3° portion interne, ou portion osseuse,
du conduit auditif externe que nous voyons sur le squelette :
sa longueur égale seule celle des deux autres portions réunies.
Sa coupe donne une ellipse à grand diamètre horizontal : sur
le vivant, elle est recouverte par une lame très mince de peau

qui ne présente ni les lymphatiques de la 1re portion, ni les poils et les glandes des 1re et 2e portions.

Terminons enfin, en mentionnant, bien en arrière de l'apophyse styloïde, le trou mastoïdien, inconstant, par lequel pénètre la veine mastoïdienne, et l'artère méningienne de l'occipitale, qui va se distribuer aux cellules mastoïdiennes. La veine du trou mastoïdien communique avec le sinus latéral, et reçoit le sang de la peau du pavillon de l'oreille.

Trous de la région antérieure et inférieure. — D'arrière en avant, le trou sphéno-palatin, par lequel passent les artères sphéno-palatines, branches terminales de la maxillaire interne; et le canal ptérygo-palatin pour l'artère ptérygo-palatine ou pharyngienne supérieure, branche de la maxillaire interne qui va se rendre à l'orifice postérieur des fosses nasales. La fosse ptérygo-maxillaire renferme la veine maxillaire interne, qui correspond à l'artère de même nom.

Au contact des parois externe et inférieure de l'orbite, la fente sphéno-maxillaire, traversée par l'artère sous-orbitaire, qui s'engage ensuite dans le canal de ce nom. Au fond de l'orbite, la fente sphénoïdale où passent six nerfs et une veine, tous enveloppés par un prolongement de la dure-mère : nerf moteur oculaire externe (6e paire), par la portion la plus large de la fente et la plus externe; nerf moteur oculaire commun (3e paire), tout à fait en dedans avec le pathétique; nerf nasal, veine ophtalmique, au-dessus du moteur externe; nerf pathétique (4e paire), parallèle au nasal; nerf lacrymal, nerf frontal : ces deux derniers, ainsi que le nasal, fournis par la branche ophtalmique de Willis. (Les élèves ont coutume de se rappeler ces organes par les premières lettres de *Mimi ne veut pas le faire.*) Tous, sauf la veine et le *fait pas*, traversent l'anneau de Zinn. Un rameau méningien de l'artère lacrymale, de l'ophtalmique, passe assez souvent aussi dans la fente sphénoïdale, ainsi que des artérioles nées de la sphéno-épineuse (branche de la maxillaire interne).

Vers le sommet de la cavité orbitaire, en dedans, le trou optique pour le nerf de ce nom (2e paire), renfermant dans son intérieur l'artère centrale de la rétine, branche de l'ophtalmique, enveloppée comme le nerf par un prolongement de la dure-mère. Il existe quelquefois un trou particulier pour l'artère ophtalmique.

Dans le trou optique même, l'ophtalmique donne la lacrymale. Quand la lacrymale naît de la méningée moyenne, elle traverse la fente sphénoïdale.

Dans l'intérieur du crâne, le nerf optique est entouré, comme tous les nerfs intracrâniens, d'un névrilème constitué par la pie-mère. Au sortir du crâne, il nous présente deux tuniques : une externe, une interne. Or, les anciens auteurs et la plupart des modernes admettent que la gaine interne est une continuation de la pie-mère, et va constituer, dans l'œil, la choroïde, en dehors de la rétine, qui serait faite elle-même par une expansion du nerf. Quant à la tunique externe, elle serait le prolongement de la dure-mère, comme le périoste intra-orbitaire. M. Sappey renie ces théories. Les deux tuniques du nerf ne se continueraient qu'avec la sclérotique. La tunique externe du nerf serait d'ailleurs un simple ligament partant du trou optique, et destiné à attacher le globe de l'œil à l'orbite.

Au sujet de l'orbite, nous ne parlerons pas de la fossette lacrymale, sur la partie externe de la voûte de l'orbite, fossette logeant la portion orbitaire de la glande lacrymale. Au sommet de l'orbite, en dedans de la fente sphénoïdale, s'insèrent le releveur de la paupière supérieure et les muscles droits.

La partie interne de la circonférence de l'orbite donne naissance à l'orbiculaire, muscle qui s'attache aussi, par son tendon, à l'apophyse montante du maxillaire supérieur (portion directe) et à la crête de l'*os unguis* (portion réfléchie du tendon, et portion dite muscle de Horner, dont l'action si importante est de plonger les points lacrymaux dans le lac lacrymal).

Quant à l'aponévrose orbitaire ou orbito-oculaire, oculo-orbitaire, *tunica adnata* des anciens, si bien décrite par Ténon, la plupart des auteurs modernes la regardent, avec M. Richet, comme un prolongement de la dure-mère, qui, après avoir tapissé d'abord la cavité orbitaire dont elle constituerait le périoste, se réfléchirait en arrière au niveau de l'arcade orbitaire, à la manière d'un bonnet de coton, et enchâsserait alors le globe oculaire. M. Sappey, qui croit à une continuité anatomique, mais non physiologique, entre la dure-mère et le périoste orbitaire, réduit cette aponévrose orbitaire à la partie qui entoure l'œil, notamment la sclérotique, par sa face antérieure, et qui l'isole des parties contenues dans le fond de l'orbite. Il admet d'ailleurs qu'elle donne aux muscles de l'œil des prolongements que tous les auteurs d'anatomie actuelle considèrent comme autant de tendons au moyen desquels ces muscles iraient s'insérer à l'arcade orbitaire, indépendamment de leur insertion principale sur le globe oculaire.

Ceci rappelé en passant, nous citerons enfin, latéralement à l'épine nasale, les deux ou trois trous orbitaires internes, orifices des canaux orbitaires. Les artères ethmoïdales antérieure et postérieure, branches de l'ophtalmique, pénètrent dans le crâne, la première par le canal orbitaire interne postérieur, la seconde par l'antérieur, où passe encore le filet ethmoïdal du nerf nasal.

Face supérieure ou interne, ou intracrânienne. — Cette face nous présente, de prime abord, trois excavations étagées qui correspondent aux trois lobes du cerveau. L'antérieure constitue la fosse ethmoïdo-frontale ou cérébrale antérieure, la plus élevée, limitée en avant par le frontal, en arrière par le bord postérieur, saillant à la scissure de Sylvius. La moyenne, ou sphéno-temporale, est bornée en arrière par le bord supérieur du rocher. La postérieure, ou temporo-occipitale, ou cérébelleuse, est séparée par un repli antéro-postérieur de la dure-mère (tente du cervelet) d'avec la fosse cérébrale postérieure. Chacune de ces loges, ou plans, surtout les deux postérieures, se déprime sur sa partie médiane et ses parties latérales, en sorte qu'on observe neuf fosses plus petites ou secondaires, trois antérieures peu accusées, trois moyennes plus larges et plus évidées, trois postérieures plus profondes encore ; les fosses situées sur la ligne médiane, restant d'ailleurs, sauf pour la région frontale, plus petites que les latérales. La fosse médiane de l'étage moyen est la selle turcique destinée au corps pituitaire, dant le pédicule est entouré par le sinus coronaire ou circulaire de Ridley, qui fait communiquer les deux sinus caverneux.

Apophyses. — Elles sont beaucoup moins nombreuses et importantes à la face interne qu'à la face externe de la base du crâne. La fosse antérieure nous présente, sur la ligne médiane, au-dessous du trou borgne, la crête frontale qui donne attache à la faux du cerveau. Dessous, l'apophyse *crista-galli* où commence, dans l'épaisseur du bord convexe de la faux du cerveau, le sinus longitudinal supérieur ; apophyse où s'insère aussi la faux du cerveau et qui sépare en deux gouttières la fosse ethmoïdale. En arrière, les deux petites ailes du sphénoïde, ou apophyses d'Ingrassias, triangulaires, dont la face supérieure, plane, répond au lobe antérieur du cerveau, l'inférieure faisant partie de la voûte orbitaire. Le rebord antérieur s'articule avec le frontal et l'ethmoïde ; le postérieur est lisse, coupant. Le sommet, ou apophyse xiphoïde, est aigu, et dans l'axe de l'apophyse *crista-galli*, la base présente le trou optique. Citons enfin les rugosités de la portion orbitaire du frontal, limitant des impressions cérébrales profondes, rugosités parcourues par de petites gouttières pour des rameaux de l'artère méningée. Elles soutiennent les lobes du cerveau et sont effacées en partie sur le vivant par la dure-mère, ce qui n'empêche pas que la contusion indirecte ne s'observe précisément dans des points parsemés d'éminences.

Dans la fosse moyenne, en avant de la selle turcique (fosse du corps pituitaire), mentionnons deux tubercules, apophyses clinoïdes antérieures, où s'attache l'extrémité de la circonfé-

rence interne de la tente du cervelet, et qui sont en rapport
avec la quadrifurcation terminale de la carotide interne. En
dedans des apophyses clinoïdes antérieures, en dehors et en
avant de la selle turcique, sont les *apophyses clinoïdes moyennes*,
converties parfois en trous par une languette osseuse. En
arrière de la selle turcique remplie par les deux lobes antérieur et postérieur du corps pituitaire, bridés dans cette fosse
par la dure-mère, se dresse une lame quadrilatère dirigée
obliquement d'avant en arrière et de haut en bas, dont le
bord antérieur est limité par les apophyses clinoïdes postérieures, qui donnent attache à l'extrémité de la circonférence
externe de la tente du cervelet. C'est en arrière de cette lame,
limite postérieure de la selle turcique, que se trouve le sinus
occipital transverse, ou antérieur, ou sinus de la gouttière
basilaire, qui communique avec le plexus veineux du canal
rachidien dont il constitue comme le prolongement intracrâ-
nien.

Entre la selle turcique et les trous ovale et grand rond, se
trouve la gouttière caverneuse, terminée en avant par une petite
apopyhse innominée où se fixe une aponévrose commune aux
muscles droits inférieur, interne et externe de l'œil.

Latéralement, et séparant en arrière la fosse moyenne, qui
se montre assez régulièrement triangulaire, d'avec la fosse postérieure, on remarque une grosse pyramide également triangulaire dirigée de dehors en dedans et un peu d'arrière en avant.
C'est le rocher, ou portion pétrée du temporal, présentant une
face antérieure, une postérieure, une inférieure, un bord supérieur, un antérieur et un postérieur ; ces deux derniers soudés, en
dehors du moins, avec les os adjacents ; enfin une base externe
et un sommet interne. Nous ne croyons pas avoir à parler
des importants organes de l'audition renfermés dans le
rocher.

Citons enfin les rugosités de cette portion intracrânienne
du temporal.

Dans la fosse postérieure, rien à signaler, en avant du trou
occipital, si ce n'est deux saillies situées de chaque côté de la
gouttière basilaire, et, latéralement, les saillies irrégulières,
du bord postérieur, libre en dedans, du rocher.

En arrière du trou, sur la ligne médiane, la crête et la protubérance occipitales internes, la première donnant attache à
la faux du cervelet et séparant les fosses cérébelleuses, sur-
montées des gouttières à bords saillants qui logent le sinus
latéral, au-dessus duquel sont les fosses occipitales postérieures. Quant à la protubérance qui domine la crête, elle
correspond au *torcular* ou pressoir d'Hérophile, ou confluent
des sinus, et donne également attache à la faux du cervelet.

BERTON.   4.

C'est là le point de réunion des sinus torculariens de Blandin, ou sinus principaux : sinus longitudinal supérieur, sinus droit, sinus occipito-postérieur , enfin les deux sinus latéraux chargés de porter le sang des précédents dans la veine jugulaire interne. Les sinus atorculariens, ou secondaires (sinus longitudinal inférieur, sinus coronaire, sinus pétreux supérieur, sinus pétreux inférieur, sinus de la gouttière basilaire, sinus caverneux), n'ont aucun rapport avec la protubérance occipitale interne, mais s'abouchent dans les sinus principaux qui s'y réunissent.

On peut remarquer que les sinus de la dure-mère, faisant fonction de veines, sont tous à la partie supérieure et postérieure de l'encéphale, et en rapport avec les os du crâne, creusés d'une gouttière pour les recevoir, tandis que les gros troncs artériels occupent la partie antérieure et inférieure du cerveau, et sont en contact avec la substance cérébrale même.

Trous. — Ces trous sont échelonnés régulièrement et symétriquement d'avant en arrière, sur deux lignes assez divergentes pour simuler un triangle isocèle dont la base rencontrerait le trou occipital, et dont le sommet serait le trou borgne situé seul sur la ligne médiane.

Dans la fosse antérieure, sur la ligne médiane, le trou borgne ou épineux, appartenant au frontal et à l'ethmoïde, trou triangulaire, situé au-dessous de la crête frontale, trou rempli par un prolongement de la dure-mère, et qui, pour plusieurs auteurs, laisserait passer une veinule se portant du nez dans le sinus longitudinal supérieur. Plus bas, de chaque côté de l'apophyse crista-galli, une fente qui livre passage au filet ethmoïdal du rameau nasal de l'ophtalmique de Willis (5e paire). En arrière, dans la fosse ethmoïdale, limitée en avant par la suture ethmoïdo-frontale, en arrière par l'ethmoïdo-sphénoïdale, les trous de la lame criblée qui tamisent le nerf olfactif (1re paire).

Rappelons au sujet de cette lame criblée, que chaque nerf des trois sens supérieurs n'arrive à l'organe qui lui est destiné qu'après s'être tamisé. Ainsi, quand on coupe le nerf optique à son entrée dans le globe de l'œil, qu'on enlève la choroïde et la rétine, on voit qu'il n'y a pas là de solution de continuité, mais une petite lamelle fibreuse très mince, criblée de pertuis, à travers laquelle les fibres médullaires du nerf optique passent dans l'œil. Nous verrons plus loin que le nerf de l'ouïe s'exprime de même dans un orifice spécial, avant de passer dans le limaçon.

Par les trous de cette lame criblée, les deux artères ethmoïdales, l'antérieure et la postérieure, que nous avons vues entrer dans le crâne par les canaux orbitaires, ressortent du crâne pour se distribuer aux fosses nasales, affectant un trajet que nous comparerions volontiers à celui de la honteuse interne sortant du bassin pour y rentrer ensuite après avoir contourné l'épine sciatique.

Citons enfin les trous orbitaires internes, pour les artères précitées. L'artère sus-orbitaire ou frontale, née de l'ophtalmique au moment où elle croise le nerf optique, sort du crâne par le trou sus-orbitaire.

La *fosse moyenne* contient beaucoup plus de trous que l'antérieure et même que la postérieure. Au-dessous des petites ailes du sphénoïde, notons d'abord le trou optique, déjà cité, sorte de canal obliquement déprimé et dirigé en avant et en dehors ; plus en dehors, la fente sphénoïdale. La base de l'apophyse d'Ingrassias porte quelquefois une petite cavité s'ouvrant dans l'orbite par un orifice étroit que remplit un rameau de l'artère ophtalmique ; en arrière de la fente sphénoïdale, le trou grand rond, qui se présente en avant du trou ovale, antérieur lui-même au trou petit rond, qu'entourent souvent deux ou trois petits orifices vasculaires prêtant passage à des veines de Santorini : tous ces grands trous déjà cités d'ailleurs pour la face inférieure.

Entre les deux trous maxillaires, le trou de Vésale, pour une veine émissaire de Santorini.

Sur les côtés de la selle turcique, la gouttière caverneuse ou carotidienne présente souvent un trou assez apparent qui livre passage à une des petites veines de Santorini et descend jusqu'à la partie supérieure de la fosse ptérygoïde.

Cette gouttière loge le sinus caverneux, qui renferme dans son intérieur le nerf moteur oculaire externe (6e paire, le pathétique (4e paire), la branche ophtalmique de Willis (5e paire), et qui reçoit, en avant, dans un point renflé en une ampoule dite *sinus ophtalmique*, la veine ophtalmique correspondant à l'artère de ce nom, veine sortie de l'orbite par la fente sphénoïdale. En dedans du trou ovale, le trou déchiré antérieur, mentionné d'autre part, formé par le sommet du rocher et son bord antérieur d'un côté, par le bord postérieur du sphénoïde de l'autre. En arrière du trou petit rond, sur la face antérieure du rocher, l'hiatus de Fallope (ne pas confondre avec l'aqueduc de Fallope), se continuant avec un sillon dirigé de haut en bas et d'arrière en avant, sillon qui loge le nerf vidien, destiné à faire communiquer le facial avec le ganglion phéno-palatin et une artériole. L'hiatus donne passage à une artériole née de la sphéno-épineuse, à quatre nerfs accolés comme les tendons des fléchisseurs dans le canal radio-carpien. Dans la gouttière supérieure ou partie supérieure de l'hiatus, le petit nerf pétreux profond interne et le grand pétreux superficiel, né du facial dans l'aqueduc de Fallope; dans la gouttière inférieure, le petit pétreux superficiel, né du facial dans l'aqueduc de Fallope, et le petit pétreux profond externe.

Au sommet du rocher, l'orifice interne du canal carotidien, canal sinueux par lequel l'artère carotide interne entre dans le crâne pour se porter dans le sinus caverneux, sur les côtés de la selle turcique. Ce trou est parfois fermé par une membrane.

Entre le sommet aigu du rocher et le corps du sphénoïde, se trouve le confluent pétro-sphénoïdal, moins important que le torcular, mais où s'ouvrent néanmoins cinq petits sinus : en avant, les sinus caverneux et coronaire; en arrière, les pétreux supérieur et inférieur; en dedans, le sinus transverse.

Enfin citons à la partie interne du bord antérieur du rocher, un canal divisé en deux portions parallèles comme les deux canons d'un fusil, et séparées par une lamelle osseuse, mince, dite *bec de cuiller*. Le supérieur, en général plus petit, réfléchi, presque cylindrique, *complet* sur le vivant, *incomplet* et à *l'état de gouttière* sur le squelette, contient le muscle interne du marteau, le plus musculaire et le plus volumineux des muscles de l'oreille moyenne : c'est le *bec de cuiller* proprement dit de quelques auteurs. La partie inférieure, longue de 13 millimètres, est la portion osseuse ou cône tympanique de la trompe d'Eustache, très rétrécie dans le point où elle se continue avec la portion cartilagineuse, ou cône guttural, de ce canal aérien.

Nous aurions peut-être à ajouter que la fosse pituitaire est percée d'un assez grand nombre de trous livrant passage à des veinules qui, du sinus coronaire, vont se rendre à la membrane pituitaire. On trouve aussi, entre la portion écailleuse et pierreuse du temporal, de petits pertuis par où se dirigent dans la caisse du tympan de petites artérioles nées de la sphéno-épineuse.

Fosse postérieure. — Sur la ligne médiane, l'orifice interne du trou occipital, en avant duquel les artères vertébrales vont former le tronc basilaire, couché comme le bulbe sur la gouttière basilaire, mais situé sous la protubérance annulaire. Sur les côtés du trou occipital, viennent s'ouvrir les trous condyliens antérieurs et postérieurs. Ces derniers aboutissent dans la gouttière latérale que nous citerons tout à l'heure. Enfin, de chaque côté du trou, naît un sinus occipital postérieur, qui monte s'ouvrir dans le *pressoir d'Hérophile*.

Latéralement, sur la face postérieure du rocher, le conduit auditif interne, pour le facial, l'auditif, le nerf de Wrisberg.

Rappelons que le fond de cet orifice est divisé en deux portions par une lamelle osseuse disposée en spirale. La portion
supérieure, orifice de l'aqueduc de Fallope, citée à la face
inférieure du crâne, est destinée au nerf facial, qui va sortir
par le trou stylo-mastoïdien; l'inférieure est percée de trous
pour les filets du nerf auditif (8e paire) qui se rendent au
labyrinthe de l'oreille interne. Ce conduit auditif interne contient donc le nerf facial, le nerf de Wrisberg, qui s'y accole,
et au-dessous, le nerf acoustique; entre ces nerfs et les parois
existe un espace rempli par du liquide céphalo-rachidien, sorte
d'espace sous-arachnoïdien. Le canal est, en outre, tapissé par
un prolongement de la dure-mère et par un double feuillet de
l'arachnoïde, toutes membranes qui se déchirent dans les
fractures du rocher et laissent écouler le liquide céphalo-
rachidien.

On trouvera, dans tous les auteurs, la description du trajet
que suit le facial dans l'aqueduc de Fallope et des branches
qu'il y donne. Quant au nerf auditif, il se divise, dans le conduit auditif interne, en deux branches, une postérieure ou vestibulaire, une antérieure ou cochléenne ou limacéenne. Cette dernière va se terminer dans la *lamelle criblée spiroïde* du noyau du
limaçon, et se terminer au sein du liquide auditif. La branche
vestibulaire se divise en trois rameaux : un supérieur, qui se
tamise dans la *tache criblée supérieure (macula major* de Valsalva), située sur la paroi interne de l'oreille interne, et livrant
passage au nerf de l'ampoule du canal demi-circulaire supérieur, au nerf du canal demi-circulaire externe et au nerf de
l'utricule; une moyenne, qui traverse le crible de la *fossette
hémisphérique (macula minor,* ou tache moyenne de Valsalva,
ou *macula cribrosa* de Scarpa), et se perd dans le saccule; une
inférieure, traversant le *foramen singulare* de Morgagni (*macula
minima,* ou tache criblée inférieure ou postérieure), et se dis-
tribuant à l'ampoule du canal demi-circulaire postérieur.

En dehors du trou auditif interne, l'orifice de *l'aqueduc du
vestibule,* tube rempli par un prolongement de la dure-mère,
par une artère qui va au saccule et à l'utricule, enfin par une
veinule qui se jette dans le sinus pétreux supérieur. Cet
aqueduc se termine sur la paroi interne du vestibule osseux
(oreille interne), en arrière de la pyramide et de la fossette
semi-ovalaire, par une dépression dite *fossette sulciforme* de
Valsalva. Cotugno croyait que ce petit canal établissait une
communication entre le liquide intravestibulaire et le liquide
sous-arachnoïdien; pour cet anatomiste, la membrane de la
fenêtre ovale, en s'enfonçant dans l'oreille interne, en chas-
sait le liquide dans la cavité du crâne, et le retrait de cette
membrane permettait à la sérosité intracrânienne d'entrer

dans l'oreille interne. Mais il est constant que ce flux et reflux n'existent pas, les deux liquides restant indépendants.

En bas des deux trous précités, on remarque le trou déchiré postérieur, plus large en général à droite qu'à gauche, et auquel aboutit la gouttière obliquement courbe, dite *gouttière sigmoïde* (Weber) du sinus latéral, née, en arrière et en dehors, de l'orifice interne du trou mastoïdien ou trou de la veine mastoïdienne, gouttière qui loge la partie transversale du sinus latéral. Ce sinus reçoit, on le sait, indépendamment de quelques veines, les sinus longitudinal supérieur, droit, occipital, pétreux supérieur, enfin la veine mastoïdienne ou du trou mastoïdien, qui établit une large communication entre le sinus latéral et la veine occipitale.

Quant au sinus pétreux inférieur, il occupe une gouttière située entre le bord de la portion basilaire de l'occipital, et le bord postérieur du rocher; il passe souvent dans la partie antérieure et externe du trou déchiré postérieur, pour se jeter dans la veine jugulaire interne. Il reçoit un rameau assez volumineux qui vient de la base du crâne et passe par le trou déchiré antérieur.

Terminons en citant, au-devant du trou déchiré postérieur, sur le bord postérieur du rocher, un petit trou triangulaire, qui est l'orifice de l'aqueduc du limaçon, conduit qui s'ouvre dans la rampe tympanique, et qui est bouché par un prolongement de la dure-mère, par une veinule, et par une artère dite vaisseau spiral, qui va circuler dans la zone externe ou périphérique ou membraneuse de la lame spirale du limaçon. Cotugno croyait, mais à tort, que ce canal mettait en communication le liquide vestibulaire et la sérosité sous-arachnoïdienne.

18. Trous du crâne. A quoi le trou ovale donne-t-il passage?
19. Enumérer les os de la face.
20. Os hyoïde.
21. Maxillaires supérieur et inférieur. Arcade zygomatique. Insertions du temporal.
22. Condyles et articulation du maxillaire inférieur. Agents du mouvement; mouvements latéraux.
23. Direction et forme du condyle de la mâchoire inférieure.
24. Quels sont les os qui forment la voûte palatine? Cette voute présente-t-elle des orifices?

25. Où s'ouvre le sinus maxillaire? Sinus sphénoïdal.
26. Quels sont les os des fosses nasales? Os qui constituent le canal nasal.
27. Cornets du nez. Fosses nasales.
28. Cavité orbitaire; composition. Trous orbitaires. Communication de l'orbite avec le crâne.
29. Colonne vertébrale. Usage des vertèbres.
30. Vertèbres en général.
31. Caractères des apophyses transverses des vertèbres cervicales. Trous de conjugaison.
32. Vertèbres cervicales et dorsales.
33. Caractères des vertèbres dorsales.
34. Dernière dorsale, dernière lombaire.
35. Quelles sont les vertèbres qui jouissent de mouvements?
36. Le canal rachidien est-il, en haut, plus large transversalement que d'avant en arrière? Par suite de quelle disposition de la moelle?
37. Sacrum.
38. Côtes; leurs artères.
39. Côtes en général; cartilages costaux.
40. Faces et bords des côtes. Où s'insèrent les côtes? La torsion des côtes est-elle plus marquée selon les faces que selon les bords? Caractères de la première côte. Côtes flottantes.
41. Que contient la gouttière des côtes? Les plaies peuvent-elles facilement intéresser l'artère intercostale? Articulation des côtes; moyens d'union. Y a-t-il une capsule synoviale pour chaque facette?
42. De l'épaule, muscles de cette région. Quels sont-ils? (Retterer.) Quelles sont leurs insertions. Où se trouve l'articulation axillaire par rapport aux deux bords du creux de l'aisselle? Est-elle plus proche du bord antérieur que du postérieur?

43. Forme de la clavicule. Articulations de la clavicule. Muscles qui s'insèrent à clavicule (Retterer).

44. * Omoplate; muscles qui s'y insèrent. Que contient l'échancrure de l'omoplate?

45. * Humérus. Cavité glénoïde. Extrémité supérieure de l'humérus.

46. Montrer l'empreinte deltoïdienne (Farabeuf).

47. Quels muscles s'insèrent à la gouttière bicipitale? (Retterer.)

48. Extrémité supérieure du cubitus, du radius.

49. * Radius. Facettes inférieures du cubitus et du radius, apophyses styloïdes.

50. Y a-t-il un muscle qui s'attache à la crête du cubitus? (Farabeuf.)

51. A quel niveau se fait l'union de l'épiphyse inférieure du radius avec la diaphyse? (*Id.*)

52. Les apophyses styloïdes de l'avant-bras sont-elles sur le même plan? Quand il y a fracture du radius, l'apophyse externe ne remonte-t-elle pas sur le plan de l'interne? Existe-t-il d'autres apophyses styloïdes dans l'économie?

53. Pourquoi les fractures de l'extrémité inférieure du radius sont-elles très rares chez les enfants? (*R.* Parce que cette extrémité de l'os ne se soude que de dix-huit à vingt ans; aussi observe-t-on chez les enfants plus souvent des décollements de l'épiphyse inférieure que des fractures réelles.)

54. De quoi se compose le squelette de la main? (Kirmisson.)

55. Carpe. Quelle est la forme de l'articulation des deux rangées entre elles? Avec quoi s'articule le scaphoïde, le semi-lunaire, le pyramidal? (*Id.*) Insertions sur les os du carpe. (*Id.*)

56. Forme des métacarpiens.

57. Os iliaque (Kirmisson).

58. Insertions à la ligne demi-circulaire postérieure. Y a-t-il des lignes à la face interne? (*Id.*)

59. Muscles qui s'insèrent à la crête iliaque (*Id.*)

60. Ischion, pubis, insertions. Qu'est-ce qui s'insère entre l'épine et la symphyse du pubis? (*Id.*)

61. Qu'est-ce qui sort par la grande échancrure sciatique? (*Id.*)

62. Différence entre un bassin d'homme et un bassin de femme? Diamètres.

63. Os qui constituent le bassin. Insertions musculaires de toutes les éminences du bassin.

64. * Fémur. A quel âge s'ossifie-t-il?

65. Trochanters; muscles qui s'y rattachent.

66. * Col du fémur, structure.

67. Quel est le plus gros des deux condyles du fémur? Où se trouve le tubercule du condyle interne? à quoi présente-t-il insertion?

68. Extrémité inférieure du fémur. Ligament rotulien.

69. Péroné.

70. Tibia et péroné.

71. Faces et bords du péroné. La tête de cet os est-elle en haut ou en bas?

72. * Os du tarse : première rangée.

73. Énumérer les os du pied; dispositions articulaires.

74. Os et muscles du pied. Ligament du pied et de la jambe.

75. * Description du calcanéum. Ses ligaments; leur insertion.

76. Calcanéum, astragale. Tubercule du scaphoïde. Petit cunéiforme,

77. Avec quel os le scaphoïde est-il en rapport? L'articulation avec le cuboïde est-elle constante?

78. Rapports du troisième cunéiforme.

79. Différence entre les métatarsiens et les métacarpiens.

121. Articulation des métatarsiens; articulation médio-
      tarsienne ou de Chopart : est-elle en arrière
      du scaphoïde?

122. Structure des muscles et des tendons. Qu'est-ce
      qu'un levier? Leviers des trois genres.

123. Contraction musculaire et raccourcissement de
      la fibre. Déchets musculaires et causes des
      déchets. (*R.* L'obliquité de l'insertion et de
      la direction.)

124. * Insertions du trapèze.

125. Rhomboïde et long dorsal.

126. Muscles du dos et du cou.

127. Insertions du grand et du petit oblique de la
      tête.

128. Muscles profonds de la région cervicale.

129. Droit postérieur de la tête.

130. Aponévrose occipito-frontale : va-t-elle dans la
      région temporale? est-elle liée à la peau ou
      aux os?

131. Muscles qui meuvent la mâchoire.

132. Muscles temporaux et ptérygoïdiens.

133. Muscles péristaphylins interne et externe.

134. Aponévrose temporale, insertions.

135. * Muscles élévateurs du maxillaire inférieur.

136. Insertions et actions des ptérygoïdiens.

137. * Insertion et usage du digastrique.

138. Insertion du temporal : est-ce un muscle plein
      ou tendineux?

139. Insertions du masséter; action.

140. * Muscles styliens; bouquet de Riolan. (Voy. notre
      note sur les apophyses du crâne.)

141. * Sterno-cléido-mastoïdien : rapports avec l'artère
      carotide et le nerf pneumogastrique.

142. Muscles s'insérant aux apophyses géni.

143. * Muscles sus-hyoïdiens. Quels muscles limitent,
      sur les côtés, les régions sus et sous-hyoï-
      diennes?

167. Combien de fléchisseurs profonds à l'avant-bras?
Est-ce la même chose au pied? (Farabeuf.)

168. Montrez sur votre bras où est situé le cubital
antérieur; ses insertions. Direction et forme
de ses fibres (Farabeuf). Quel nerf passe dans
la bifurcation supérieure? Comment se comporte le carré pronateur dans ses insertions?
Son action.

169. Insertions du cubital postérieur. Artères et
nerfs.

170. Grand et petit palmaire; cubital antérieur. Rond
et carré pronateurs.

171. Tabatière anatomique.

172. Dos de la main; différence des tendons exten-
seurs et fléchisseurs.

173. Comment se comportent les tendons des fléchisseurs des doigts? Quand le bras est en supination forcée, que fait le carré pronateur?
(*R.* Il complète l'action du rond pronateur.)

174. Quels sont les muscles de la paume de la main?
(Retterer.) Où l'aponévrose de la main est-elle
plus épaisse? Muscles lombricaux; insertions;
usages. Combien y a-t-il de muscles interosseux? (Retterer.) Leurs inversions. Différence
entre les dorsaux et les palmaires (Kirmisson).

175. De quoi se compose l'éminence thénar? Où s'insèrent l'abducteur du pouce? le court fléchisseur? l'abducteur? (Kirmisson.)

176. Hypothénar (*Id.*).

177. Par quoi sont innervés les interosseux? les lombricaux? l'adducteur du pouce? (*Id.*).

178. Muscles de la paroi abdominale; insertion, direction des fibres; artères.

179. * Muscles de l'abdomen; insertion du grand droit.

180. Sa gaine aponévrotique. Cavité de Retzius (Kirmisson).

181. * Grand oblique et trapèze. Petit oblique.
182.   Rapports des muscles du bassin.
183.   Insertions du grand fessier. Petit et moyen fessiers.
184.   Canal inguinal (Kirmisson).
185.   Orifice externe du canal inguinal. Quels organes traversent ce canal?
186. * Arcade crurale et ligament de Gimbernat.
187. * Canal inguinal; rapports avec le cordon, l'artère épigastrique.
188. * Que trouve-t-on dans l'anneau crural? (Nous conseillons fortement aux élèves d'étudier l'entonnoir crural et le trajet inguinal dans l'*Anatomie chirurgicale* de Richet, où ces questions importantes et délicates sont si lucidement traitées.)
189.   Aponévrose du grand oblique. Canal inguinal, ses parois. *Fascia transversalis.* Largeur et longueur de la paroi inférieure du canal inguinal. Rapports de l'anneau inguinal interne.
190.   Forme et insertions du pectiné. Fessiers (Farabeuf). Insertions du moyen adducteur (*Id.*) Anneaux des artères perforantes.
191.   Canal du troisième adducteur, ou canal de Hunter.
192. * Couturier; triangle de Scarpa.
193.   Tenseur et aponévrose *fascia lata.*
194.   Opinion de Gerdy sur l'aponévrose de la cuisse. Quels muscles recouvre-t-elle?
195.   Insertions du ligament rotulien; d'où vient-il?
196.   Droit antérieur et *triceps crural.* — *Quadriceps* (Poirier).
197.   Énumération des muscles de la région antérieure de la jambe et de l'avant-bras.
198.   Aponévrose jambière; comment se comporte-t-elle?

199.   Jumeaux et poplité.
200.   Où s'insère le fléchisseur propre du gros orteil
       à la jambe? (Farabeuf.)
201.   Muscles antérieurs de la jambe.
202.   Muscles de la région péronière.
203. * Péroniers latéraux.
204. * Péroniers; action.
205.   Où va le tendon du jambier antérieur?
206.   Insertions du jambier antérieur.
207.   Muscles dont les tendons passent en avant de
       l'articulation tibio-astragalienne.
208.   Muscles de la plante du pied.
209.   Muscles qui s'attachent au calcanéum ou qui ont
       des rapports avec cet os.
210.   Forme du péricarde. Sa structure (M. Sée).
211.   Rapports du cœur. Sa direction (M. Sée).
212.   Théorie des bruits du cœur. Structure du cœur,
       zones fibreuses, valvules. Circulation en géné-
       ral.
213.   Cœur, sa constitution.
214.   Circulation du fœtus.
215.   Ouvertures droites du cœur; veines du cœur.
216.   Oreillettes droite et gauche. Ventricules.
217.   D'où partent les artères coronaires? (M. Sée.)
218.   Rôle des artères dans la circulation; texture
       (Béclard).
219.   Usage des capillaires. Où observe-t-on le pouls
       artériel, veineux?
220.   Aorte. Principales artères de l'économie et leurs
       collatérales.
221.   Aorte : branches abdominales.
222.   Branches sous-diaphragmatiques de l'aorte.
223. * Vaisseaux courts. Artère hépatique, stomachique.
       Artères du pancréas.
224. * Tronc cœliaque. Artère hépatique. D'où vient la
       gastro-épiploïque gauche? (Lannelongue.)
225. * Tronc opisthogastrique (cœliaque).

275. * Limites, direction, trajet de l'humérale. Rapports avec le nerf médian, croise-t-il l'artère? « C'est le couturier de l'artère humérale. »

276. Quelle artère avez-vous principalement disséquée? — L'humérale. — Quelles sont ses limites?

277. Collatérales; situation, trajet, rapports de l'artère brachiale.

278. * Comment l'humérale est-elle, au pli du coude, séparée des veines superficielles?

279. Artères articulaires du coude. — Vous avez une plaie au coude, quelles couches trouvera-t-on d'avant en arrière? Veines du coude.

280. Qu'est-ce qu'on trouve en avant de l'artère cubitale?

281. * Artères cubitale et radiale; collatérales. D'où vient la palmaire profonde? montrer sa situation sur votre main. Rapports et branches de la radiale (Kirmisson).

282. Où l'artère radiale se distribue-t-elle à la main? Existe-t-elle ailleurs à la main? Tracez-moi sur vous son trajet.

283. Artères de la main (Kirmisson).

284. Arcades palmaires et plantaires.

285. Quelles artères forment l'arcade palmaire profonde?

286. Quelles artères vont se distribuer dans la paume de la main? d'où viennent-elles? Montrez sur votre main.

287. Artère-radiale au poignet. Dessinez sur votre main le siège et la forme de l'arcade palmaire. (*R*. Elle suit une ligne qui continue transversalement le premier pli interdigital.) Collatérales des doigts.

288. Artères des doigts; peau des doigts.

289. Artères du pouce. Collatérales des orteils et des doigts.

290. Système des azygos. Que reçoit la grande azygos?
291. Où se rendent les veines pulmonaires? Nombre, trajet.
292. Veine jugulaire interne. Où se jettent les veines jugulaires?
293. Que reçoit la veine cave inférieure? la supérieure?
294. Sinus veineux, sinus caverneux.
295. Veines du diploé; veines du dartos.
296. Pourquoi met-on des sangsues sur la veine mastoïdienne dans les maladies des yeux [1].
297. Circulation de la *veine porte*. Trajets, rapports de la veine porte; comment va-t-elle au cœur?
298. Comment le sang de la veine porte va-t-il dans la veine cave?
299. Les deux veines mésentériques et la veine porte.
300. Veines abdominales. Saphène externe.
301. Trajet de la saphène interne; ses rapports avec la malléole.
302. Veine cave inférieure : valvule d'Eustache. Veine cave supérieure.
303. * Veines du dos de la main; de la saignée.
304. Rapports des veines au pli du coude.
305. Veines superficielles et profondes de l'avant-bras; anastomoses.
306. Ganglions lymphatiques en général.
307. Ganglions de l'aine.
308. Canal thoracique, rapports.
309. Nombre et description des ganglions lymphatiques de l'aisselle.
310. Glotte : sa forme [2], sa structure.
311. Cordes vocales.

---

1. Pour dégager les sinus qui reçoivent le sang des yeux.
2. Triangle isocèle, dont la base est en arrière.

      organe qui s'insinue entre le bord inférieur du constricteur moyen et le constricteur inférieur?

337. Qu'est-ce que l'œsophage? Situation, rapports, nerfs.

338. Où commence, où finit l'œsophage?

339. Disposition des fibres musculaires de l'œsophage.

340. Où se trouvent les rétrécissements de l'œsophage?

341. Déglutition. Contraction du pharynx à ce moment. Jusqu'où les aliments pénètrent-ils volontairement dans le pharynx?

342. Estomac. Ses rapports (M. Sée). Connexion avec la rate.

343. Tuniques de l'estomac. Sa muqueuse. Ses glandes (Retterer). Sa tunique musculeuse (M. Sée).

344. Orifice pylorique (*Id.*).

345. Absorption par l'estomac. Surfaces capables d'absorber [1]. Comment empêcher un poison d'agir sur l'estomac [2]?

346. Phénomènes de l'économie qui s'expliquent par l'endosmose. Agents qui peuvent augmenter les sécrétions.

347. Qu'est-ce que l'intestin? Limites du duodénum. Sa forme (M. Sée).

348. Glandes muqueuses de l'intestin grêle. Structure de cet intestin.

349. Qu'est-ce que le jéjunum? Est-il flottant dans le ventre?

350. Où le duodénum se jette-t-il dans le jéjunum? Comment faire, en ouvrant l'abdomen, pour ouvrir le commencement du jéjunum et la fin

---

1. Les muqueuses, les séreuses, le tissu cellaire, les parties vasculaires, enfin la peau qui absorbe les gaz (d'où la respiration cutanée).

2. « En le remplissant d'huile. »

du duodénum? (*R.* « L'artère mésentérique supérieure serait trop longue à chercher; il vaut mieux relever le grand épiploon et voir par-dessous l'endroit d'où l'intestin sort; il sort de là comme un arbre de terre. »)

351. Structure et glandes du duodénum. Fonctions des glandes de Brunner; structure.

352. Structure de la tunique musculaire du canal digestif.

353. Glandes de Brunner, de Lieberkühn. Plaques de Peyer.

354. Que présente la surface interne de l'intestin grêle?

355. Valvule iléo-cæcale. Comment s'appelle-t-elle? (*R.* Valvule de Bauhin, barrière des apothicaires.) Sa structure (M. Sée). Marche d'un lavement.

356. Appendice iléo-cæcal. Rapports du côlon transverse.

357. Où se trouve le cæcum? Ses rapports avec le péritoine (M. Sée) [1].

358. De quoi étiez-vous malade? D'une dysenterie. — Eh bien, parlez-moi du gros intestin, ses portions, limites?

359. Rectum, sphincter, artères, veines, nerfs.

360. Direction du rectum à partir de l'anus; au bout de combien de temps se porte-t-il en arrière?

361. Rapports du rectum avec le péritoine (M. Sée).

---

1. On décrivait autrefois le cæcum comme simplement recouvert par le péritoine qui l'aurait appliqué contre la fosse iliaque sans l'en séparer. Depuis les travaux de Trèves, Tuffier, etc., on sait que le péritoine enveloppe complètement le cæcum, lui fournissant deux ligaments et le séparant complètement de la fosse iliaque, à laquelle il ne réunit même que rarement par un méso. Voir le travail de M. Tuffier, in *Arch. générales de médecine,* 1887.

362. D'où viennent les artères qui se rendent au rectum? Comment les appelle-t-on? (*Id.*).
363. Anus, vaisseaux, rapports.
364. Comment distinguer un anus d'homme et de femme?
365. A quoi sert le rectum? Y trouve-t-on des matières fécales en y introduisant le doigt? Où se ramassent les fèces?
366. Glandes salivaires; artères, veines, nerfs, conduits. Glandes accessoires.
367. Glande sous-maxillaire. Glandes en grappe, en général.
368. Rapports de la glande parotide; canal excréteur, origine, trajet, terminaison.
369. Rapports du pancréas.
370. Que savez-vous sur le pancréas? (Poirier.)
371. A quoi le pancréas a-t-il été comparé par les différents auteurs?
372. Où aboutit le canal de Wirsung?
373. Structure de l'ampoule de Vater? N'y a-t-il pas un autre conduit pancréatique? Comment s'appelle-t-il? Par qui a-t-il été étudié?
374. Que savez-vous des cellules centro-acineuses? (*Id.*)
375. Artères du pancréas.
376. Portion du péritoine qui avoisine l'estomac. Arrière-cavité des épiploons.
377. Où se trouve le foie? sa forme? Ligament coronaire? (Poirier.)
378. Comment a-t-on divisé sa face inférieure? Quelle est la direction de cette face? Par quoi sont formées les diverses branches de l'H de Meckel?
379. Rapports du lobe de Spigel et du lobe carré? A quoi correspondent les fossettes du lobe droit?
380. Forme du lobule hépatique. Sa structure.
381. Qu'est-ce qui caractérise l'opinion de Sabourin sur la structure du foie?

382. Voies biliaires. Qu'est-ce que le canal cystique? et le canal cholédoque? Où se rend le canal cholédoque? Comment se comporte-t-il par rapport à la tête du pancréas? (Poirier.)

383. Grand épiploon, mésentère.

384. Hiatus de Winslow, sa situation entre les veines cave et porte.

385. Forme et description de la rate; rapports, boue splénique.

386. Rate, structure. Destruction des globules sanguins.

387. Structure des reins.

388. Quels sont les rapports du rein? A quelles vertèbres répondent-ils? Leur structure? (Poirier.)

389. Par quoi sont formées les pyramides de Malpighi? Et celles de Ferrein?

390. Où se trouvent les glomérudes de Malpighi? De quoi se composent-ils. Structure de la capsule de Bowmann.

391. * Comment se fait la circulation dans le rein?

392. Y a-t-il une différence de volume entre le vaisseau efférent et le vaisseau afférent? Le vaisseau afférent envoie-t-il de nouvelles branches? Où se rendent-elles? Où vont se jeter les veines rénales?

393. Avec quoi se continuent les *tubuli contorti*? Les deux branches de l'anse de Henle sont-elles du même volume? Quelle est la plus grosse?

394. Structure des tubes urinifères. Où se trouvent les cellules d'Heidenhain? (Poirier.)

395. Description des uretères; pourquoi l'urine ne peut-elle refluer?

396. Vessie: structure, rapports. Col et trigone vésical.

397. Vésicules séminales. Rapport de la prostate; artères.

398. Canaux déférents, rapports.

399. Voies séminales. Testicules avant la naissance.

400. Bourses. Dartos. Description de la tunique vaginale.
401. Tunique albuginée.
402. Canal de l'urèthre, division de l'urèthre, artères.
403. Position du *veru-montanum* et des lacunes de Morgagni.
404. Diverses portions du canal de l'urèthre; leur longueur. Qu'est-ce que la prostate? Situation; loge aponévrotique qui la fixe [1].
405. Donnez-moi une idée de la région périnéale; de la région pelvienne.
406. Énumérer les muscles du périnée [2].
407. Muscles du périnée chez l'homme et la femme; insertion, action. Insertion du releveur de l'anus (Farabeuf).
408. Énumérer les parties des organes génitaux externes de l'homme et de la femme.
409. Prostate; col de la vessie; pubis; que voit-on en fendant l'urèthre?
410. Siège des glandes de Cowper. Canaux excréteurs, leur longueur.
411. Glandes de Cowper, glandes de la vulve.
412. Longueur du canal de l'urèthre chez l'homme et la femme.
413. Forme de l'urèthre; nerf, artères, veines. Artères de la verge.
414. A quelle distance de la symphyse se trouve l'urèthre?

---

1. Cette loge fibreuse qui immobilise la prostate, et l'empêche de gêner le jeu des canaux éjaculateurs et de l'urèthre, est faite en bas par l'aponévrose périnéale moyenne (profonde de Cruveilhier), en haut par l'aponévrose pubio-prostatique, latéralement par les deux aponévroses pubio-rectales et les aponévroses des releveurs de l'anus.

2. Voyez, à la fin du volume, le tableau que nous avons dressé des muscles du périnée.

415. Que renferme le scrotum? description de l'épididyme; longueur. Enveloppes du testicule, veines, artères, lymphatiques.
416. Épididyme; corps caverneux, artères qui s'y rendent.
417. Quel est le canal excréteur du testicule? Épididyme, replis.
418. Canal déférent. Sa place dans le cordon? (Kirmisson).
419. Cordon spermatique, où s'arrête-t-il?
420. Artères du cordon. Distribution et terminaison des vaisseaux spermatiques (Kirmisson).
421. Nerfs du cordon (*Id.*).
422. Quel obstacle arrête le doigt quand vous le mettez dans un rectum d'homme? Prostate; description, situation, dimensions.
423. Étendue du péritoine en avant et en arrière de la matrice, selon les âges.
424. Disposition du ligament large; où s'insère le ligament de l'ovaire?
425. Utérus, forme, volume, contenance, rapports, direction, situation, texture.
426. Lèvres du vagin, chez l'enfant, la femme. Mamelles.
427. Qu'est-ce que la névrologie?
428. A quoi sert le cerveau, le cervelet? Qu'arriverait-il si on enlevait ce dernier?
429. Structure et description de la dure-mère.
430. Sinus de la dure-mère; leur confluent.
431. Différence de la pie-mère rachidienne et cérébrale.
432. Sinus latéraux de la dure-mère.
433. Voûte à trois piliers.
434. Combien y a-t-il de ventricules au cerveau?
435. Corps striés (Hayem).
436. Capsule interne (*Id.*).
437. Circulation cérébrale (Duplay). Hexagone de Willis.

438. Mouvements du cerveau.

439. Bulbe rachidien; ses nerfs. Olives, sillons, pyramides.

440. Rapports du bulbe; quels nerfs naissent des sillons qui séparent les pyramides?

441. Jusqu'où descend la moelle épinière, aux divers âges?

442. Que résulterait-il physiologiquement d'une luxation de la tête? Pourquoi la mort serait-elle immédiate?

443. Décrire le ligament dentelé; insertions à la pie-mère et à la dure-mère dans la partie latérale de la moelle. A quoi répond le sommet de la dentelure? Dispositions des racines, des nerfs.

444. Description anatomique de la moelle (Retterer).

445. Comment produit-on le sillon collatéral postérieur? (*Id.*) Limites des cordons antérieurs et latéraux (*Id.*).

446. Où se trouve la substance grise? (*Id.*)

447. Vaisseaux de la moelle (Farabeuf).

448. Structure et anastomoses des nerfs. Névrilème. Loi générale des nerfs rachidiens.

449. * Nerfs crâniens.

450. Nerfs olfactifs.

451. Nerfs de l'œil; trajet.

452. Origine du nerf optique; trajet.

453. Nerfs qui entrent dans la cavité orbitaire [1].

454. Origine et rapports du pathétique.

455. Moteur oculaire commun.

---

1. Dans la fente sphénoïdale passent six nerfs et une veine, tout enveloppés par un prolongement de la dure-mère : moteur oculaire commun, moteur oculaire externe, nasal, veine ophtalmique, nerf pathétique, nerf frontal. On a réuni parfois, comme moyen mnémotechnique, les premières lettres sous l'adage *Mimi ne veut pas le faire*. La veine et *le fait pas* ne traversent pas l'anneau de Zinn.

456. Trijumeau (Humbert).

457. Nerf sous-orbitaire; nerf élévateur de la pau-
      pière.

450. * Nerf facial : si on le coupe, que deviennent les
      sourcils, les lèvres, la joue?

459. Corde du tympan.

460. Origine du spinal et du pneumogastrique.

461. * Pneumogastrique; trajet.

462. Nerfs de la langue; nerfs des dents.

463. Nerfs de la muqueuse de la langue : trajet du
      nerf lingual.

464. Nerfs du voile du palais.

465. Nerfs des deux lèvres.

466. Combien de nerfs cervicaux?

467. * Plexus brachial? Combien de branches collaté-
      rales et de branches terminales? (Retterer.)

468. * Racines du nerf médian? son trajet? Ses rap-
      ports avec l'artère humérale? (*Id.*) Quels mus-
      cles innerve-t-il? Comment se termine-t-il?
      Et le cubital? Comment se divise-t-il dans la
      main? (*Id.*)

469. Nerf radial.

470. * Nerfs musculo-cutanés. Où passe le nerf radial?
      Nerfs de la paume de la main.

471. Nerf circonflexe; trajet.

472. Comment les nerfs arrivent-ils à l'intestin?

473. Branches du plexus lombaire (Kirmisson).

474. D'où vient le nerf obturateur? — D'où sortent
      les nerfs fessiers supérieurs? (*Id.*)

475. Nerfs sciatiques.

476. Nerf grand sympathique; ganglions cervicaux.

477. Quel est le ganglion le plus haut de la tête?

478. Ganglion de Cooper; ganglion ophtalmique.

479. Ganglion semi-lunaire.

480. Nerfs récurrents droit et gauche; rapports.

481. Plexus solaire.

482. Nerfs du cœur.

483.   Nerfs du diaphragme. Qu'entraînerait la section
        du phrénique?
484.   Appareil lacrymal; autres glandes de l'œil.
        Points lacrymaux.
485.   Anatomie des paupières; glandes de Meibomius.
486. * Muscles de l'œil. Leur innervation (Retterer).
487.   Muscles animés par la troisième paire crânienne.
        Mouvements de l'œil.
488.   Qu'est-ce que le tendon de Zinn? et la zone de
        Zinn? (Retterer.)
489.   Parties constituantes de l'œil.
490.   Aponévrose orbitaire.
491. * Conjonctive. Membranes de l'œil.
492.   Rôle de la cornée; passage de la conjonctive
        devant la cornée.
493.   Cornée : forme, dimensions; membrane de Des-
        cemet.
494.   Qu'est-ce l'iris? (Retterer.) Qu'appelle-t-on procès
        ciliaires? (*Id.*) Le muscle ciliaire se com-
        pose-t-il d'un seul faisceau? (*Id.*)
495.   Quelle est la structure du cristallin? (*Id.*)
496.   Vaisseaux du cristallin aux divers âges.
497.   Comment appelle-t-on l'enveloppe du cristallin?
        Cristalloïde; est-elle attaquable par quelque
        agent chimique [1]?
498.   Rôle de la choroïde ; structure de la choroïde et
        de l'iris.
499.   Artères du corps vitré.
500.   Rétine. Sa structure (Retterer).
501.   Vaisseaux de l'œil. Canal de Fontana [2].

1. Seulement par l'acide azotique concentré.
2. M. Sappey confond à tort le canal de Schlemm (*circulus
niger* de Zinn), qui est à la *racine de l'iris*, avec le cercle
vasculaire de Hovius, plexus veineux situé dans la sclérotique
près de ce dernier et avec le canal que Fontana a cru voir, mais
qui n'existe pas, dans les procès ciliaires du bœuf. — La plupart
des auteurs confondent également, du reste, ces canaux. Ainsi

502. Membrane pituitaire. Cartilages et os du nez.
503. Paroi externe des fosses nasales ; méats du nez ;
        sinus.
504. Quels conduits s'ouvrent dans le méat inférieur
        des fosses nasales ?
505. Canal nasal. Où se trouve-t-il ?
506. Appareil de l'odorat ; division des fosses nasales,
        cellules ethmoïdales.
507. Forme du conduit auditif.
508. Conduit auditif externe, direction ; *tympan*.
509. Fond du conduit auditif externe.
510. Trompe d'Eustache, largeur de l'ouverture. Où
        s'ouvre-t-elle dans le pharynx ? (Retterer.)
511. A quoi sert la trompe d'Eustache ? où aboutit-
        elle ?
512. Que savez-vous sur l'oreille moyenne ? Comment
        s'appellent les osselets ? (Retterer.) Pyramide.
513. Siège des glandes sudoripares, nombre, des-
        cription. Productions épidermiques.
514. Cellule. Sa constitution (Hayem).
515. Ovule. Qu'est-ce qu'un ovipare ? (Duval).
516. Tissu osseux (Farabeuf). Canaux de Havers
        (Hayem).
517. Tissu musculaire. Structure des muscles. Fibres
        lisses, fibres striées.
518. Tissu conjonctif. Fibres élastiques.
519. Classification des épithélia. Endothélium des
        vaisseaux (Duval).
520. Structure des vaisseaux.
521. Qu'est-ce qu'une glande ? Glandes simples, glan-
        des composées. Glandes muqueuses, glandes
        à ferment (Duval). Application aux glandes
        salivaires. Croissants de Gianuzzi.

M. Dolbeau, dans une suite de jolies préparations des vaisseaux de la choroïde et de l'iris (1855), préparations renfermées
dans un cadre de bois déposé au musée Dupuytren, tombe
dans la même erreur.

522. Éléments figurés du sang (Hayem).

523. Histologie des principaux organes.

524. Reconnaître des préparations de cartilage, une préparation de plèvre diaphragmatique et une coupe du bulbe à l'entrecroisement des pyramides [1].

1. Les élèves auront à reconnaître, au microscope, des préparations histologiques dont ils trouvent d'ailleurs la collection au laboratoire des travaux pratiques.

DEUXIÈME PARTIE

PHYSIOLOGIE

La deuxième partie du deuxième examen consiste en un examen oral portant sur la physiologie. Elle doit être subie avant la quatorzième inscription.

1. Circulation en général. A quelle époque vivait Harvey ? Itinéraire général de la circulation.
2. Cavités du cœur. Physiologie du ventricule gauche (Terrillon).
3. * Ventricule droit. Oreillettes. Appendices.
4. * Valvules du cœur.

1. Bibliographie.
Kuss et Duval, *Cours de physiologie.* 1 vol. in-18. — Longet, *Traité de physiologie*, 2ᵉ édit. 3 vol. gr. in-8. — Richet (Ch.), *Cours de physiologie*, programme sommaire, 1 vol. in-18.
Richet (Ch.), *Physiologie des muscles et des nerfs.* 1 vol. in-8. — Richet (Ch.), *La chaleur animale.* 1 vol. in-8. — Burdon-Sanderson, Foster et Lauder-Brunton, *Manuel du laboratoire de physiologie.* 1 vol. in-8, avec 184 fig. dans le texte. — Belzung, *Anatomie et physiologie animales.* 1 vol. in-8, avec gravures, 4ᵉ éd. — Beaunis (Ed.), *Les sensations internes.* 1 vol. in-8. — Lagrange, *Physiologie des exercices du corps.* 1 vol. in-8, 6ᵉ éd. — Luys, *Le cerveau et ses fonctions.* 1 vol. in-8, 8ᵉ éd. — Marey, *La machine animale.* 1 vol. in-8, 5ᵉ éd. — Sergi, *La psychologie physiologique.* 1 vol. in-8. — Preyer, *Éléments de physiologie générale.* 1 vol. in-8.

BERTON.

6

5. * Quelle est l'action du grand sympathique sur le cœur? D'où viennent les rameaux nerveux sympathiques qui vont au cœur? (Gley.)

6. Action du spinal sur le cœur (Retterer).

7. Qu'est-ce que le nerf de Cyon? (Duval.)

8. Bruits et mouvements du cœur.

9. Qu'est-ce que le pouls? (Gley.) Comment l'analyse-t-on? Sphygmographie (*Id.*).

10. Comment se fait la circulation dans les artères?

11. * A quoi attribue-t-on le dicrotisme normal? En vertu de quel tissu l'artère cause-t-elle le dicrotisme?

12. * Pression artérielle. Comment la mesure-t-on?

13. Quand on coupe la carotide, les deux bouts donnent-ils du sang?

14. * Causes de la circulation veineuse. Que savez-vous sur la physiologie des veines? Leur action sur le sang? Qu'est-ce qui empêche le sang de revenir en sens inverse? Pouls veineux.

15. Différence entre le sang de la veine porte et des veines sus-hépatiques.

16. Si vous piquez une veine et une artère, quels phénomènes se produisent?

17. Mort par entrée de l'air dans les veines (Reclus).

18. Causes du cours du sang dans les capillaires. Contractilité des capillaires.

19. Qu'est-ce qui coule dans les lymphatiques? Qu'est-ce que la lymphe? Comment se fait le mouvement circulatoire dans les lymphatiques? Absorption par les lymphatiques.

20. A quoi servent les globules blancs?

21. * Qu'est-ce qui a découvert les vaso-moteurs? (Duval.)

22. Qu'est-ce qu'un phénomène de vaso-dilatation? Comment se produit la dilatation? (Hayem.) (*R.* 2 théories : paralysie des vaso-constricteurs, existence des vaso-dilatateurs.)

23. * Composition du sang. Différence entre le sang
    artériel et le sang veineux (Gley).
24. Où le sang se charge-t-il d'acide carbonique?
    Comment l'acide carbonique s'élimine-t-il?
    (*Id.*).
25. Sous quelle forme est l'acide carbonique dans le
    sérum (*Id.*). Sur quelle partie se fixe-t-il?
    (*R.* Sur le phosphate et le carbonate de
    soude.)
26. Quelle est la substance des globules qui retient
    l'oxygène?
27. Combien y a-t-il de globules dans 1 millimètre
    cube de sang? Combien, en poids, dans 1 litre?
    (480 ^{g}). Combien d'hémoglobine?
28. Comment meurent les animaux qui ont absorbé
    CO?
29. Raies du sang au spectroscope.
30. Gaz du sang. Comment les retire-t-on? Combien
    d'O, de CO? (Hayem.)
31. Quantité totale du sang; rapport avec le poids
    du corps.
32. Combien peut-on en enlever sans causer la mort?
33. Fibrine : combien le sang en contient-il? Com-
    bien de temps le sang se coagule-t-il après sa
    sortie du corps de l'homme (*R.* 5 minutes),
    du cheval (15 min.). Qu'est-ce que la couenne?
    Comment peut-on empêcher la coagulation
    (*R.* Battage. Injection de peptone.)
34. Sang des invertébrés.
35. Déglutition. Ses 3 temps (Delens). Muscles de
    la langue, du voile du palais, leur rôle. Quelle
    est la cause du réflexe de la déglutition? Quel
    est le nerf sensitif de ce réflexe? (*R.* Le glosso-
    pharyngien.) Que se passe-t-il du côté du
    pharynx, de l'épiglotte, des fosses nasales?
36. Qu'entend-on par mouvements péristaltiques et
    antipéristaltiques? (Duval.) Les muscles striés

peuvent-ils donner un mouvement péristaltique? Que font les fibres musculaires de l'œsophage?

37. * Quelles sont les diverses salives? (Delens.)
38. Sécrétion de la parotide. Combien de liquide donne-t-elle en vingt-quatre heures chez le cheval? (Richet.)
39. Salive sous-maxillaire. Expériences sur cette glande (*Id.*).
40. Nerfs excito-sécrétoires de la salive. Preuves de leur existence (Richet).
41. Ptyaline (id.). Quelle est sa réaction? (Straus.) Corps qui transforment l'amidon en sucre.
42. Parlez-moi de la digestion gastrique (Straus).
43. * Glandes de l'estomac. Suc gastrique. Sa composition.
44. Qu'est-ce que la pepsine? Comment se procure-t-on la pepsine? Qu'est-ce qu'un ferment soluble, un ferment figuré? (Straus.)
45. Comment empêche-t-on une fermentation?
46. * Acide du suc gastrique (Hayem). Quels sont les sucs gastriques très acides? (*R.* Carnivores.) A quelle température peut-on chauffer le suc gastrique? (*R.* 60°.)
47. Y a-t-il combinaison véritable de la pepsine gastrique avec HCl? (Hayem.)
48. Action du suc gastrique sur les albuminoïdes.
49. * Peptones (Hayem). Différentes sortes de peptones. Peut-on les obtenir pures?
50. Pourquoi l'estomac n'est-il pas digéré par son suc?
51. Absorption stomacale.
52. Physiologie du vomissement. Expériences de Magendie. Quand vivait Magendie? Action des vomitifs.
53. Faim. Soif. Leur siège. Expériences de Claude Bernard.
54. Combien de temps un chien peut-il rester sans

manger? Quel est l'animal qui supporte le moins longtemps l'inanition? (Richet.) (*R.* L'oiseau.)

55. Comment se procurer le suc pancréatique?

56. * Qu'est-ce que la pancréatine? Combien renferme-t-elle de ferments? (Straus.) Différence entre la pepsine et la thrypsine.

57. A quel moment sécrète le pancréas? (Retterer.)

58. Suc pancréatique paralytique (Retterer).

59. Action du pancréas sur les albuminoïdes (*Id.*) sur les graisses (Gley).

60. Quel est le liquide qui facilite l'absorption des graisses? Sur quel animal a-t-on vu que c'est le suc pancréatique et non la bile? (*R.* Sur le lapin, dont les conduits pancréatique et biliaire s'ouvrent séparément.)

61. Le suc pancréatique ne fait-il qu'émulsionner les graisses? (Gley.) (*R.* Il les saponifie.)

62. Quelles sont les fonctions du foie? (Straus.)

63. Qu'est-ce que la fonction glycogénique du foie? Expériences de Claude Bernard. Quel sucre le foie fabrique-t-il?

64. Quelle est l'influence du système nerveux sur le foie?

65. Est-ce qu'on trouve du sucre dans la circulation générale? (*Id.*). Recherche du sucre dans le sang. Combien y en a-t-il? Liqueur de Fehling.

66. Combien de glycogène dans 1 kilogramme de foie?

67. Rôle de la bile. Action de la bile sur les aliments. Que devient la bile dans l'intestin?

68. Parois de l'intestin. Glandes de l'intestin.

69. Qu'est-ce qui digère la cellulose? (*R.* Les microbes intestinaux, le *bacillus amylobacter*).

70. Mouvements de l'intestin. Quel est le nerf d'arrêt des intestins? (Gley.)

71. Absorption (Retterer), son mécanisme.
72. Endomose.
73. Différence entre la lymphe et le chyle (Richet). Rôle des chilifères dans la digestion (*Id.*).
74. Qu'est-ce que la nutrition?
75. Assimilation et désassimilation.
76. Aliments complets. Classification des aliments.
77. Qu'appelle-t-on aliments hydrocarbonés?
78. Formule chimique d'un sucre. Différence entre le glycose et le sucre de canne (saccharose). Formule générale des amylacés. Corps qui transforment l'amidon en sucre. Quel est le sucre de lait? Quelle transformation subit la saccharose pour être assimilable? (Gley.)
79. Qu'est-ce, chimiquement, qu'une matière grasse? Quel est l'alcool des graisses? (Gley.) (*R.* La glycérine.) Les graisses servent-elles à l'alimentation? (*Id.*).
80. Par quoi est digérée la graisse? Rôle de la bile.
81. Aliments azotés. Combien de carbone dans une matière albuminoïde? Y a-t-il de l'albumine, normalement, dans la salive, la bile, l'urine? (*R.* Non). Qu'est-ce que l'albumine qu'on trouve dans l'urine?
82. Les peptones sont-elles toxiques? Y a-t-il des peptones dans la veine porte?
83. Qu'est-ce que la caséine? Comment la distinguer?
84. Comment éliminons-nous les albuminoïdes? (*R.* En urée.) (Gley.)
85. Qu'y a-t-il dans le pain comme aliment? Combien de gluten, d'eau? Qu'y a-t-il dans la salade? (*R.* De l'eau, de la cellulose.)
86. Quels aliments dégagent le plus de chaleur?
87. * Température de l'homme. Variations physiologiques. Combien de calories par heure dégage le corps humain? A quelle température au-

dessous de zéro cesse la vie? Quelle est la plus
haute température compatible avec la vie
humaine (42°). (Certaines bactéries vivent
encore à 55° et plus.)

88.   Comment règle-t-on sa température? (vêtements,
exercice). A quoi sert la graisse?

89.   Que devient la température après la mort. (*R.*
Elle monte pendant une demi-heure, puis se
met en équilibre avec l'air ambiant).

90.   Où est le maximum de température du corps?
(*R.* Dans l'oreillette droite, près de la valvule
d'Eustache à cause des veines venant du foie
où se passent de nombreuses combustions.)
Comment le vérifie-t-on? (*R.* Au moyen d'aiguilles thermo-électriques.)

91.   Différence entre la température axillaire et rec-
tale. Différentes zones de température. Quelle
est celle où la température est le plus variable? Sang veineux, sang artériel (Hayem).

92.   Loi des variations de la température normale
(*Id.*).

93.   Physiologie du larynx. Muscles du larynx, leur
action. Glotte. Ses modifications en dehors
de la phonation.

94.   Quel est le nerf qui innerve la plupart des muscles du larynx? Quels sont les muscles innervés par le récurrent? D'où vient le nerf récurrent? Qu'arrive-t-il lorsqu'on le coupe? Que
devient la voix d'un animal à qui on a coupé
le récurrent?

95.   Que se passe-t-il quand l'épiglotte est enlevée?

96.   Phénomènes mécaniques de la respiration, de
l'inspiration.

97.   Comment agit le diaphragme? (Richet.)

98.   Quel est le principal muscle inspirateur? (Delens.)
Quel est le nerf qui l'anime? Où le phénique
prend-il naissance?

99.   Rôle des intercostaux. Quelles sont les diverses théories? (*Id.*).

100.   Muscles expirateurs (Netter). Leur innervation (Reynier).

101.   Rôle des bronches dans la respiration (*Id.*). Muscles de Reissessen. Rôle du poumon. Est-il élastique? Que devient-il dans une plaie de poitrine?

102. * Quelle est la quantité d'air ingéré dans une inspiration normale maxima? Quelle est la capacité pulmonaire? Qu'entend-on par air résidual, air de réserve, air de la respiration, air complémentaire? Quelles sont les diverses méthodes pour évaluer ces quantités? (Delens.)

103.   Qu'est-ce que le coefficient de ventilation des poumons? (*Id.*).

104.   Rythme de la respiration (16 à 18 par minute) (*Id.*). Quels individus respirent le plus vite? (*R.* Les enfants, les gens de petite taille.)

105.   Réflexes agissant sur la respiration. Peut-on amener des phénomènes respiratoires en excitant certains points du cerveau? (Richet.)

106. * Air inspiré et expiré (Netter). Pourquoi faut-il plutôt respirer par le nez que par la bouche?

107.   Composition de l'air.

108.   Acide carbonique de l'air expiré. Produits de désassimilation rejetés par l'expiration. Par où s'en vont les produits azotés? L'acide carbonique s'exhale-t-il seulement par la muqueuse respiratoire?

109.   Combien faut-il d'oxygène dans l'air pour qu'on ne soit pas incommodé? (*R.* 12 0/0.)

110.   Asphyxie. En combien de temps est-elle complète chez l'homme? chez les nouveau-nés? chez les animaux à sang-froid, la grenouille?

111.   Pourquoi l'asphyxie se produit-elle dans l'ouverture des deux plèvres?

112. Éternuement. Centre de ce réflexes (*R.* Nœud
      vital). Nerf sensitif. (*R. N.* nasal du triju-
      meau.)
113. Effort. Pression vasculaire pendant l'effort,
      pression veineuse. Que devient le corps thy-
      roïde? (*R.* Il se gonfle et comprime la caro-
      tide.) Que devient la glotte?
114. Qu'est-ce qu'une muqueuse? Quels sont les carac-
      tères des phénomènes de sécrétion?
115. Mamelles. Analyse du lait.
116. Glandes sudoripares : siège, fonctions. Sont-ce
      des glandes mérocrines ou alacrines? Théorie
      de la sécrétion de la sueur. Quels sont les
      produits de sécrétion acides? (Retterer.)
117. Nerfs sudoraux. Sur quel nerf ont été faites les
      premières expériences (Hayem).
118. * Sécrétion urinaire. Différentes théories : laquelle
      préférez-vous? (Retterer.) Quel est l'élé-
      ment actif du rein? Expériences de Hei-
      denhain.
119. Le rein fabrique-t-il de l'urée? (Duval.)
120. Effet des émotions sur la sécrétion urinaire.
121. Formule de l'urée. Combien l'urine en contient-
      elle? Dosage. Comment peut-on diminuer
      l'urée excrétée?
122. Y a-t-il d'autres substances azotées dans l'urine?
      Combien y a-t-il d'acide urique? Comment l'y
      reconnaît-on?
123. Y a-t-il des sels? Combien? Combien de NaCl.
124. Pourquoi l'urine laissée dans un vase se décom-
      pose-t-elle?
125. Comment l'urine passe-t-elle des uretères dans
      la vessie?
126. Quel est le mécanisme de l'érection? Son but?
      (Duval.)
127. Comment se produit l'éjaculation? Sous quelle
      influence? (*Id.*) Bulbo-caverneux.

128. Que savez-vous sur le sperme? Est-ce un liquide simple? Vient-il d'un seul organe? Parlez-moi des glandes de Cooper, de Littre.
129. Quelle est la composition du sperme? Spermatozoïdes. Quel est son rôle?
130. La sécrétion du sperme est-elle continue?
131. Formation des spermatozoïdes (Duval).
132. Qu'est-ce que l'ovaire et quelles sont ses fonctions? (Retterer.) Comment se forment les ovules dans l'ovaire? Quels sont les phénomènes qui se passent à la maturité de l'ovule? Comment s'échappe-t-il de l'ovaire? (*Id.*)
133. * Qu'est-ce qu'un corps jaune? Quelle différence y a-t-il entre les corps jaunes de la grossesse et les autres? Combien de temps un corps jaune de la grossesse met-il à se former? Combien mettent les autres? (*Id.*)
134. Menstruation.
135. * Où se fait la fécondation. En quoi consiste-t-elle?
136. Méninges. Composition du liquide céphalo-rachidien. Ses mouvements. Le cerveau se gonfle-t-il pendant l'expiration, ou pendant l'inspiration?
137. Circulation cérébrale. Graphique du pouls cérébral. Effets de l'anémie du cerveau.
138. Quelle est la partie de la substance grise qui est excitable? Qu'est-ce que la névroglie? (*R.* C'est du tissu ectodermique.)
139. * Y a-t-il des régions motrices dans l'écorce cérébrale? (Richet.) Physiologistes qui ont fait des expériences sur les localisations cérébrales. Centres moteurs.
140. Aphasies, leurs divisions.
141. Fonctions du lobule paracentral. Effets de l'ablation du pli courbe. (*R.* Troubles visuels, cécité psychique.) Des tubercules quadrijumeaux (cécité).

142. Points du cerveau qui servent aux phénomènes
    sensitifs.
143. Siège de l'intelligence.
144. Fonctions du cervelet.
145. * Quelle est la physiologie de la moelle.
146. De quoi sont composées les cornes antérieures?
147. Que fait l'axe gris proprement dit? Quelle est la
    maladie qui prouve qu'il est surtout le centre
    de la sensibilité? (*R*. La syringomyélie.) Par
    où passent les impressions sensitives? (*R*. Par
    la substance grise et les cordons postérieurs).
148. Que devient la motilité quand on coupe la moitié
    de la moelle? Que produit la section complète
149. Les douze paires de nerfs crâniens.
150. Division physiologique des nerfs. Énumération
    des nerfs crâniens et rachidiens. Sensibilité
    générale et spéciale. Sensibilité récurrente.
    Sensibilité tactile. Différences de la sensibilité
    tactile à la paume de la main et à la face dor-
    sale (M. Duval).
151. Nerf facial, nerf vidien. Section du facial, para-
    lysie faciale.
152. Nerfs mentonnier et dentaire.
153. * Trijumeau, fibres motrices; fonctions du nerf.
    Trajet.
154. Nerf maxillaire inférieur? Que présente-t-il de
    spécial à sa terminaison?
155. A quels muscles se distribue la portion motrice
    de la 5e paire et de la 7e? Que présente de
    particulier la 5e paire? Nerfs masticateurs
    (Richet).
156. Nerf lingual. Vient-il du maxillaire inférieur ou
    du facial? Par quel rameau nerveux du facial?
    (Retterer.)
157. Qu'est-ce que la corde du tympan? Que produit
    sa section? Qui a fait le premier cette expé-
    rience? (Hayem.)

---

1. Il supprime ou ralentit la production du suc gastrique.

172. Comment se comporte le laryngé externe près
     du larynx? Plexus laryngé. Nerf laryngé
     inférieur. Nerf du muscle aryténoïdien.
173. Rôle du grand hypoglosse. Est-il moteur ou sen-
     sitif?
174. Origine des racines rachidiennes.
175. Propriétés physiologiques des racines antérieu-
     res et postérieures de la moelle. Expériences
     à ce sujet. Quand on excite les racines anté-
     rieures, il y a douleur en même temps que
     contraction musculaire, de même pour les
     postérieures : comment expliquer cette illimi-
     tation des phénomènes [1]?
176. Ganglions sphéno-palatin et optique. Branches
     efférentes.
177. Expériences fondamentales sur les vaso-moteurs :
     C. Bernard, section du sympathique. Ludwig,
     Vulpian, Corde du tympan. Influence de la
     circulation sur la sécrétion. Influence spéciale
     des nerfs sur le même phénomène (Glande
     sous-maxillaire).
178. Nerfs vaso-dilatateurs. Nerfs vaso-constricteurs.
     Sécrétions du foie, du rein, de l'estomac.
179. Nerfs modérateurs. Expériences de Ludwig et Cyon
     (1867). Nerf de Cyon. Existe-t-il chez l'homme?
180. Ganglions du cœur, Bidder, Ludwig, Remak.
181. Plexus nerveux des tuniques musculeuses de l'in-
     testin : Plexus de Meissner et Plexus d'Auër-
     bach.
182. Excitants des nerfs.
183. Si on emploie le courant d'une pile, à quel
     moment se produit l'excitation? L'action est-
     elle plus forte à un pôle qu'à l'autre? (Richet.)

---

1. « C'est parce que les racines antérieures reçoivent quelques
fibres des postérieures : c'est la sensibilité récurrente découverte par Longet. Les mouvements qui se produisent quand on
excite les racines postérieures, sont des actions réflexes. »

184.   Mesure de la vitesse de l'influx nerveux (*Id.*)

185.   Qu'appelle-t-on action réflexe?

186. * Que présentent de caractéristique les actions réflexes[1]? En raison de quoi ces mouvements s'effectuent-ils? Qu'en conclut-on relativement aux usages de la moelle? La moelle est-elle seulement conductrice ou centre nerveux de ces mouvements involontaires?

187.   Différence entre les nerfs trophiques et vaso-moteurs.

188.   Est-il un nerf exclusivement moteur? (*R.* Aucun, à cause de la sensibilité récurrente.)

189.   Nerf optique.

190.   Rôle de l'iris.

191.   Quel est le nerf qui dilate la pupille? (Duval.)

192.   Action du sympathique (Netter).

193.   Action du froid sur l'iris. Action de l'atropine. Retrouve-t-on le sulfate d'atropine dans l'humeur aqueuse, quand on a dilaté l'iris par cet agent?

194.   L'excitation de la rétine amène-t-elle un réflexe? (Richet.)

195.   A quoi sert le moteur oculaire commun?

196.   Qu'arrive-t-il à l'œil quand on coupe le trijumeau? Qu'arrive-t-il à la muqueuse nasale?

197.   Quand le nerf optique est coupé, y a-t-il encore des réflexes de l'iris? (*R.* Oui, à cause de l'entre-croisement des nerfs optiques.)

198.   Nerfs des muscles de l'étrier. Tympan. Son rôle (Terrillon).

---

1. « Tout mouvement réflexe exige l'intervention de trois organes nerveux : 1° le nerf sensitif, qui apporte l'excitation de la périphérie; 2° le centre nerveux, qui reçoit l'impression en quelque sorte passivement, et la réfléchit ou la renvoie sous la forme d'influence motrice; 3° enfin le nerf moteur, chargé de transmettre cette influence du centre à la périphérie, dans un organe quelconque. » (Cl. Bernard.)

199. Épanouissement du nerf acoustique. Nerfs du liquide auditif. Branche cochléenne. Comment comprenez-vous la transmission des sons au cerveau? Quel est le muscle tenseur de la membrane du tympan? son nerf?

200. Qu'est le ganglion otique? D'où viennent ses racines motrices? Où est-il situé?

201. Oreille interne.

202. Qu'est-ce que le goût? Quelles sont les différentes variétés du sens gustatif? Saveur.

203. Papilles et nerfs de la langue.

204. Que savez-vous sur l'organe du tact? (Terrillon.)

205. Enumérer les couches et les glandes de la peau. Lymphatiques de la peau. Y a-t-il des papilles sous-muqueuses?

206. Nerf olfactif (Richet).

207. Innervation sensitive des fosses nasales (*Id.*).

208. Qu'est-ce que la contractilité? (Hayem.) (*R.* Le changement de forme d'un élément anatomique sous l'influence d'un excitant.) Beaucoup d'éléments anatomiques jouissent-ils de cette propriété? Quels sont les excitants? Leur division. Comment opère un agent thermique? (Hayem.) Qu'est-ce qu'un muscle?

209. Propriétés du tissu musculaire (Richet).

210. Tonicité musculaire.

211. Différences entre la contraction d'un muscle strié et d'un muscle lisse. Le système nerveux qui les anime est-il le même? (Terrillon.)

212. * Caractères de la contraction des fibres lisses (*Id.*).

213. Durée maxima d'une contraction de muscle strié (Richet). Si on la continue trop, que devient le muscle? Courbe graphique d'une contraction musculaire. Peut-on raccourcir la période de déclin? (*Id.*) Qu'est-ce que la période latente? Combien un muscle peut-il donner de secousses en une seconde?

214.   Que deviennent les diamètres d'un muscle dans la contraction?

215.   Qu'est-ce que la contraction induite?

216. * Phénomènes chimiques de la contraction (Terrillon). Composition chimique du muscle. Que se forme-t-il dans un muscle actif? (R. Acide lactique, CO^2.)

217.   Phénomènes calorifiques. Comment prend-on la température d'un muscle?

218.   Bruit rotatoire.

219.   Action des nerfs moteurs.

220.   Combien peut-il y avoir de mouvements volontaires par seconde? (R. 10.)

221. * Sur quoi agit le curare? Sur les centres ou les terminaisons nerveuses? Action du curare sur les muscles lisses. (R. A la longue, quand il est à fortes doses.) Sur le cœur (*Id.*) Action par la voie digestive? (R. Aucune, car il est éliminé par le foie.)

222.   Efforts. Classification.

223.   Reptation, natation, marche.

224.   Quels muscles étendent la main sur l'avant-bras l'avant-bras sur la main? Nerfs qui animent ces muscles? (R. Nerf radial.) Quel nerf anime le long et le court supinateur, ainsi que les deux radiaux? (R. Nerf radial.) Muscles de la partie postérieure de l'avant-bras, nerf qui les anime? (R. Nerf radial.) Muscles des parties profondes, leur nerf? (R. Nerf radial.) Muscles de la partie antérieure de l'avant-bras, leur rôle; nerfs.

225.   Physiologie des mouvements de pronation et de supination. Où est le centre des mouvements?

226.   Muscles qui ferment la paupière. Théorie du clignement, nerfs qui y président. Quel est l'antagoniste du releveur de la paupière?

227.   Fonctions du périoste.

TROISIÈME EXAMEN DE DOCTORAT

MÉDECINE OPÉRATOIRE.
PATHOLOGIE EXTERNE. — ACCOUCHEMENTS.
PATHOLOGIE INTERNE.

Cet examen se compose de deux parties.

La première partie se compose d'une épreuve pratique de médecine opératoire et d'une épreuve orale de pathologie externe et accouchements. La seconde partie se compose d'une épreuve unique, orale, portant sur la pathologie interne.

Il n'y a pas de délai fixé entre les deux parties. L'étudiant pourvu de 16 inscriptions peut d'ailleurs passer au moment qui lui convient cet examen comme les suivants.

PREMIÈRE PARTIE

DU DEUXIÈME EXAMEN [1].

MÉDECINE OPÉRATOIRE,
PATHOLOGIE EXTERNE, ACCOUCHEMENTS

ÉPREUVE PRATIQUE.

MÉDECINE OPÉRATOIRE

Cette épreuve, qui est éliminatoire, comprend une opération et une ligature pratiquées sur le cadavre.

Toutes les opérations enseignées aux travaux pratiques peuvent être demandées à l'examen. Celles qui

---

1. Bibliographie :

Malgaigne et Le Fort, *Manuel de médecine opératoire.* 9ᵉ édition, par le Prof. Le Fort, avec 744 fig. dans le texte. 2 vol. gr. in-18. — Farabeuf, *Précis de manuel opératoire.* 1 vol. in-8. — Jamain, Terrier et Péraire, *Manuel de petite chirurgie.* 7ᵉ édit. refondue. 1 vol. gr. in-18, avec 455 fig.

Anger, *Traité iconographique des fractures et luxations.* in-4° avec 100 pl. coloriées hors texte. — Billroth et Winiwarter, *Traité de pathologie et de clinique chirurgicales générales.* 2ᵉ édition française d'après la 10ᵉ édition allemande. 1 fort vol. gr. in-8, avec 180 fig. dans le texte. — Jamain, Terrier, Broca et Hartmann, *Manuel de pathologie et de clinique chirurgicales.* 3ᵉ édition, 4 vol. in-18. — Nélaton, *Éléments de pathologie chirurgicale.* 2ᵉ édition, revue par MM. les docteurs *Jamain, Péan, Després, Horteloup* et *Gillette.* 6 vol. gr. in-8, avec 795 fig. — Richard, *Pratique journalière de la chirurgie.* 1 vol. in-8 avec grav. 2ᵉ édit. — Reclus, Kirmisson, Peyrot et Bouilly, *Manuel de pathologie externe.*

reviennent le plus souvent sont les amputations portant sur les derniers segments des membres.

1.   Amputations partielles et totales des doigts.
2.   Amputations de métacarpiens.
3.   Désarticulation carpo-métacarpienne.
4.   Désarticulation du poignet.
5.   Amputation de l'avant-bras.
6.   — du bras.
7.   Désarticulation du coude.
8.   — de l'épaule.
9.   Amputations d'orteils.
10- — de métatarsiens.
11. Désarticulation de Lisfranc.
12. — de Chopart.
13. — sous-astragalienne.
14. — tibio-tarsienne.
15. Amputation de jambe (sus-malléolaire, au milieu, au lieu d'élection).
16. — de cuisse.
17. Ligature de la radiale, dans la tabatière anatomique, — à la partie supérieure ou inférieure de l'avant-bras.
18. Ligature de la cubitale, à sa partie supérieure ou inférieure.

4 vol. in-18. — Terrier, *Éléments de pathologie chirurgicale générale*. Fasc. I : *Lésions traumatiques et leurs complications*. 1 vol. in-8. Fasc. II : *Complications des lésions traumatiques. Lésions inflammatoires*. 1 vol. in-8. Fasc. III terminant l'ouvrage (*sous presse*). — Delorme, *Traité de chirurgie de guerre*. 2 vol. in-8°.

Delattre, *Traité de dystocie pratique*. 1 vol. in-8. — Maunoury et Salmon, *Manuel de l'art des accouchements*. 3ᵉ édit. 1 vol. gr. in-18, avec 115 fig. — Tarnier et Chantreuil, *Traité de l'art des accouchements*, 3 vol. in-8. — Verrier, *Manuel pratique de l'art des accouchements*. 1 vol. in-18. — Letulle, etc., *Guide pratique des sciences médicales*, supplément de 1892. 1 vol. in-18.

19. Ligature de l'humérale au bras, au pli du coude.
20.   — de l'axillaire dans l'aisselle, sous la clavicule.
21.   — de la sous-clavière.
22.   — des carotides.
23.   — de la linguale.
24.   — de la faciale.
25.   — de la pédieuse.
26.   — de la tibiale antérieure, en bas ou en haut de la jambe.
27.   — de la tibiale postérieure derrière la malléole, au mollet.
28.   — de la péronière.
29.   — de la poplitée.
30.   — de la fémorale à l'anneau, sous le couturier, dans le triangle de Scarpa.
31.   — de l'iliaque externe.

Elle porte sur la pathologie externe et les accouchements. Comme pour le 2e, l'élève refusé conserve le bénéfice de l'épreuve pratique subie avec succès.

PATHOLOGIE EXTERNE

1. Inflammation. Comment la comprend-on aujourd'hui? Suppuration. Influence des microbes.
2. Phlegmons et abcès. Définition. Division des abcès.
3. Phlegmon circonscrit.
4. Abcès critiques [1].
5. Abcès ossifluents, abcès par congestion, exemples. Où s'ouvriront les abcès dépendant de l'altération des vertèbres lombaires. Comment reconnaîtra-t-on qu'on a affaire à un abcès par congestion [2]. Traitement.
6. Constitution de la paroi d'un abcès froid (Schwartz).
7. Où siègent les abcès par congestion dans le mal de Pott? (*Id.*)
8. Phlegmons diffus. Leur marche.
9. Anthrax.
10. Contusion.
11. Cicatrisation des plaies.
12. Accidents des plaies. Fièvre traumatique.

[1]. Qui ont lieu à la fin d'une maladie (fièvre typhoïde, etc.). Ils sont dus généralement à des infections surajoutées.

[2]. Longtemps avant qu'il apparaisse, on a eu de la douleur loin du point d'apparition; on peut refouler la masse purulente, qui est abondante, par le trajet qu'elle a suivi, etc.

13.   Que faire à un malade qui s'est coupé un nerf?
      Que se passe-t-il à l'extrémité périphérique?
      Que devient la sensibilité après la suture? Sen-
      sibilité récurrente (Jalaguier).
14.   Plaies par armes à feu.
15.   Les hémorragies secondaires sont-elles plus
      communes dans les coups de feu que dans les
      autres plaies? Pourquoi[1]?
16.   Hémorragies en général. Hémorragies secon-
      daires. Leur mécanisme. Hémorragies au
      niveau d'une ligature artérielle (Tuffier).
17.   Divers degrés des brûlures; brides rétractiles.
18.   Gangrène.
19.   Érythèmes, classification.
20.   Érysipèle; symptômes au début et dans la période
      d'état, complications; diagnostic avec l'éry-
      thème passager et apyrétique dû à l'insolation.
21.   Phlébites. Quelles sont leurs causes les plus fré-
      quentes? (Quénu.)
22.   Thrombose et embolie. Quels sont les symptô-
      mes de l'embolie pulmonaire? (*Id.*)
23.   Lymphangites.
24.   Adénites.
25.   Tétanos. Sa durée. Chloral, son but, doses em-
      ployées, avantages sur l'opium. Qui a mis le
      chloral en usage dans le tétanos? (Lanne-
      longue.)
26.   Érysipèle du cuir chevelu.
27.   Tumeurs fibro-plastiques (Broca). Sarcomes.
28.   Carcinome[2]. Histologie. Variétés.

---

1. Parce que les vaisseaux sont oblitérés en même temps
que gangrenés par le choc et la brûlure: quand l'eschare
tombe, ces vaisseaux se trouvent béants; et surtout parce que
des matières septiques entrent avec le projectile.

2. Le carcinome était autrefois classé parmi les tumeurs
dérivant du tissu conjonctif. Cette opinion est encore exprimée
dans le *Manuel d'histologie pathologique* de MM. Cornil et

29. Caractères des tumeurs malignes en général; cachexie cancéreuse.
30. Différences des tumeurs fibro-plastiques et de l'enchondrome.
31. Symptômes de l'enchondrome; siège.
32. Névromes.
33. Qu'est-ce qu'un lipome?
34. Kystes congénitaux (Poirier).
35. Que sont ces tumeurs que l'on voit naître sur le cuir chevelu? Loupes, variétés. Différences avec le lipome.
36. Que nomme-t-on tannes?
37. Quels sont les sièges principaux de la tuberculose chirurgicale? (Quénu.)
38. Comment diagnostiquer un anévrisme par l'application de la main?
39. Signes de l'anévrisme artériel. Quelles sont les modifications du pouls dans une artère au-dessous? (Schwartz.)
40. * Anévrisme poplité; tumeurs de la région poplitée.
41. Anévrisme artério-veineux (Lannelongue). Ses variétés. Anévrisme variqueux enkysté intermédiaire (Jalaguier).
42. Traitement des anévrismes. Compression digitale (*Id.*).
43. Anévrismes cirsoïdes : étiologie et pathogénie. — Signes : auscultation. — Traitement : traitement de Broca, ses dangers (Jalaguier).
44. Tumeurs érectiles. — Leur traitement (Guyon).
45. Ostéite suppurée; diagnostic avec la nécrose, la carie, les tubercules des os.
46. Nécroses.

Ranvier. Ce dernier, dit-on, l'aurait conservée jusqu'à présent, contrairement à son collaborateur. Quoi qu'il en soit, la tendance actuelle est de rattacher le carcinome aux tumeurs épithéliales.

47. Exostose et périostose. Gommes des os.
48. Fractures en général.
49. Y a-t-il toujours déplacement dans les fractures?
50. * Fractures de la base du crâne.
51. Quels sont leurs signes rationnels? (Schwartz.)
52. Dans quelles conditions l'épistaxis est-elle un signe important? (*Id.*)
53. * Fractures du rocher. Signes. Valeur de l'écoulement sanguin (Guyon).
54. * Fractures du maxillaire inférieur.
55. Symptômes de la fracture de la partie moyenne de la clavicule.
56. * Signes de la fracture de la clavicule. Causes du déplacement. Indications pour le traitement.
57. * Variétés des fractures de la clavicule.
58. Que deviennent les fragments dans les fractures de la clavicule [1]?
59. Le rapport des deux fragments dans la fracture de la clavicule est-il variable? Quel muscle s'oppose au déplacement? (*R*. Le sous-clavier.) Le fragment interne est-il saillant comme on le dit? (*R*. Il ne le paraît que parce que l'externe est le plus souvent abaissé.) L'épaule est-elle portée en avant, et s'il y a chevauchement, si la fracture siège près de l'extrémité acromiale, qu'observe-t-on? quels ligaments maintiennent les fragments? (*R*. Ligaments coraco-claviculaires; l'acromio-claviculaire fixe l'omoplate.)
60. Fractures du col chirurgical et du col anatomique de l'humérus. Que ferez-vous dans le cas d'une fracture du col de l'humérus? (Reynier.)

1. A cause de l'articulation sterno-claviculaire, le fragment supérieur reste en place. Il n'y a qu'un cas connu où il ait été porté en haut par le sterno-mastoïdien.

61. Fractures du corps de l'humérus.
62. Comment distinguerez-vous cette fracture d'une
     luxation? (*Id.*) Quelles sont les variétés de
     fracture de l'extrémité inférieure de l'hu-
     mérus? (Schwartz.)
63. * Fracture de l'olécrâne.
64. Fractures du radius.
65. * Signes de la fracture de l'extrémité inférieure
     du radius. Déplacement (Schwartz).
66. La comparaison avec une fourchette est-elle
     bonne? (*R*. Excellente.) Et avec un Z? (*R*.
     Non.) Regarderez-vous l'avant-bras de face
     ou de profil pour voir les saillies de la face
     palmaire et dorsale? (*R*. De profil.) Est-il
     rare que la fracture n'offre pas ces signes?
     Quel est le meilleur signe de cette fracture
     avec pénétration? (Jalaguier.)
67. * Comment reconnaître une fracture de l'extré-
     mité inférieure du radius sans déplacement?
     (*R*. On essaye de plier le radius.)
68. Fracture du radius sans déplacement. Où siège
     la douleur? (Reynier.)
69. Accidents de la fracture de l'extrémité inférieure
     du radius (Jalaguier).
70. Par quelles manœuvres réduirez-vous cette frac-
     ture? (Schwartz.) Tendance actuelle pour son
     traitement (Jalaguier).
71. Fractures que peut produire la chute sur la
     paume de la main ou sur le coude [1].

---

1. *Chute sur la paume de la main* : Fracture de la clavicule,
fracture de l'extrémité supérieure de l'humérus, fracture de
l'extrémité inférieure du radius.

Chute sur le coude : Fracture de la clavicule, fracture de
l'extrémité supérieure de l'humérus (le bras étant en abduction); fracture de l'épitrochlée (bras en abduction); fracture
du condyle externe (bras en adduction); fracture de l'olécrâne,
fracture de l'extrémité inférieure de l'humérus.

72. Signes des fractures du col du fémur (Poirier).
Diagnostic entre la fracture intra et extra-
capsulaire. Quelle est la plus commune chez
les vieillards? Pronostic.
73. * Fractures du col du fémur, appareils.
74. Fracture sus-condylienne du fémur (Fracture
de Boyer).
75. A quoi reconnaît-on une fracture de la rotule?
(Reynier).
76. Quelles sont les complications d'une fracture
de la rotule? (*Id.*)
77. Que doit-on chercher à obtenir dans le traitement? Un cal osseux est-il indispensable pour
le bon fonctionnement du membre? Quelle
longueur peut avoir un cal fibreux sans trop
gêner la marche? (*Id.*)
78. Quels sont les divers moyens employés pour
éviter l'écartement trop grand des fragments? A quel procédé donnez-vous la préférence? (*Id.*)
79. Application de la griffe de Malgaigne (Poirier).
80. Fractures de jambe.
81. Traitement d'une fracture compliquée de jambe.
Extension; contre-extension (Tuffier).
82. Fractures du péroné. Théorie de Maisonneuve.
Siège de la fracture directe, de la fracture par
arrachement (Jalaguier).
83. Entorses, symptômes. Diagnostic avec la fracture du péroné sans déplacement.
84. Expériences de Bonnet (de Lyon) sur les entorses.
85. Anatomie pathologique des luxations récentes.
La rupture des gros vaisseaux est-elle commune, soit dans la luxation de l'épaule? Est-il
rare que de petites parcelles d'os, là où les
muscles qui ont résisté s'implantent sur l'os,
se montrent arrachées?

86. Conséquences des luxations. Qu'est-ce qu'une
     luxation ancienne? Qu'est-ce qui s'oppose à
     la réduction dans ces luxations?
87. Symptômes de la luxation de la mâchoire
     (Guyon); variétés de ces luxations.
88. Combien de luxations du maxillaire inférieur;
     combien de cas connus de luxation de cet os
     en dehors?
89. * Luxations de la clavicule.
90. * Diagnostic des luxations de l'épaule. Réduction.
91. Pronostic et traitement des luxations scapulo-
     humérales.
92. Quelle est la plus fréquente des luxations de
     l'humérus? Ses symptômes. — Siège de la
     tête humérale (Reynier).
93. Diagnostic des fractures et des luxations de
     l'humérus.
94. Diagnostic de la fracture de l'extrémité supé-
     rieure de l'humérus, de la contusion et de la
     luxation de l'épaule (Reynier).
95. Réduction de la luxation sous-coracoïdienne de
     l'épaule (Tuffier).
96. * Luxation du coude.
97. * Division des luxations du coude, d'après Nélaton
     et les auteurs.
98. Pronostic des luxations.
99. Variétés des luxations du pouce, la plus fré-
     quente? Signes de la luxation en arrière (*R*.
     La troisième phalange est reportée en arrière,
     sur la première, à angle droit). Pronostic de
     ces luxations. Leur mécanisme (Tuffier).
100. Luxation de l'articulation coxo-fémorale. Réduc-
     tion de la luxation de la hanche en avant
     (Tuffier).
101. Quelles sont les divisions des luxations du pied
     sur la jambe? (Schwartz.)
102. Arthrites.

103. Hygroma.

104. Hydarthrose. Ses lésions. Ses signes. Recherche du choc rotulien. Traitement (Jalaguier).

105. Corps étrangers articulaires. Leur composition. Caractères de la douleur. Traitement (Jalaguier).

106. Parlez-moi des corps étrangers de l'articulation du genou. Comment pratiquerez-vous l'arthrotomie? Quel est son lieu d'élection? (Schwartz.)

107. Tumeurs blanches. Quelle est leur caractéristique anatomo-pathologique? Qui en a démontré la nature tuberculeuse? (Guyon.)

108. * Coxalgie. Comment reconnaître une coxalgie? Que présente de spécial la douleur?

109. Traitement de la coxalgie.

110. * Tumeur blanche du genou.

111. Signes des épanchements du genou. — Comment reconnaître si l'on a affaire à un épanchement sanguin? Combien de temps après le traumatisme apparaît l'épanchement sanguin, l'épanchement séreux? (*R*. 3 jours.) (Reynier).

112. Dans quelles bourses séreuses se développent les kystes du creux poplité? (Schwartz.)

113. Qu'est-ce que le genu valgum? (Poirier.)

114. Signes du mal perforant plantaire. Age d'apparition (Reynier). Lésions osseuses (Poirier).

115. Lambeaux dans une amputation (Poirier). Quelles sont les précautions antiseptiques que l'opérateur doit prendre pour ses mains? (*Id.*)

116. Vous êtes en présence d'un blessé qui a reçu des coups sur la tête : à quels signes reconnaîtrez-vous un épanchement intra-crânien, soit que vous sachiez de quel côté du crâne a eu lieu la chute, ou que vous ne le sachiez pas? Dans ce dernier cas, quelles sont les traces de la contusion du côté opposé à l'hémiplégie?

133. Examen de l'œil à la lumière oblique (Le Fort).
134. Myopie.
135. ' Kératite, albugo.
136. Symptômes de kératite vasculaire.
137. ' Iritis (Trélat).
138. Hernies de l'iris, pingueicula et ptérygion.
139. Iritis syphilitique. Différence avec l'iritis rhuma-
       tismale.
140. Iritis aiguë, subaiguë, chronique. Quelle est la
       plus commune?
141. Des inflammations de l'œil en général.
142. Ophtalmies [1].
143. Staphylôme opaque ou de l'iris; mode de pro-
       duction. Comment l'iris fait-il saillie? Sta-
       phylôme transparent ou de la cornée.
144. Mydriase : débuts, symptômes. Comment recon-
       naître si elle est due à la paralysie du nerf
       de la 3e paire ou de la rétine [2]?
145. Le glaucome intéresse-t-il le cristallin? Les trois
       images de Sanson. — Glaucome aigu (Le
       Fort).
146. Amblyopie.

1. *Ophtalmies* (d'après Gosselin) : *scrofuleuse (conjonctivite scrofuleuse)*, caractérisée par la lenteur de sa marche et la fréquence de ses récidives; *non purulente* ou *catarrhale*, plus fréquente chez les filles; *purulentes* (caractérisées par leur marche très rapide et l'imminence de la perte de l'œil); *super-ficielle* (générale des nouveau-nés, des adultes, blennorra-gique); *profonde* (ophtalmite, phlegmon de l'œil, métastatique, phlébitique). — Ces divisions n'ont plus guère de valeur aujourd'hui.

2. Qu'on mette une lumière devant l'œil sain, s'il y a para-lysie de la rétine (amaurose), la contraction des deux pupilles se fait simultanément comme à l'état normal. La pupille de l'œil malade ne se contracterait pas, il y aurait mydriase pro-prement dite ou permanente s'il y avait paralysie du moteur oculaire commun, qui tient sous sa dépendance les fibres circu-laires de l'iris à l'état sain, et dont la paralysie entraîne le défaut de tonicité, la dilatation perpétuelle de l'iris.

147. * Amaurose.
148. * Cataractes [1]. (Le Fort).
149. Leur diagnostic (Reynier).
150. Cataractes molles, dures, colorées.
151. Opération de la cataracte. Doit-on opérer les cataractes des diabétiques (Le Fort).
152. Décollement de la rétine (*Id.*).
153. Comment énuclée-t-on un œil? (Tuffier).
154. Principales maladies du maxillaire inférieur. kystes osseux des mâchoires.
155. Cancroïdes des lèvres.
156. Epulis (Poirier).
157. Bec-de-lièvre.
158. Paralysie faciale. Signes. Qu'arrive-t-il quand le malade rit? Qu'y a-t-il du côté du voile du palais, de la langue?
159. Polypes muqueux des fosses nasales. Leur couleur (Reynier).

1. 1° *Cataractes vraies* ou *spontanées* (opacité de l'appareil cristallinien due à des gouttelettes graisseuses ou à des granulations solides) : ordinaires, cristallines ou lenticulaires (dure ou centrale, demi-dure, molle ou corticale, liquide ou laiteuse, ou morganienne); capsulaire (antérieure, postérieure); capsulo-lenticulaire (cystique, fétide, etc.); cataractes vraies ou spontanées (exceptionnelles ou insolites, simples) : dures (noire, verte, pierreuse, osseuse) : molles (à trois branches en étoile, déhiscente, corticale antérieure, corticale postérieure, circonférencielle); capsulo-lenticulaires (pyramidale, siliqueuse); compliquées (branlante, luxée, bursale).

2° *Cataractes fausses* (opacité entre l'iris et le cristallin) : pseudo-membrane (suite d'iritis), pigmentaires ou uvéennes, par hypopyon ou hypohéma.

3° *Cataractes secondaires* (aux opérations des cataractes vraies et dues à l'opacité de la *cristalloïde* déchirée pour enlever le cristallin).

4° *Cataractes traumatiques* (suite de l'inflammation du *cristallin* après des opérations dans l'œil qui ont ouvert la cristalloïde).

5° *Cataractes congénitales* (du cristallin et souvent aussi de sa capsule).

160. Polypes naso-pharyngiens. Siège. Premiers signes. Quelles sortes de douleurs? Accidents. Terminaison. Influence de l'âge sur leur pronostic. Traitement (Jalaguier).

161. Que nomme-t-on grenouillette? Nature et aspect de la salive de la glande sous-maxillaire et de la glande sublinguale. (*R*. La première est aqueuse, fluide; la seconde filante, visqueuse.)

162. Siège de la grenouillette? (Poirier.)

163. Traitement de la grenouillette.

164. Kystes des follicules pileux du nez; traitement.

165. Goitre. Diagnostic des tumeurs du corps thyroïde (Reynier).

166. Kystes du corps thyroïde. Leur diagnostic (Le Fort).

167. Abcès rétro-pharyngiens. Moyen de rechercher leur fluctuation avec deux doigts, — avec un seul (Nélaton).

168. Trachéotomie . — Son manuel opératoire (Quénu).

169. Quels sont les signes du cancer du larynx? L'adénopathie cancéreuse apparaît-elle rapidement? (Schwartz.)

170. Rétrécissements du larynx, de la trachée.

171. Corps étrangers des voies aériennes. Où entend-on le bruit de drapeau? Pourquoi plus à droite? Avec quoi faut-il faire le diagnostic? (Lannelongue.)

172. Retrécissements de l'œsophage . Leur siège (Guyon). Conduite à suivre. Accidents d'un traitement violent (Jalaguier) . Que faire quand le rétrécissement est infranchissable? Quel est le premier cas heureux de gastrostomie (*Id.*)

173. Cancer de l'œsophage (*Id.*).

174. Où s'arrêtent les corps étrangers de l'œsophage?
      (Guyon). Que feriez-vous à un enfant qui a
      avalé une épingle? (*Id.*)
175. Épanchements sanguins et purulents dans le
      thorax. Thoracenthèse : manuel opératoire;
      accidents (Tuffier).
176. Plaies pénétrantes de poitrine.
177. Emphysème.
178. Plaies du cœur.
179. Abcès de la mamelle.
180. Cancers du sein.
181. * Tumeurs adénoïdes de la mamelle.
182. Sarcomes du sein.
183. Plaies pénétrantes de l'abdomen.
184. Déchirure du foie.
185. Plaies de l'intestin. Leurs causes (Jalaguier).
      Mécanisme de la guérison des plaies perfo-
      rantes de petit calibre (*Id.*).
186. Traitement des plaies simples (*Id.*). Traitement
      de Reclus; son but. Ses expériences sur le
      chien (*Id.*).
187. Ruptures traumatiques de l'intestin. Leur cause
      ordinaire (*R.* Coup de pied de cheval). Leur
      siège ordinaire. Accidents qu'elles entraînent
      du côté du mésentère (*Id.*).
188. Typhlite. Ses causes (Guyon).
189. Lieu d'élection des perforations du cæcum (*Id.*).
190. La typhlite sans perforation est-elle une maladie
      à rechutes? (*Id.*)
191. Péritonite par épanchement de matières intesti-
      nales. Ses signes. Le diagnostic en est-il tou-
      jours facile? Son traitement. Shock (Jalaguier).
192. Abcès de la paroi abdominale antérieure : leur
      différence, comme origine et symptômes,
      avec les abcès des autres régions.
193. Psoïtis.
194. Phlegmons de la fosse iliaque.

195.   Variétés des hernies inguinales (Guyon).
196.   La hernie inguinale qui sort par le canal est-elle directe? A quels signes reconnaît-on une hernie? Avec quoi peut-on confondre une hernie réductible, notamment chez les jeunes sujets? Diagnostic avec l'hydrocèle congénitale. Accidents des hernies étranglées.
197.   Enveloppes des hernies inguinales externes [1].
198.   Hernies inguinales congénitales, variétés [2].
199.   Hernies inguinales interstitielles.
200. * Hernies ombilicales des adultes.
201.   Hernies congénitales de l'ombilic.
202. * Hernies crurales, variétés [3]. Comment se comportent-elles par rapport au *fascia cribriformis*? (Guyon.)

1. Scrotum, dartos, tunique celluleuse, crémaster, tunique fibreuse; et, si la hernie est congénitale, tunique vaginale.

2. A. *Hernies crurales externes*, ou de Béclard (Malgaigne), se faisant dans la gaine des vaisseaux fémoraux et en dehors d'eux. — B. *Hernies crurales moyennes*, les plus communes, se produisant par l'orifice du canal crural, en dedans des vaisseaux fémoraux (degrés : pointe de hernie, hernie interstitielle; hernie crurale complète, remontant vers l'épine iliaque antérieure et supérieure, après avoir traversé un des trous du *fascia cribriformis*). — C. *Hernies crurales internes*, ou de Laugier, à travers le ligament de Gimbernat. — D. *Hernies pectinéales*, quand l'intestin introduit dans le canal crural trouve perforée l'aponévrose du pectiné, et pénètre ainsi dans la gaine de ce muscle.

3. Les variétés sont : 1° *hernies vaginales testiculaires* (Malgaigne), assez rares, quand la hernie se fait au-dessous du testicule descendu; 2° *hernies vaginales funiculaires* (Malgaigne) : le canal inguinal a commencé à s'oblitérer, l'intestin n'a pu descendre que dans la partie qui en est restée ouverte, et il y reste là avec le cordon, dans l'impossibilité de s'avancer du fond de la tunique vaginale; 3° *hernies vaginales enkystées* (A. Cooper) : l'intestin s'est coiffé de la tunique vaginale qu'il n'a pu envahir encore que supérieurement et dont il s'est formé comme un sac; 4° *hernies testiculaires* (Malgaigne).

203. La hernie crurale est-elle une hernie grave?
      Son étranglement a-t-il une gravité parti-
      culière? (*Id.*)
204. Quels sont les signes de la hernie étranglée?
      Comment doit-on intervenir? Dans quel cas
      n'y a-t-il pas de sac? (Quénu.)
205. Quand un malade porte un anus contre nature,
      doit-il désirer la formation d'un entonnoir
      membraneux? Qu'est cet entonnoir?
206. Caractères anatomiques de l'anus contre nature.
207. * Causes de l'anus contre nature.
208. Hernies de la vessie.
209. Diagnostic différentiel du kyste ovarique et de
      l'ascite (Lannelongue).
210. Kystes dermoïdes : composition, étiologie (*Id.*).
211. Traitement des rétrécissements du rectum. Rec-
      totomie postérieure. Conduite à tenir si on ne
      peut atteindre le rétrécissement. Pourquoi
      fait-on l'anus artificiel à gauche? (Tuffier.)
212. Cancer du rectum : anatomie pathologique.
      Toucher. Traitement. Y a-t-il des tumeurs
      bénignes du rectum? (Guyon.)
213. Caractères anatomiques des fistules en général.
      Pourquoi les parois ne se réunissent-elles
      pas? Nature anatomique du trajet (Tuffier).
214. A quelle hauteur observe-t-on le plus souvent les
      fistules de l'anus? Complications. Présentent-
      elles toujours des ouvertures?
215. Méthodes de traitement (Tuffier).
216. Fissures à l'anus. Leur symptomatologie. Leur
      siège. Quel est l'auteur qui les a bien étu-
      diées? Qui a inventé la dilatation de l'anus?
      (Schwartz.)
217. Que savez-vous sur les hémorroïdes? Quels
      sont les accidents qui forcent à intervenir?
      Comment interviendrez-vous? (*Id.*)
218. Abcès de la marge de l'anus (Gosselin).

ACCOUCHEMENTS

1. Ovule. Fécondation. Modifications qui se produisent dans l'ovule fécondé.
2. Segmentation de l'ovule. Blastoderme (Ribemont).
3. Annexes du fœtus et leur développement.
4. Amnios. Son développement (Ribemont). — Liquide amniotique. Comment le reconnaître? (Pinard.)
5. Placenta. Son poids à terme.
6. Cordon ombilical. Caractères de ses artères (Pinard).
7. Bassin de la femme (diamètres, plans, axes).
8. Tête du fœtus. Fontanelles. Quelle est la plus grande? (Tarnier.)
9. Signes de la grossesse. Signes de probabilité. Signes de certitude (Ribemont).
10. Valeur du souffle utérin. Ses causes.
11. Ballottement. Ballottement vaginal.
12. Comment reconnaîtrez-vous que le col est complètement dilaté? (Pinard.)
13. A quelle époque du travail ne perçoit-on plus les bords de l'orifice par le toucher? (*Id.*)
14. Quel est le dernier point de l'orifice accessible pendant le travail? (*Id.*)
15. Qu'est-ce que la poche des eaux? (Tarnier.)
16. Comment est le pouls normal après l'accouchement?
17. Qu'entend-on par présentations et positions? (Pinard).
18. Présentations du sommet.

19. Positions occipito-postérieures. Quelle est la plus fréquente? (Pinard.) Pourquoi le travail y est-il beaucoup plus long que dans les antérieures? (*Id.*)
20. Dans les présentations de la face, l'accouchement est-il possible? Dans quelles conditions? (*Id.*)
21. Quelles sont les variétés de présentations du siège?
22. Présentation de l'épaule. Ses modes.
23. Où est le dos dans une acromio-iliaque gauche de l'épaule droite (Ribemont)?
24. Cause des déchirures du périnée pendant l'accouchement. Moyen de les éviter; protection du périnée (Ribemont).
25. Qu'appelle-t-on rétroversion de l'utérus? et inversion?
26. Inversion utérine (Ribemont).
27. Procidence du cordon. Différence avec proculistres. — Conduite à tenir (Pinard).
28. Bassins viciés.
29. Bassin rachitique (Ribemont).
30. Quelle différence y a-t-il entre un bassin rachitique et un bassin cyphotique?
31. Délivrance (Tarnier).
32. Accidents de la délivrance (*Id.*).
33. Placenta prævia.
34. Éclampsie.
35. Suites de couches. Qu'est-ce que la montée du lait?
36. Accidents puerpéraux. Antisepsie obstétricale.
37. Avortement.
38. Différence entre l'accouchement à terme, l'accouchement avant terme et l'avortement (Ribemont).
39. Divisions de l'avortement. Avortement ovulaire, embryonnaire, fœtal (*Id.*).
40. Pourquoi l'avortement embryonnaire est-il le plus dangereux? (*Id.*)

41. Version. Version céphalique (*Id.*).
42. Depuis quand fait-on la version par manœuvres internes? (Ribemont.) Comment la pratique-t-on?
43. Forceps. Le décrire. Ses différentes parties (Tarnier).
44. Quelles sont les conditions nécessaires pour penser à une application de forceps (Pinard)?
45. Pourquoi faut-il que la poche des eaux soit rompue avant d'appliquer le forceps? (*Id.*)
46. Manuel opératoire du forceps (*Id.*), du forceps de Tarnier.
47. Sur quelle région fœtale doit-on placer les cuillers.
48. Quelle branche introduit-on la première? (*R.* La postérieure.)
49. Application du forceps dans l'excavation : prendre pour exemple une OIGP. Où met-on la première cuiller, — la seconde, — comment dirige-t-on les manches? (Ribemont).
50. Céphalotribe (*Id.*).
51. Basiotribe de Tarnier (*Id.*).
52. Quelle opération feriez-vous à une femme ayant un enfant hydrocéphale, lequel se présenterait par le siège? Comment feriez-vous pour terminer l'accouchement sans introduire les mains dans les parties génitales? (*Id.*) (*R.* Section de la colonne vertébrale et sonde dans le canal rachidien.)
53. Opération césarienne. Opération de Porro.

SECONDE PARTIE

DU TROISIÈME EXAMEN [1].

PATHOLOGIE INTERNE

1. Qu'est-ce que la maladie?
2. De quoi s'occupe l'anatomie pathologique?
3. Objet et utilité de l'anatomie pathologique. Les lésions morbides peuvent-elles être groupées? Bases de cette classification. Classification d'après la nature des lésions.
4. Qu'est cet état nommé la fièvre? Qu'est-ce qu'un état? Caractères de la fièvre considérée en soi. Les battements du cœur peuvent-ils être accélérés sans qu'il y ait maladie, lésion du cœur? Comment apprécier l'augmentation de la chaleur sur les gens qui ont déjà de la fièvre? De combien de degrés y a-t-il augmentation dans l'état fébrile, abstraction faite de ce qu'on a nommé les fièvres?
5. Comment divisez-vous les animaux au point de vue de la température? (Ballet.) (*R.* Les animaux à température variable et les animaux à température constante.)

1. Bibliographie.
Dieulafoy, *Manuel de pathologie générale.* 2 vol. in-18.
Laveran et Teissier, *Nouveaux éléments de pathologie médicale.* 2 vol. in-8.
Niemeyer, *Éléments de pathologie interne*, traduits de l'allemand, annotés par M. *Cornil*, 3e édit. française. 2 vol. gr. in-8.

8.

6. Les animaux à température variable ont-ils une température propre? (*Id.*) Quelle preuve donnez-vous que les animaux à température variable ont une température propre? Quelle température une grenouille aura-t-elle dans l'eau glacée? (*R.* Elle aura 3 ou 4 degrés.)

7. Quelle température ambiante amène la mort d'une grenouille? (*R.* 40° environ.)

8. La température de l'homme doit-elle varier?

9. Quelles sont les variations quotidiennes de la température chez l'homme?

10. La température est-elle répartie uniformément par tout le corps. Que représente la température de l'aisselle? (*R.* Elle représente la température des muscles.) Quelles sont les trois zones de la température du corps? (*R.* La peau, l'aisselle, le rectum.)

11. Dans le sang, la température est-elle variable? Quelle différence y a-t-il entre la température du sang artériel et celle du sang veineux? (*Id.*)

12. Si vous avez à tirer du sang d'un individu ayant une fièvre continue, simple, bien dégagée, *synochus simplex* de Galien, inflammatoire des auteurs, trouverez-vous du sang normal? Qu'est-ce qu'une couenne? Le sang présente-il une couenne dans la fièvre typhoïde? (Bouillaud a démontré que le sang des typhoïdes est toujours couenneux).

13. Fièvre de suppuration. Abcès internes.

14. * Diagnostic entre la variole, la rougeole et la scarlatine [1].

15. * Symptômes de la rougeole.

16. Période d'invasion et période d'éruption de la rougeole.

17. Maladies éruptives en général. Quelles sont

---

1. Voyez le tableau n° 2, à la fin de l'ouvrage.

celles qui favorisent le plus la tuberculisation? (Rougeole). Quelle est celle qui a le plus de rapport avec la muqueuse des voies respiratoires?

18. Étymologie des mots *énanthème et exanthème*.

19. Au bout de combien de temps se fait l'éruption de la scarlatine?

20. Scarlatine normale ou régulière, scarlatine anormale.

21. Complication de la fièvre scarlatine.

22. * Symptômes de la fièvre scarlatine. Scarlatinoïde et éruptions scarlatiniformes.

23. Combien dure la période d'invasion de la fièvre scarlatine? Diagnostic. A quelle période se communique-t-elle le plus facilement? (*R.* Pendant la période de desquamation.)

24. Qu'est-ce que la variole? Combien de périodes? Comment est le malade dans la première?

25. Marche des pustules dans la variole. A quoi est due l'ombilication? Que reste-t-il après la chute de la pustule suppurée? Pronostic de la variole confluente et discrète. Degrés ou formes diverses de l'intoxication variolique.

26. Variole et varioloïde, diagnostic.

27. Quand un malade est en puissance de variole, y a-t-il des symptômes appréciables? peut-on soupçonner quelque chose pour l'avenir? Deuxième période.

28. Varicelle.

29. * Fièvre typhoïde.

30. Quelle différence y a-t-il dans la température d'une scarlatine et d'une fièvre typhoïde? (Hutinel).

31. Division de la fièvre typhoïde en périodes (Straus).

32. Première période de la fièvre typhoïde.

33.   Symptômes de la fièvre typhoïde du côté du ventre. Garde-robes.

34.   Causes du ballonnement du ventre dans la fièvre typhoïde.

35. * Caractères de la langue à toutes les périodes. Que sont les *fuliginosités* de la fièvre typhoïde? Dans quelle forme les observe-t-on surtout?

36.   Complications de la fièvre typhoïde du côté du cerveau et de la poitrine.

37.   Entend-on des râles dans la poitrine pendant la durée de cette maladie?

38.   Diverses éruptions de la fièvre typhoïde [2]. Causes des sudamina. Taches rosées (Straus).

39.   Diagnostic des fièvres éruptives et de la fièvre typhoïde.

40.   N'observe-t-on des taches lenticulaires que dans la fièvre typhoïde [3]

41.   Lésions de la fièvre typhoïde (Straus).

42.   A quelle époque les plaques de Peyer s'ulcèrent-elles dans la fièvre typhoïde [4]?

43.   Causes de la fièvre typhoïde. Dans quelles conditions se développe la fièvre typhoïde? Quelles preuves a-t-on de la contagiosité de la fièvre typhoïde? Où se trouve le microbe de la fièvre typhoïde? N'existe-t-il que dans l'eau?

44.   Typhus.

45.   Qu'est-ce que la fièvre intermittente? Comment nomme-t-on les intervalles entre accès?

---

1. Forme adynamique.

2. 1° Taches lenticulaires rosées sur l'abdomen; 2° *sudamina* sur tout le corps; 3° pétéchies sur l'abdomen et la racine des membres; 4° parfois taches bleues dont l'origine parasitaire est aujourd'hui reconnue; 5° parfois pustules varioliformes à la région sacrée ou fessière.

3. Parfois dans la méningite cérébro-spinale épidémique.

4. *Le treizième jour environ.*

Qu'est-ce qu'une rémission ou rémittence dans une maladie? Principaux types de la fièvre intermittente.

46. Fièvres intermittentes.

47. Température des trois états de la fièvre intermittente, frisson, chaleur, sueur.

48. Comment distinguer le type d'une fièvre intermittente par la considération des stades? (Chauffard.)

49. * Qu'est-ce qu'une fièvre tierce, double tierce, quarte?

50. Qu'existe-t-il entre les accès de fièvre intermittente[1]?

51. Différence entre un paroxysme et un accès. Cette distinction est-elle importante pour le traitement?

52. Comment appelle-t-on les jours où reviennent les accès d'une fièvre intermittente simple? (2, A.) Les jours d'intervalle? (2, B.) Principales formes de la fièvre intermittente. Description d'un accès de fièvre intermittente simple. Suites des fièvres intermittentes prolongées simples. Causes des fièvres intermittentes. Traitement. Succédanés du sulfate de quinine. Comment s'assurer que le malade prend le sulfate de quinine prescrit? (1, C.)

53. * Fièvres pernicieuses et rémittentes. Variété des fièvres intermittentes pernicieuses. Classification de ces fièvres.

---

1. La fièvre n'existe plus, mais il reste souvent du brisement, de l'anorexie, et divers troubles, surtout quand l'intermission est courte et que la maladie est ancienne. L'apyrexie est cependant plus complète que dans les fièvres intermittentes pernicieuses, où la fièvre tend à devenir continue.

2. Vulpian : A. « *Paroxystiques.* » — B. « Apyrétiques ou intercalaires. » — C. « L'iodure de potassium donne dans l'urine un précipité de couleur cannelle. »

54.   Différence entre une fièvre rémittente et inter-
      mittente.
55.   Action de la quinine sur l'économie.
56. * Fièvre puerpérale.
57.   Gangrène sénile; cause, marche.
58.   Dermonécrose et sacronécrose [1].
59. * Érysipèle.
60.   Érysipèle critique de la typhoïde.
61.   Érysipèle interne et de la face.
62.   De l'*acarus*.
63.   La gale se communique-t-elle par les vêtements [2]?
64.   Siège de l'*acarus* dans la gale; traitement.
65.   Phlegmatia alba dolens; anatomie patholo-
      gique.
66.   Caractères de l'inflammation des muqueuses,
      des séreuses.
67.   Enduits de la langue.
68.   Stomatites.
69.   Angine phlegmoneuse.
70.   Amygdalite.
71.   Pharyngite.
72.   Combien d'espèces d'angines?
73.   Diphtérie. Siège des fausses membranes (Straus).
74.   Microbe de la diphtérie. Travaux récents sur
      la diphtérie (id.).
75.   Caractères des angines diphtéritiques; diagnos-
      tic avec l'angine pultacée.
76.   Parotidites.
77.   Diagnostic des laryngites.
78.   Siège de l'œdème de la glotte.
79.   Croup.

1. C'est-à-dire eschare de la peau et du sacrum.

2. C'est peu probable; il y a des élèves et employés de
Saint-Louis qui touchent les galeux sans le devenir « tant
l'animal adhère à sa victime. Ce sont surtout les contacts
nocturnes, les serrements de mains trop amicaux qui sont à
craindre. »

80. Vous êtes externe à Trousseau, eh bien! comment reconnaîtrez-vous le croup?

81. Signes de la coqueluche.

82. Coqueluche, accidents en résultant [1]. Rapports avec la rougeole [2]. Ulcération de la base de la langue chez l'enfant atteint de coqueluche et n'ayant que des incisives, due au frottement de la langue sur ces dents, caractère dú à M. Bouchut.

83. Emphysème, signes stéthoscopiques. Les râles sont-ils dus à l'emphysème même ou aux mucosités bronchiques?

84. Thoracentèse.

85. Pneumothorax. A quel signe reconnaît-on qu'une phtisie se complique de pneumothorax?

86. Hydrothorax; causes.

87. Hydro-pneumothorax.

88. Asthme; différence avec l'emphysème [3].

89. Qu'est-ce que l'emphysème pulmonaire? (Letulle.) Comment se caractérise-t-il? La sonorité est-elle toujours augmentée? Que donne l'auscultation? Que trouve-t-on du côté du cœur?

90. OEdème du poumon; signes à la percussion.

91. Gangrène du poumon.

92. Quelles sont les conditions qui développent ou qui causent la gangrène pulmonaire? (Hutinel.)

93. La gangrène pulmonaire revêt-elle toujours le même type? Qu'est-ce qui est la cause des

---

1. Hémorragies nasale, conjonctivale, pulmonaire; chute du rectum, hernie.

2. Souvent épidémiques ensemble.

3. L'asthme est un syndrôme et non une maladie à lésion déterminée comme l'emphysème. C'est une névrose qui prend la nuit, qui n'a rien de permanent et qui ne s'accompagne pas de signes stéthoscopiques ni plessimétriques spéciaux. L'asthme peut être, sans être constamment, un symptôme de l'emphysème.

variations dans les symptômes de la gangrène pulmonaire?

94. Dans quelle maladie rencontre-t-on fréquemment la gangrène pulmonaire comme complication?

95. Quelle différence y a-t-il entre l'évolution d'une caverne pulmonaire et celle de la gangrène du poumon?

96. Causes des vomiques.

97. Causes de l'*hémoptysie*.

98. Diagnostic de l'hémoptysie et de l'hématémèse.

99. L'hémoptysie peut-elle remplacer les menstrues? ses signes.

100. Quelles sont les maladies que l'on doit rechercher en présence d'une hémoptysie? (Potain.) A quelles périodes de la tuberculose pulmonaire apparaissent surtout les hémoptysies?

101. Quels sont les signes de l'hémoptysie chez les cardiaques? Sous quelle influence apparaît-elle? Quelles sont les lésions du ventricule droit qui occasionnent des hémoptysies? (*Id.*).

102. Qu'est-ce que l'embolie pulmonaire? (Potain.)

103. * Anatomie pathologique et signes de la pneumonie.

104. * Divers degrés de la pneumonie.

105. * Expectoration dans la pneumonie.

106. * Signes stéthoscopiques de la pneumonie.

107. Période d'augment de la pneumonie.

108. * Troisième degré de la pneumonie.

109. * Caractères des râles aux diverses périodes de la pneumonie. Rhonchus *crepitans* et *redux*.

110. Pneumonie compliquant la fièvre typhoïde.

111. * Que donne l'auscultation dans les divers degrés de la pneumonie?

112. Caractères des râles crépitants. Comment est l'expiration et l'expectoration dans le deuxième degré de la pneumonie?

113. * Hépatisation du poumon; souffle tubaire.
114.   Terminaisons et marche de la pneumonie.
115.   Qu'est-ce que la spléno-pneumonie? (Potain.)
       Quels en sont les symptômes? Avec quelle
       maladie surtout faut-il faire son diagnostic?
116. * Pleurésie. Déplacement des organes dans cette
       maladie, déplacement du cœur.
117.   Terminaisons de la pleurésie.
118.   A quels signes reconnaît-on une pleurésie sup-
       purée?
119. * Points pleurétiques. Différence entre la matité
       et le souffle de la pleurésie et de la pneu-
       monie [1].
120.   Anatomie pathologique de la pleurésie.
121.   Pleurésie chronique; le thorax est-il dilaté ou
       rétréci?
122. * Causes des épanchements dans la plèvre.
123.   A la suite de la pleurésie, y a-t-il déformation
       du thorax? Déplacements dus aux épanche-
       ments thoraciques. Qu'observe-t-on si le dia-
       phragme ne fonctionne plus, par une cause
       quelconque? qu'aura-t-on notamment à l'épi-
       gastre?
124.   Phtisie; anatomie pathologique et complica-
       tions.
125.   Que savez-vous de la tuberculose? (Ballet.) Quel
       est le mode d'évolution de la tuberculose?
126.   Un crachat de tuberculeux est-il contagieux?
       L'air qui sort du poumon contient-il des
       bacilles tuberculeux?
127.   Quelle est la forme du bacille de la tuberculose?
       Comment cultive-t-on les bacilles? Le bacille
       tuberculeux résiste-t-il à une haute tempéra-
       ture? (*Id.*).

1. Le souffle bronchique de la pleurésie est moins fréquent
que celui de la pneumonie; il s'accompagne parfois d'un
timbre caverneux, etc.

128. Comment recherche-t-on les bacilles de Koch dans les crachats? (Potain) [1]. Quelle est leur forme?

129. Outre les bacilles, que peut-on trouver dans les crachats des phtisiques? Que signifie le sang dans ces crachats?

130. Comment sont les crachats tuberculeux? Quelle est la différence avec les crachats de bronchite? (Quinquaud.)

131. Qu'est-ce qui caractérise la tuberculose à la première période?

132. Qu'est-ce que donne l'auscultation à cette époque?

133. Que constatez-vous à la percussion?

134. Peut-on faire une erreur de diagnostic à la première période et peut-on toujours reconnaître la tuberculose?

135. * Dans quelles maladies a-t-on des crachats nummulaires [2]?

136. * Signes de la phtisie à l'auscultation et à la percussion. Pourquoi les cavernes ne sont-elles pas sonores dans la phtisie [3]?

---

1. En les colorant. Les méthodes générales de coloration des microbes sont basées sur ce que ces cellules ont pour les couleurs d'aniline une affinité plus grande que n'en ont celles de nos tissus, ce qui permet, l'ensemble étant d'abord coloré entièrement, de décolorer le fond sans que les bactéries perdent leur teinte. Pour le bacille de Koch, qui se colore lentement, mais a une grande résistance aux décolorants, on peut colorer, par exemple, la lamelle de crachats fixée par la chaleur, au moyen du violet de gentiane, soit par une immersion de vingt-quatre heures à froid, soit rapidement à chaud. On décolore le fond dans l'acide nitrique au tiers, on lave, sèche et monte dans le baume. (Méthode d'Ehrlich.)

2. Phtisie pulmonaire, parfois bronchite chronique, troisième période (desquamation) de la rougeole, coqueluche.

3. Parce qu'elles sont tapissées d'épaisses fausses membranes. Elles sont parfois sonores.

137.   Peut-on distinguer les cavernes des cavernules [1]?
138.   Organes dans lesquels on peut trouver des tuber-
          cules.
139.   Qu'est-ce que la phtisie aiguë? Différence entre
          la phtisie aiguë et la phtisie galopante?
140.   Où se fait la tuberculisation générale? Comment
          sont les tubercules du poumon? Anatomie
          pathologique du tubercule. Reconnaît-on
          facilement pendant la vie une tuberculisation
          générale aiguë à petits grains? (*R*. On ne peut
          pas la soupçonner; la percussion et l'auscul-
          tation ne disent rien.) Formes typhoïde et
          asphyxiante de la tuberculisation générale
          aiguë.
141.   Pleurésie et pneumonie chez les phtisiques.
          (*R*. Elle siège surtout à droite.)
142.   Maladies dans lesquelles les pommettes sont
          colorées [2]. Causes de cette coloration.
143.   Dans quelles maladies a-t-on la respiration
          amphorique [3]?
144. * Tintement métallique, pectoriloquie, craque-
          ments humides, râles.
145. * Diagnostic des divers râles qu'on peut entendre
          dans la poitrine.
146. * Diagnostic différentiel des maladies de poitrine.
147. * Râles sibilants, muqueux et crépitants.
148. * Bruits anormaux de la respiration [4].

1. Cavernules pleines de liquide : râle muqueux et craquements. Cavernules renfermant de l'air : râle caverneux. —
Cavernes pleines de liquide : gargouillement. Cavernes vides :
respiration amphorique et tintement métallique.

2. Pneumonie, phtisie, lésion des orifices cardiaques.

3. Hydro-pneumothorax, phtisie avec cavernes, dilatation
des bronches.

4. 1er GENRE. Bruit de frottement; bruit pleurétique.

2e GENRE. *Râles* ou *rhonchus*. — A. Râles secs, ou vibrants
ou sonores (s'entendant des deux côtés) : râle sibilant (souffle),
râle ronflant (rhonchus). — B. Râles humides ou bulleux : *a*.

149. * Altérations du bruit respiratoire dans les maladies [1].

150. Explication des divers bruits anormaux de la poitrine.

151. * Hématémèse, étiologie, diagnostic.

152. Qu'est-ce que l'hématémèse? (Bouchard.)

153. Quelles sont les affections du côté de l'œsophage qui peuvent donner des hématémèses? (*Id.*). Et du côté du pharynx? (*R.* Les varices pharyngiennes.) Les varices pharyngiennes sont-elles fréquentes? Quel est le genre de cirrhose qui donne des hématémèses? (*Id.*).

154. Qu'est-ce que le mélœna? Dans quelles maladies le rencontrez-vous? (*Id.*). Quelles sont les affections des intestins qui peuvent donner du mélœna? Quel est le cancer le plus fréquent de cette portion du tube digestif qui en donne? (*R.* Le cancer du rectum.)

155. Que savez-vous sur le cancer de l'estomac? (Quinquaud). Quelle est la fréquence du cancer de l'estomac? Quel signe pouvez-vous avoir du côté des membres inférieurs?

156. Variétés des cancers, différence entre les divers cancers au point de vue anatomique [2].

---

pendant l'inspiration : râle crépitant (sel jeté dans le feu, froissement de cheveux); *b.* aux deux temps de la respiration : râle sous-crépitant (comparé au bruit qu'on fait en soufflant par un tube dans de l'eau de savon), fin, moyen, à grosses bulles.

Appendice : craquements, froissements pulmonaires, etc.

1. 1º Dans son intensité : respiration forte, respiration faible, respiration nulle; 2º dans son rythme : fréquence (respiration fréquente, respiration rare; continuité (respiration saccadée); durée (respiration longue, respiration courte, expiration prolongée); 3º dans ses caractères : respiration rude, bronchique, caverneuse, amphorique; 4º par des bruits anormaux : bruit de frottement, râles (voy. nº 1).

2. Voyez plus haut, p. 83 et 84.

1. Vulpian : A. Gris, lardacé, fibreux. B. Ce qui reste du foie,
mais injecté de graisse.

169. Maladies du foie en général. (Charcot.)

170. Limites et dimensions du foie, plessimétrisme.

171. Coliques hépatiques.

172. Division générale des kystes. Kystes du foie. Diverses espèces de liquides et de matières contenus? Quels sont les kystes les plus communs? Kystes acéphalocystiques. Qu'est une acéphalocyste? Kystes adventifs et primitifs. Comment se fait-il que les kystes soient si épais pour contenir des animaux aussi délicats que des bulles de savon? (*R.* A cause des distensions incessantes de la poche.) Y a-t-il des acéphalocystes libres, solitaires, prolifères, stériles? Sous quel aspect se montre une acéphalocyste à l'œil nu? Combien d'enveloppes dans un kyste?

173. Produits accidentels qui peuvent se développer dans le foie.

174. Tubercules du foie : les voit-on plus chez l'enfant ou l'adulte? Comment reconnaître pendant la vie un cancer du foie? Kystes hydatiques du foie, leur contenu. Qu'y a-t-il dans l'intérieur de ces hydatides? Que peuvent-elles devenir?

175. * Causes locales et générales de l'ascite.

176. * Ascite et hydropisies en général; leurs causes.

177. Dans quelles conditions survient l'ascite? Comment se fait l'oblitération de la circulation porte?

178. * Causes de l'ascite.

179. Diagnostic de l'ascite, notamment avec le kyste de l'ovaire.

180. Dans quelles maladies les selles sont-elles grasses [1]?

---

[1]. Maladies du pancréas ou de son canal.

181. * Péritonite. D'autres maladies présentent-elles
     des vomissements porracés [1]?
182.   Signes de la péritonite aiguë.
183.   Maladies dans lesquelles le ventre est rétracté,
     en bateau [2].
184. * Péritonite chronique.
185. * Péritonite tuberculeuse.
186.   Péritonite puerpérale.
187. * Carreau, ses relations avec la fièvre typhoïde.
188.   Action des sangsues et de la saignée sur l'écono-
     mie.
189.   Phénomènes des lésions fonctionnelles du cœur?
     Que présentent alors les battements? Y a-t-il
     inégalité du pouls? Pronostic.
190. * Causes et symptômes des maladies du cœur.
191.   Affections des valvules et des orifices.
192.   Pouls dans les maladies du cœur.
193. * Bruits de souffle des affections cardiaques [3].
194.   Différence, quant au pouls, entre l'hypertrophie
     du cœur et les rétrécissements ou l'insuffi-
     sance des orifices [4], entre l'endocardite et la
     péricardite.
195.   Hypertrophie du cœur. Hypertrophie concen-
     trique, épaisseur des parois. Cas où les

1. Variole au début, parfois méningite granuleuse.
2. Péritonite, méningite tuberculeuse, coliques de plomb.
3. D'après Bouillaud, on peut dresser le tableau suivant :
   Souffle au 1er temps à la base, rétrécissement aortique.
       —   —   à la pointe, insuffisance mitrale.
   Souffle au 2e temps à la base, insuffisance aortique.
       —   —   à la pointe, rétrécissement mitral.
4. Dans la première, pouls régulier, égal, largement développé; dans les rétrécissements, rare, petit dans l'insuffisance
aortique, *large*, vibrant, bondissant (pouls de Corrigan); dans
l'insuffisance mitrale, l'asystolie, les myocardites, petit, irrégulier, avec des faux pas; de même souvent à une certaine
période des endocardites et péricardites, tandis qu'à leur
début le pouls peut être accéléré et fort.

cavités droite et gauche communiquent [1].

196. * Péricardite; symptômes physiques et fonctionnels.

197. * Comment reconnaître la péricardite avec épanchement? Signes physiques, dimensions de la
matité dans l'épanchement d'un verre de
liquide [2]. Avec la main peut-on mesurer la
voussure? Que présentent alors les battements du cœur? Quels bruits entend-on dans
les premiers moments de l'épanchement?
et, plus tard, si l'épanchement est considérable [3]?

198. * Matité dans la péricardite. Usage du stétho-
scope.

199. Causes des altérations péricardiques.

200. Insuffisance mitrale.

201. Rétrécissement mitral. Anatomie pathologique:
Comment est le cœur extérieurement? (Déjerine.) (*R.* Le ventricule gauche est atrophié,
le reste hypertrophié). — Ouverture du
cœur (*Id.*).

202. Signes. Roulement présystolique. Pouls : pourquoi est-il petit? (*Id.*)

203. Complications. — Mécanisme des hémoptysies
(*Id.*). (*R.* Embolies.)

204. Pouls dans l'insuffisance aortique. Qu'entend-

---

1. « La chair du ventricule droit est souvent plus vermeille,
plus ferme, plus résistante que celle du ventricule gauche ; elle
s'est artérialisée comme le fait une veine communiquant avec
une artère, au point qu'on a parfois prétendu qu'il y avait
transposition.

2. De « 22 centimètres ».

3. « D'abord bruit de grattement, de frou-frou, puis bruit
plus sec, simulant le souffle. » Le *bruit de galop* peut tenir à
ce frottement combiné aux bruits normaux (Raynaud) ou être
comparable à celui de l'hypertrophie Brightique (Potain). Les
bruits diminuent à mesure que l'épanchement augmente, et
peuvent même disparaître dans des cas rares.

on en mettant l'oreille sur la région précor-
diale?

205. Signes caractéristiques de l'insuffisance aortique. La colonne de sang lancée par le cœur
est-elle plus forte dans l'insuffisance que dans
le rétrécissement?

206. Endocardite aiguë et chronique. Bruit de souffle
dans ces lésions.

207. Bruits de souffle du cœur.

208. Que sont les palpitations? Classification des palpitations. Que donne le cœur à l'auscultation, quand il y a palpitation? S'il y a insuffisance des valvules sigmoïdes à l'aorte,
quelles altérations constaterez-vous dans le
cœur et les artères? s'il y a rétrécissement
de l'orifice auriculo-ventriculaire gauche?
Divers bruits anormaux qu'on peut percevoir
dans le cours d'une péricardite. Le cœur est-il
dévié? Y a-t-il d'autres maladies qui dévient
le cœur? Y a-t-il d'autres maladies qui produisent des bruits de frottement au cœur?
Bruits extra-cardiaques. Bruit pleural : les
malades en ont-ils conscience? Existe-t-il au
début ou à la fin de la pleurésie? Autres bruits
dus aux fausses membranes pleurétiques.

209. Différence entre les palpitations nerveuses et les
palpitations symptomatiques. [1]

210. Si vous avez affaire à des lésions organiques du
cœur droit, qu'entendez-vous?

211. Pyohémie.

---

1. Dans les palpitations nerveuses, il n'y a pas continuité,
mais intermittence de l'agitation du cœur, pas de voussure
du cœur, de matité exagérée, de bruit de frottement à l'auscultation; s'il y a un souffle, il est chlorotique, doux, prolongé
dans l'aorte et les carotides, alors que, dans les palpitations
organiques, le souffle est fort, à la base du cœur, sans prolongement dans les vaisseaux.

212. Phénomènes qui accompagnent la disparition de la couleur chez les ictériques. Le prurit est-il constant? (*R.* Non.) Le pouls se ralentit-il? (Il tombe à 48, 50.) L'ictère est-il donc une maladie inflammatoire? fièvre intermittente dans l'ictère des vieillards (Charcot).

213. La salive, le lait des nourrices sont-ils colorés dans l'ictère? Une ictérique met-elle au monde un enfant blanc?

214. * Ictère, coloration des solides et des liquides. (*R.* Il est incroyable qu'on ait dit et qu'on répète tous les jours que les ictériques voient et crachent jaune). S'il se produit alors un épanchement dans les séreuses, la sérosité sera-t-elle coloré. Que présente la sérosité des vésicatoires traitée par l'acide azotique? L'albumine du sang est-elle colorée aussi en jaune? Comment nomme-t-on les maladies dans lesquelles on a ces symptômes d'ictère?

215. Est-ce à la présence de la bile dans le sang ou de la matière colorante qu'est due la couleur générale de la jaunisse?

216. * Ictère, ses causes, sa marche.

217. * Ictère grave.

218. Cholémie.

219. Qu'est-ce que la phlébite?

220. *Phlegmatia alba dolens.*

221. Lymphangite.

222. `Symptômes de l'adénite cervicale.

223. Pachyméningite cérébrale. — Hématome de la dure-mère: a-t-il une symptomatologie? (Déjerine.)

224. * Méningite (Lasègue).

225. A quel âge observe-t-on la méningite simple, la tuberculeuse [1]?

1. La première chez l'adulte; l'autre chez l'enfant, du moins plus ordinairement, car elle s'observe à tout âge.

226. Quels sont les symptômes digestifs des maladies
      du cerveau[1]?
227. Diagnostic entre la méningite de la voûte et de
      la base du crâne[2].
228. A quels signes reconnaît-on la méningite de
      l'encéphale? Caractères différents selon les
      points et les nerfs atteints. Que produira la
      méningite de la base? Hydroméningite.
229. * Méningite tuberculeuse : comment est le pouls
      au début, plus tard?
230. Signes de la méningite tuberculeuse : comment
      commence-t-elle? Cris hydrencéphaliques.
231. Quels signes font surtout craindre une ménin-
      gite tuberculeuse chez un enfant alors que
      les symptômes sont peu dessinés? (Hutinel.)
232. Différences générales dans les symptômes des
      lésions des méninges et de la pulpe céré-
      brale[3].
233. Hémorragies cérébrales.
234. Diagnostic entre l'hémorragie intra-arachnoï-
      dienne et la sous-arachnoïdienne.
235. Comment reconnaître une apoplexie cérébrale
      d'avec une syncope?
236. Apoplexie, syncope.
237. Caillots dans les hémorragies cérébrales.
238. Dans l'hémiplégie due à l'hémorragie cérébrale,
      y a-t-il anesthésie au même titre que para-
      lysie du mouvement[4]?
239. Diagnostic entre le ramollissement et l'hémor-
      ragie cérébrale (Déjerine).

1. Constipation et vomissements bilieux.
2. Le délire est à peu près spécial à la première, la forme
comateuse à la seconde.
3. Dans les premières, contracture, crampes, convulsions;
dans les secondes, paralysie ou hémiplégie.
4. « Non, l'anesthésie est moins marquée que la paralysie du
mouvement, si bien qu'elle a été niée. Elle est seulement
diminuée, alors que le mouvement est aboli. » (Vulpian.)

240. Hémorragie de la protubérance annulaire, de la couche optique (Charcot). — Analogie des symptômes dans l'hémorragie de la protubérance et dans l'empoisonnement par l'opium.

241. Anatomie pathologique de l'apoplexie. Toutes les hémorragies du cerveau sont-elles des apoplexies? Est-ce la spontanéité qui fait leur caractère? L'hémorragie capillaire est-elle plus grave que l'hémorragie en foyers?

242. Comment distinguer l'inflammation du cerveau de l'hémorragie capillaire? Cette dernière a-t-elle la propriété de s'étendre? Est-elle un travail morbide ou une rupture spontanée? Offre-t-elle un début? La perte de connaissance est-elle importante dans l'hémorragie cérébrale? Comment se vident les foyers apoplectiques?

243. * Ramollissement du cerveau.

244. Quels troubles fonctionnels entraîne l'altération du lobe antérieur du cerveau?

245. Hydrocéphalie aiguë, et apoplexie séreuse des anciens.

246. Ataxie locomotrice.

247. Que savez-vous sur l'ataxie locomotrice? (Chauffard.)

248. Qu'appelez-vous douleurs fulgurantes?

249. Est-ce que du côté de l'œil il ne peut pas y avoir des symptômes primitifs? (*R.* Les pupilles sont dilatées?) Comment appelez-vous la dilatation des pupilles?

250. Que remarque-t-on du côté des réflexes? Est-ce que l'absence du réflexe rotulien est un signe précoce?

251. Qu'y a-t-il du côté des viscères? Peut-il y avoir des douleurs du côté du rein? Que voit-on quelquefois du côté du testicule? A quelle

époque surviennent les troubles laryngo-bronchiques? Qu'appelez-vous ictus laryngé?

252. Les troubles génitaux sont-ils précoces?

253. Qu'est-ce qui caractérise la deuxième période du tabès dorsal?

254. Par quels membres l'ataxie débute-t-elle?

255. Qu'est-ce qui caractérise la marche de l'ataxique à la 2ᵉ période?

256. Que fait l'ataxique lorsqu'il ferme les yeux?

257. Comment marche l'ataxique? Peut-on reconnaître un ataxique à la marche?

258. A quelle époque apparaissent les symptômes cérébraux? Peut-il y avoir du vertige? Quels sont les troubles psychiques?

259. Les troubles trophiques sont-ils fréquents?

260. Qu'est-ce que le pied tabétique?

261. Les atrophies musculaires peuvent-elles être observées dès le début de la maladie?

262. Atrophie musculaire progressive. Causes des transformations qu'on y observe. Que deviennent les nerfs quand le muscle est atrophié? les muscles de la respiration et de la déglutition peuvent-ils être envahis? La langue est-elle paralysée? Le malade s'aperçoit-il de son état?

263. * Paralysies. Paralysie générale progressive.

264. Paralysie faciale et paralysie du facial.

265. Paralysies toxiques. Paralysies saturnines. Muscles atteints (Déjérine).

266. Quels sont les signes des névrites? (Bouchard.) Connaissez-vous les névrites alcooliques? Comment est la main dans les névrites alcooliques? (*R*. La main est tombante. Comment est le pied? Est-ce qu'il y a de l'anesthésie dans les névrites? Y a-t-il de l'atrophie musculaire? Y a-t-il des paralysies?

267. Névroses. Différence avec l'inflammation. Va-

riétés des névroses du mouvement. Citer des exemples de névroses paralytiques (*R.* paral. hystérique), de névroses convulsives (*R.* tic de la face), de névrose ataxique (*R.* chorée).

268. Névralgies.

269. Qu'est-ce que le zona? (Bouchard.) Y a-t-il un zona traumatique? Et lequel connaissez-vous? Qu'est-ce qui caractérise le zona? Dans quels cas l'observe-t-on? Comment se groupe une éruption de zona?

270. Convulsions toniques et cloniques.

271. Convulsions, maladies convulsives. Description de l'attaque d'épilepsie.

272. Qu'appelle-t-on soubresaut de tendon? A quoi ce phénomène est-il dû? Se passe-t-il primitivement dans les tendons? Dans quelles maladies existe-t-il?

273. Hystérie : forme de l'anesthésie dans l'hystérie (1, A). De quel côté siège-t-elle le plus souvent (1, B)? L'anesthésie existe-t-elle dans d'autres maladies?

274. * Chorée : moyens employés, gymnastique, bains sulfureux, etc.

275. Chorée. Trouble qu'on y observe, au triple point de vue du mouvement, de la sensibilité, de l'intelligence [2]. Par quoi se révèle la chorée dans la face? Ses mouvements des yeux sont-ils fréquents? Chorée de la langue. Les fonctions des membres sont-elles conservées : marche *en fauchant* des choréiques. Y a-t-il souvent anesthésie (2,B), hyperalgésie ou hyperesthésie? Quels sont les troubles de l'intelligence? La chorée occupe-t-elle tout le

---

1. Vulpian. — A. Hémiplégie. B. A gauche.
2. Vulpian. « Il y a des mouvements involontaires, désordonnés, et des mouvements volontaires augmentés. — B.

corps? Quand il y a hémiplégie, quel est le côté le plus souvent affecté (2, C)? A quel âge observe-t-on le plus souvent la chorée? Quelle partie du système nerveux est le plus souvent lésée (2, D)?

276. Scrofule.

277. Y a-t-il une différence ou une coïncidence entre la scrofule et le tubercule?

278. Symptôme de l'affection scrofuleuse, causes. S'il survient une pneumonie chez un scrofuleux, se comportera-t-elle comme de coutume, ou sera-t-elle plus adynamique, à marche moins fébrile, moins inflammatoire?

279. Chlorose (Potain, Parrot).

280. Anémie; chloro-anémie.

281. Leucocythémie.

282. Comment se comportera une pneumonie chez un rachitique ou chez un homme ayant seulement les vestiges du rachitisme [1]? Indications thérapeutiques dans ce cas.

283. * Affections articulaires.

284. * Goutte.

285. Effets de la diathèse goutteuse. Goutte articulaire. Y a-t-il roséole comme dans le rhumatisme, ou bien la rougeur est-elle claire ou plus foncée? Est-il commun de voir quelque chose dans le péricarde et du côté de l'estomac chez les goutteux? Goutte atonique.

286. Rapports de la gravelle et de la goutte.

287. Gravelle. Division des produits : composition

« Presque constamment ». — C. « Le côté gauche, comme dans la plupart des névroses. » — D. — Le bulbe et la moelle, d'après les travaux de M. Chauveau. Si l'on coupe la moelle à un chien choréique, la chorée reste dans la face et les membres.

1. « Il y aura gêne de l'hématose dans cette poitrine rétrécie et cyanose. » (Monneret.)

des pierres; symptômes. Valeur de l'hématurie dans la gravelle.

288. Caractères de la gravelle. Composition chimique des calculs.

289. Avez-vous examiné la collection des calculs du musée Dupuytren? Quelle est la plus commune des gravelles? A quoi reconnaissez-vous les graviers uriques? Composition des calculs.

290. * Rhumatisme articulaire aigu.

291. * Division du rhumatisme et complications.

292. Complications du rhumatisme.

293. Cause du rhumatisme mono-articulaire.

294. Symptômes du rhumatisme, de l'endocardite, de la péricardite.

295. * Arthrite rhumatismale.

296. * Albuminurie.

297. Maladies dans lesquelles on trouve de l'albuminurie [1].

298. Maladie de Bright aiguë et chronique : quelle est la plus commune?

299. Néphrite albumineuse : hydropisies, injection du tissu cellulaire. Causes des hydropisies.

300. Qu'est-ce que la néphrite interstitielle? (Letulle.) — Quels sont ses caractères anatomo-pathologiques? Quelles en sont les causes? Que trouve-t-on du côté du cœur? Que devient le glomérule?

301. * Y a-t-il des polyuries simples, sans sucre? Constatation du sucre dans l'urine.

---

[1]. Maladie de Bright, éclampsie puerpérale, lésions diverses du rein, maladies infectieuses (choléra, fièvre typhoïde, diphtérie, scarlatine etc.), cachexies, certaines lésions nerveuses.

Nous ne parlons pas de l'albumine du sang qui se trouve dans les urines par suite d'hématurie, ni des urines passagèrement albumineuses par l'application d'un vésicatoire, etc.

302. Diabète sucré, symptômes : comment est la soif,
le sommeil, le besoin d'uriner?

303. La réduction des sels de cuivre par l'urine
indique-t-elle qu'il y a du sucre ou qu'il peut
y en avoir [1]? Autres réactifs. Guérit-on du
diabète? Durée moyenne.

304. Le diabète peut-il se compliquer de tubercules
du poumon? Signes du côté de la peau.

305. * Signes du diabète. Comment reconnaître le
sucre dans les urines?

306. Signes tirés de l'examen de l'urine pour le diagnostic des diverses maladies en général.

307. Rétention d'urine, empoisonnement urineux.

308. Périnéphrite, son siège [2].

309. Déplacements utérins.

310. Kystes de l'ovaire. Étiologie, notamment chez
les vierges; inclusion fœtale.

311. Hématurie.

312. Rétention d'urine, caractères. Rétention incomplète d'urine chez le vieillard, ses conséquences quand elle se prolonge [3].

313. L'urine prend-elle un caractère spécial dans la
rétention d'urine?

314. Maladies de la prostate.

315. Siège le plus fréquent de la vaginite.

1. Elle indique seulement qu'il peut y en avoir, car s'il se
trouve dans l'urine beaucoup d'acide urique ou d'urates, il y
aurait réduction comme avec la glycose. La fermentation ou
le saccharimètre sont des moyens bien préférables.

2. Dans *l'atmosphère graisseuse de Bordeu*, tissu cellulaire
qui entoure le rein.

3. « Le malade urine souvent, il est obligé de se réveiller la
nuit pour uriner. Il peut aussi présenter de la cystite chronique, du catarrhe vésical, de la dyspepsie ou autres phénomènes gastriques. » (Rayer.) Mais la véritable preuve est celle
donnée par le cathétérisme, qui ramène une notable quantité
d'urine lors même que le malade vient d'uriner. — Cette
rétention incomplète caractérise, pour M. Guyon, le second
stade de l'hypertrophie prostatique.

316. Exostoses syphilitiques; tumeurs gommeuses.
317. Vous avez été à Lourcine, eh bien! avez-vous vu des chancres indurés? Quels étaient leurs caractères? Siège de ces chancres et des plaques muqueuses chez la femme aux organes génitaux et dans la bouche.
318. Syphilis en général. Symptômes.
319. Le chancre est-il la cause de la syphilis, ou la syphilis du chancre?
320. Les plaques muqueuses peuvent-elles venir sur la peau? Peuvent-elles communiquer des accidents primaires? (*R*. Oui.)
321. Alcoolisme.
322. Ergotisme.
323. Morve et farcin.
324. Rage.
325. Comment peut-on avoir une intoxication saturnine? (Ballet.)
326. * Colique saturnine.
327. Parties influencées dans les coliques de plomb. Où localise-t-on la douleur abdominale dans ces coliques? Quelles paralysies accompagnent ces coliques? Action de l'électricité dans ce cas. Quelle forme de paralysie ressemble un peu à celle que produit la colique de plomb? Que constaterez-vous si vous dites au malade de vous serrer la main? Autres symptômes des coliques de plomb. Y a-t-il quelque chose du côté de la sensibilité? Parler de l'anesthésie saturnine.
328. Accès de colique de plomb. Paralysie saturnine, paralysie syphilitique, paralysie diphtéritique.
329. Épilepsie saturnine. Accès épileptiformes. *Delirium tremens.*

QUATRIÈME EXAMEN DE DOCTORAT[1]

HYGIÈNE. — MÉDECINE LÉGALE.
THÉRAPEUTIQUE.

———

On est interrogé à cet examen sur l'hygiène, la médecine légale et la thérapeutique (thérapeutique proprement dite, matière médicale et pharmacologie). Les candidats ont en outre à rédiger séance tenante un rapport médico-légal sur un cas donné, à faire une ordonnance ou à rédiger une formule ; enfin, à reconnaître une substance pharmaceutique.

1. Bibliographie.

Bouchardat, *Traité d'hygiène publique et privée basée sur l'étiologie.* 1 vol. gr. in-8. 2ᵉ édit. — Proust, *Traité d'hygiène.* 1 vol. in-8. — Levillain, *Hygiène des gens nerveux.* 1 vol. in-18, 2ᵉ éd.

Taylor, *Traité de médecine légale,* traduit de l'anglais par M. *H. Coutagne,* 1 vol. gr. in-8. — Vibert, *Précis de médecine légale.* 1 vol. in-18.

Bouchut et Després, *Dictionnaire de médecine et de thérapeutique médicale et chirurgicale,* comprenant le résumé de la médecine et de la chirurgie, les indications thérapeutiques de chaque maladie, la médecine opératoire, les accouchements, l'oculistique, l'odontotechnie, les maladies d'oreilles, l'électrisation, la matière médicale, les eaux minérales, et un formulaire spécial pour chaque maladie. 5ᵉ édit., très augmentée, avec 950 fig. dans le texte et 3 cartes.

Paulier, *Manuel de thérapeutique et de matière médicale.* 1 vol. in-18. — Rodet, *Manuel de thérapeutique et de pharmacologie,* 1 vol. in-8.

A. et G. Bouchardat, *Nouveau formulaire magistral.* 29ᵉ édit., revue, collationnée avec le nouveau *Codex,* augmentée de formules nouvelles et d'une Note sur l'alimentation dans le diabète sucré et de *la liste complète des mets permis aux glycosuriques.* 1 vol. in-18.

HYGIÈNE

1. Qu'est-ce que l'hygiène? — Étymologie. — Comment divise-t-on généralement l'étude de l'hygiène?
2. Classification de l'hygiène privée. — Qu'est-ce que le milieu cosmique? — Qu'entend-on par milieu interne? — Quels sont les modificateurs du milieu cosmique [1]?
3. Modificateurs physiques, chimiques, individuels, etc.
4. De la chaleur comme modificateur. — Causes qui augmentent la chaleur de l'homme.
5. Causes qui diminuent la chaleur. — Résistance de l'organisme, dans l'air sec, dans l'air saturé, dans l'eau. — Température des différentes parties du corps.
6. Chaleur cosmique. — Invariabilité de la température chez l'homme. — Influence du milieu de la température chez l'homme. — Influence du milieu ambiant. — Température des climats (Bouchardat). — Division des climats.
7. Modifications de l'organisme dans les climats chauds. — Sécrétion urinaire. — Sécrétion lactée. — Précocité de la menstruation. — Comment la chaleur extérieure peut-elle produire la mort? — Lésions anatomiques. — A quelle température les globules du sang subissent-ils une altération appréciable? — État

---

1. Bouchardat les rangeait en quatre catégories :
   1° *Circumfusa imponderata* : chaleur, lumière, électricité;
   2° *Circumfusa ponderata* : air, eau, sol;
   3° *Ingesta*, ou aliments.
   4° *Excreta,* ou excrétions.

du cœur dans la mort consécutive à l'échauffement lent.

8. Modifications de l'organisme dans les climats froids. — Symptômes : appétit augmenté; digestions faciles, respiration plus fréquente, circulation ralentie ; innervation moins active; menstruation tardive; tempérament. — Mort par refroidissement rapide. — Symptômes rapportés après la retraite de 1812. — A quoi tient l'affaiblissement intellectuel? — Accumulation de l'acide carbonique dans le sang.

9. Dans le refroidissement lent, comment se produit la mort, et quels en sont les symptômes précurseurs? — Quel est le mécanisme de la mort? (*R*. Diminution de la contraction cardiaque et anémie cérébrale.) — Mort par congélation d'une partie du corps. — L'abaissement de la température dans une petite partie du corps a-t-elle de l'influence sur la température générale? — Abaissement de température d'une partie symétrique du corps dans le refroidissement de la partie opposée. — Dans les cas de congélation suivis de mort, comment la mort se produit-elle? (*R*. Altération du sang par des embolies microscopiques.)

10. Maladies produites par la chaleur. — Affections cutanées des pays chauds. Quel est le mode de production de ces maladies? (*R*. La suractivité des fonctions de la peau, sécrétion et circulation, y joue certainement un rôle, que ne doit pas faire oublier l'élément parasitaire essentiel pour beaucoup d'entre elles.) — Lèpre, éléphantiasis, érythème solaire.

11. Fièvres des pays chauds. Leur genèse. — Fièvres bilieuses. — Fièvre méditerranéenne, —

fièvre rouge de la Réunion, — fièvre chaude. — Maladies de l'île Maurice (Proust).

12. Foyers endémiques de fièvre jaune (*Id.*).

13. Insolations. — Y en a-t-il plusieurs formes?

14. Maladies produites par le froid. — Circonstances qui favorisent l'action du froid. — Humidité. — Pourquoi, au point de vue de son action réfrigérante, la neige fondante a-t-elle des effets plus intenses que la neige pulvérulente? — Conditions de développement du typhus. Dans quel pays est-il endémique?

15. Maladies par refroidissement. — A quelles époques de l'année sont-elles le plus à redouter?

16. Misère physiologique. Quelles sont les causes qui la produisent? — Quelles sont les maladies de misère par excellence? (Bouchardat.) (*R.* La scrofule et la phtisie.)

17. Scorbut (Proust).

18. Quels sont les modes d'alimentation usités dans les pays froids et dans les pays chauds? — Expliquer la différence de ces modes d'alimentation relativement à l'influence climatérique.

19. De l'exercice musculaire suivant les climats.

20. De l'acclimatement. — Le passage du sud au nord est-il moins grave pour les émigrants que le passage du nord au sud? (*R.* Oui.)

21. Vêtements. — Matières des vêtements. — La couleur des tissus joue-t-elle un rôle important? — Propriétés hygrométriques des vêtements. — Quelle est la substance qui possède le moindre pouvoir absorbant? (*R.* Le coton.)

22. Vêtements imperméables. — Leurs inconvénients.

23. Le lit. — La chambre à coucher. — Quel doit être le cubage d'une chambre à coucher?

24. Habitation. — Orientation de l'habitation, suivant les climats. — Choix du terrain (Bouchardat). — Matériaux de construction. —
Ventilation.

25. Chauffage (Bouchard). Moyens de chauffage.
Poêles mobiles (Quinquaud).

26. Égouts. Conditions qui doivent présider à leur
construction. Quel est le meilleur mode d'évacuation des vidanges? Fosses fixes (Proust).
Fosses mobiles. Système diviseur. — Qu'est-
ce que le tout-à-l'égout? Où est-il en vigueur
— Champs d'irrigation (Proust).

27. Qu'appelle-t-on en hygiène circulation continue? (*Id.*)

28. Hôpitaux. — Pavillons isolés. — Baraquements.
— Avantages et inconvénients. — Quelle
quantité d'air doit-on réserver quotidienne-
ment à chaque malade? — Isolement des
malades atteints de maladies contagieuses.

29. De la lumière comme modificateur. — Action
des rayons lumineux sur les animaux —
Quelles sont les expériences relatives à l'influence des rayons solaires sur le développement et la nutrition des animaux (Moles-
chott, Béclard, Bert). Quels sont les rayons
du spectre qui sont les plus favorables aux
manifestations de la vie animale?

30. Action de l'obscurité sur les centres nerveux. —
Tendance au sommeil.

31. Rayons chimiques du spectre. — Leur action
sur les téguments. — Coup de soleil. — Comment se préserve-t-on des effets des rayons
chimiques?

32. Effets de la lumière solaire sur la peau. — Pig-
mentation. — Érythème solaire. — Influence
de la lumière solaire sur la cicatrisation des
pustules. — Héméralopie épidémique. —

Anémie consécutive à la privation prolongée de lumière.

33. Influence fâcheuse de l'éclairage artificiel. — Comment agissent les rayons de lumière artificielle sur les différentes parties de l'œil? — Emmétropie, hypermétropie, myopie. — Usage des lunettes. — Prophylaxie de la myopie. — Usage des conserves.

34. De l'électricité comme modificateur. — Quel est l'état électrique du sol, vis-à-vis de l'état électrique de l'atmosphère? Animaux phosphorescents.

35. Du mouvement comme modificateur. — Obligation du travail musculaire. — Appropriation de la somme de travail à la profession de l'individu. — Attitudes vicieuses contractées dans certaines professions sédentaires. — Gymnastique thérapeutique. — Éducation des muscles respiratoires chez les enfants.

36. Air atmosphérique. Conditions qui en font varier les qualités (Bouchard).

37. Notions de météorologie. — Des nuages, des pluies, de l'humidité. — État hygrométrique de l'air.

38. Des vents. — Vents alizés. — Sirocco, simoun, mistral.

39. Quels sont les inconvénients d'une atmosphère pauvre en vapeur d'eau? — Quels sont les inconvénients d'une atmosphère trop chargée d'humidité?

40. De la pression atmosphérique.

41. Effets de la raréfaction de l'air sur l'organisme. Mal des montagnes (Bouchard). — Qu'est-ce que le mal des montagnes? — Qui a étudié pour la première fois le mal des montagnes? (*R.* Da Costa, 15ᵉ siècle.)

42. Quels sont les symptômes du mal des monta-

gnes? (*R*. Palpitations, fréquence du pouls, dilatation des vaisseaux ; diminution de la tension artérielle, hypérémie pulmonaire.) — Asthme des montagnes. — Hémorragies diverses; pétéchies, apoplexies pulmonaire et cérébrale.

43. Y a-t-il une cause efficace de refroidissement dans les grandes altitudes, outre l'abaissement de la température ambiante? (*R*. Oui, la grande sécheresse de l'atmosphère.)

44. Appauvrissement de l'oxygène du sang, lorsqu'on s'élève à de grandes hauteurs. Comment y remédier? — Expériences personnelles de P. Bert.

45. Climats de montagnes. — États pathologiques spéciaux. — Anémie barométrique de Jourdannet. — La phtisie est-elle commune dans les pays élevés? — Influence des climats de montagne sur la marche de certaines maladies chroniques.

46. Accidents dus à l'air comprimé (Bouchard).

47. De l'air respiré. — Composition de l'air atmosphérique. Présence de l'iode. — Modification de l'air dans certaines conditions locales. Gaz irrespirables.

48. Ozone. — Sa présence dans l'atmosphère des orages; dans les forêts de pins et de sapins.

49. Influence de l'excès d'ozone sur les voies respiratoires (affections catarrhales, grippe?) — Influence de sa diminution sur le développement des maladies miasmatiques?

50. Effets produits par l'accumulation de l'acide carbonique dans l'air destiné à la respiration. — Encombrement. — Asphyxie lente ou chronique.

51. Asphyxie aiguë. — Constatation de l'oxyde de carbone dans une pièce. (Quinquaud.)

52. L'encombrement ou le séjour dans un air confiné peuvent-ils être considérés comme capables de favoriser le développement des maladies typhiques? (*R.* Oui, car c'est dans ces conditions qu'on a vu le plus souvent ces maladies se produire; mais ils ne sont pas une cause obligée de leur développement et surtout, depuis l'existence de la bactériologie, on sait qu'ils ne sont que des adjuvants de l'infection.)

53. Variabilité de l'atmosphère dans les villes. — A quoi tient-elle?

54. Principes étrangers dans l'air respiré. — Gaz. — Hydrogène carboné ou gaz des marais. — Hydrogène phosphoré. — Dans quelles conditions est-on à même de respirer ce gaz? — Hydrogène sulfuré. — A quel état ce gaz se dégage-t-il des fosses d'aisance? (*R.* A l'état d'hydrosulfate d'ammoniaque.)

55. Mitte des vidangeurs. — Conditions atmosphériques qui favorisent le développement de cette maladie.

56. Accidents produits par le chlore, l'acide hypoazotique, le phosphore. (Nécrose du maxillaire inférieur.)

57. Poussières répandues dans l'air de respiration; poussières de charbon (houilleurs, charbonniers); l'influence de ces poussières est-elle très nuisible? — Anthracose; phtisie mélanique. — Phtisie des aiguilleurs. Quelle est la nature des crachements dans cette maladie?

58. Matières animales dans l'air de respiration. — Immondices des rues; — cimetières.

59. Industries spéciales où sont utilisés les débris d'animaux (boyauderies, tanneries, corroiries, mégisseries, ganteries). — Utilisation des propriétés désinfectantes des chlorures.

rains boisés. — Quelle est leur utilité dans les pays chauds?

75. Quels sont les terrains qui absorbent la plus grande quantité d'oxygène? (*R.* Terrains argileux.) — Quels sont les terrains qui se saturent le plus facilement de gaz ammoniacaux?

76. Landes. — **Marais desséchés.** — Terrains en friche.

77. Maladies saisonnières, telluriques. — Influence des saisons sur le développement des maladies spécifiques.

78. Dans quelles saisons observe-t-on le plus souvent la rougeole, la diphtérie? — A quelle époque de l'année les fièvres éruptives, la fièvre typhoïde, les diarrhées sont-elles le plus communes?

79. Quelles sont les maladies des saisons froides? quelles sont les maladies du printemps, de l'été?

80. Maladies spéciales à certaines localités. — Comment appelle-t-on ces maladies? Impaludisme (Troisier). — Fièvres intermittentes (Proust). — Le sol est-il un élément indispensable à la production des fièvres?

81. Régions marécageuses. — Prophylaxie des affections endémiques dans ces régions. — Dessèchement. — Drainage. — Bresse, Brenne, Saintonge, Sologne.

82. Influence des forêts sur le climat des régions? Quelle est la cause de cette influence? — Quelle est l'influence des forêts sur l'état de la température?

83. Étiologie du choléra. Foyers de choléra. Nombre des épidémies (Proust).

84. Foyers de peste (*Id.*).

85. Eaux (Ball).

86. Composition des eaux potables (Bouchard). — Matières fixes et matières organiques. Quelle proportion de sels doit contenir une eau potable? (Proust).
87. Eaux séléniteuses. Comment les reconnaît-on? (*Id.*).
88. Hydrotimétrie (*Id.*).
89. Quantité de sel marin contenue dans les eaux potables. — Quantité de bicarbonate de chaux. — Influence de ce sel sur les phénomènes digestifs.
90. Composition de l'eau de Seine.
91. Accidents produits par l'eau froide, et dans quelles conditions? — Phénomènes physiologiques déterminés par l'ingestion de l'eau tiède ou de l'eau chaude.
92. L'eau prise en grande quantité a-t-elle une influence sur l'ensemble des phénomènes de la digestion? — Quand elle est prise en trop faible quantité, que se passe-t-il?
93. Eaux des montagnes; goître.
94. L'ingestion des eaux marécageuses peut-elle produire les accidents de l'intoxication paludéenne?
95. Eaux neigeuses; — eaux de glaciers (Bouchard); — eaux de pluie; — eaux de citernes (Bouchard) [1]; — eaux de puits; — eaux de source; — Eaux de rivières et de fleuves.
96. Eaux provenant des fabriques (tanneries, noir animal, poudrette). Maladies provenant de l'ingestion d'une eau potable altérée (Jaccoud, Proust.) [2]

---

1. Les eaux de pluies, bien que semblant devoir être pures au même titre que l'eau distillée, ne le sont pourtant pas : elles sont altérées non seulement par le sol qui les reçoit, mais encore par les poussières et les microbes de l'air.

2. On sait qu'un grand nombre de maladies microbiennes,

97. De l'aliment. — Définition de l'aliment. — Phénomènes physiologiques d'assimilation et de désassimilation.

98. Division des aliments (Bouchard). — Aliments azotés, aliments non azotés (Proust).

99. Éléments alimentaires. — Leur rôle dans l'économie. — Oxygène, azote, hydrogène, carbone, soufre, phosphore, sodium, fer, etc.

100. Éléments de réparation. D'où provient l'oxygène dans l'alimentation? D'où proviennent l'hydrogène, le carbone, l'azote, le soufre, le phosphore? — Pourquoi le phosphore est-il indispensable à l'alimentation? Dans quels tissus se dépose-t-il et sous quelles formes? — Du chlore. — Sodium, potassium, brome, iode, magnésium, silice.

101. Principes alimentaires. — Quels sont les principes alimentaires minéraux?

102. Sel marin. — Quels sont les tissus dans la composition desquels entre le sel marin? — Influence du sel marin sur la digestion.

103. Phosphate de chaux. — Pourquoi a-t-on conseillé de faire prendre chaque jour aux nourrices une certaine quantité de phosphate de chaux? — Quelles sont les herbes les plus riches en phosphate? (*R.* Haricots verts, épinards, chicorée, etc.)

104. Quels sont les principes alimentaires végétaux? substances albuminoïdes. — Légumine (Bouchard), glutine, albumine, caséine, fibrine, musculine, etc.

105. Peptones. Peut-on s'alimenter avec? Que deviennent les peptones formées dans l'estomac? (Bouchard.)

---

la fièvre typhoïde entre autres, sont transmises le plus souvent par l'eau.

106. Qu'appelle-t-on substances peptogènes? Comment agissent-elles sur la sécrétion gastrique? Comment s'explique l'emploi du bouillon et de la soupe avant les repas?

107. Quelles sont les conséquences d'un régime exclusivement azoté?

108. Conditions de formation du tophus dans les articulations. — La goutte est-elle héréditaire?

109. Que se passe-t-il lorsque l'organisme est privé d'aliments albuminoïdes?

110. Quels sont les accidents déterminés par l'insuffisance des matières protéiques dans l'alimentation?

111. Quel régime devront suivre les individus atteints de diathèse urique, de goutte, de pléthore?

112. De la gélatine. — Qu'est-ce que la gélatine de Darcet? — Quelles sont les propriétés nutritives de la gélatine?

113. Principes alimentaires respiratoires. — Qu'appelle-t-on aliments respiratoires?

114. Quelle influence physiologique exerce la glycose sur l'absorption? (*R.* Pouvoir osmotique très accentué.) — Pourquoi les mets sucrés sont-ils usités de préférence à la fin des repas?

115. Transformation des sucres en corps gras. — Comment se fait cette transformation, et quel en est le résultat physiologique?

116. Des corps gras. Leurs caractères physiques. — Cristallisation.

117. Que deviennent les graisses introduites dans l'alimentation?

118. Dans quel sens se fait le dédoublement des aliments gras au point de vue de l'assimilation? (*R.* Une partie brûle et fait la chaleur; le reste est éliminé.)

119. Quelles sont les maladies produites par une alimentation graisseuse exagérée? — Dans quels

climats ces maladies sont-elles le plus fréquentes?

120. Dans quels pays et dans quelles saisons surtout doit-on particulièrement faire choix d'une alimentation graisseuse, et pourquoi?

121. Qu'appelle-t-on aliments nervins? — Exemples. Alcool et liqueurs alcooliques.

122. Richesse des vins en alcool. — Café, thé, maté, cacao, coca, etc.

123. Eaux-de-vie de pomme de terre (Pouchet).

124. Rôle physiologique de l'alcool. — Peut-il agir comme poison? — Sur quels systèmes son action a-t-elle le plus d'influence?

125. Les aliments dits nervins agissent-ils comme stimulants ou comme aliments d'épargne?

126. Dans quels pays la consommation d'alcool ou de liqueurs alcooliques est-elle le plus considérable, et pourquoi?

127. Quelles sont les mesures à prendre sous le rapport de l'hygiène, pour atténuer les effets de l'alcoolisme?

128. Aliments naturels. — Qu'entend-on par aliments naturels?

129. Du lait. — Ses caractères physiques. — Ses procédés de conservation.

130. Principaux laits. Différences dans leur action action (Potain).

131. Falsification du lait. — Quelles substances trouve-t-on le plus souvent dans le lait falsifié? Quelles sont les substances végétales, et quelles sont les substances animales?

132. Empoisonnement par le lait (gratiole, euphorbe), par le lait de nourrice (opium).

133. Allaitement. Choix d'une nourrice. — Caractère de la nourrice. — Habitudes alcooliques possibles.

134. Sevrage (Troisier).

150. **Légumineuses.** — Quelle est la graine légumineuse qui renferme la plus grande quantité de matières grasses? (*R*. Haricot.)

151. **Pomme de terre.** — Est-elle plus nourrissante que les céréales ou les légumineuses?

152. **Des fruits.** — Valeur nutritive. — Digestibilité qui les fait prendre à la fin des repas. Pourquoi? — Règles hygiéniques importantes que nécessite ce mode d'alimentation.

153. **Condiments.** — Huiles, — sucre, — sel de cuisine, — vinaigre, — poivre.

154. Qu'est-ce qu'une boisson? (Ball.)

155. **Des boissons.** — Classification des boissons.

156. **Vin (Ball).** — Classification des vins. — Bière (Ball). — Cidre et poiré. — Boissons alcooliques fermentées en général.

157. Avantages et inconvénients des principales boissons qui servent à l'homme (Ball).

158. Étiologie de la goutte (Proust). — Sa fréquence en Angleterre et en Hollande (*Id.*).

159. Étiologie de la polyurie, — du diabète (*Id.*). Est-ce que tous les diabétiques se ressemblent? Diabète nerveux. Altérations du quatrième ventricule. Autres lésions (*Id.*).

160. **Des excrétions.** — Excrétions buccales. — Hygiène de la bouche. — Carie dentaire (pathogénie).

161. Excrétion alvine. — Quantité des fèces par jour. Caractères suivant le régime et l'âge.

162. Excrétion urinaire.

163. Excrétion cutanée. — Hygiène de la peau. — Bains. — Quelle est l'action des bains sur le système nerveux et sur le système circulatoire?

164. Qu'est-ce qu'un bain? (Ball.) Principaux effets du bain (*Id.*).

MÉDECINE LÉGALE

1. Quelle est la position du médecin légiste vis-à-vis du juge d'instruction et d'un tribunal? (*R*. Un témoin et rien de plus.)
2. Dans quel cas le juge doit-il être présent à une expertise? Le médecin légiste peut-il demander les pièces du procès? (*R*. Oui, les pièces relatives à l'instruction.)
3. Rôle du médecin légiste après une condamnation. État de santé du condamné. — Possibilité de grossesse chez les femmes condamnées.
4. Expertises et certificats.
5. Rapports sexuels. — Aptitude à la reproduction. — L'aptitude à l'érection peut-elle être recherchée et constatée chez l'homme? (*R*. Non, elle doit être supposée entre les limites de l'âge propice.) (Législation française.)
6. Les rétrécissements du vagin, les dimensions anormales du pénis, une inclinaison extraordinaire du bassin, les inclinaisons anormales de l'utérus, les synéchies du vagin sont-elles des causes d'impuissance?
7. L'hypospadias est-il une cause absolue d'impuissance? (*R*. A un faible degré, non; à un très haut degré, les auteurs sont partagés. Il en de même pour l'épispadias.)
8. Qu'est-ce que l'hermaphrodisme?
9. Sur quoi doit-on baser son diagnostic quand on est appelé à se prononcer sur le sexe d'un individu dit hermaphrodite? (*R*. Aspect extérieur, examen anatomique des parties; examen du liquide; inclinaisons sexuelles.)

10. La possibilité de pratiquer le coït est-elle une preuve de fécondité ? (*R.* Non ; cependant après la castration il peut y avoir fécondation, si les vésicules séminales renferment encore du sperme.) [Pajot.]

11. A quel âge commence et finit l'aptitude à la fécondation chez l'homme, chez la femme? (Absence des signes positifs chez l'homme, sauf par l'examen microscopique du sperme.)

12. Signes de la virginité. — Hymen, signe de grande valeur, mais non pas absolu. (La recherche de la virginité ne doit pas être faite au moment des règles.) — Attentats à la pudeur.

13. Signes du viol. — Définition du viol, chez une vierge et chez une femme qui n'est plus vierge. Une femme forte et jeune peut-elle être violée ayant sa connaissance intacte? — Une femme peut-elle être violée à son insu? — La grossesse peut-elle suivre le viol?

14. La présence d'accidents vénériens chez une fille, leur absence chez l'homme prouvent-elles qu'il n'y a pas eu viol?

15. Viol sur une petite fille de dix ans (Brouardel).

16. Examen d'une vulvite. Est-elle blennorragique? (Hutinel.) Caractères qui différencient une vulvite blennorragique d'une vulvite spontanée (*Id.*).

17. Syphilis congénitale. Ses signes. Coryza chronique. Lésions des os (Legroux).

18. Rachitisme. Ses rapports avec la syphilis (*Id.*).

19. Qu'est-ce qu'un scrofuleux? (*Id.*).

20. Syphilis communiquée à une nourrice par son nourrisson (Fournier).

21. Pédérastie. — Chantage. — Signes caractéristiques de la pédérastie passive, de la pérédastie active.

22. Grossesse. — Signes de la grossesse. — Durée

de la grossesse. — Durée légale. — Durée physiologique. — Signes de probabilité de la grossesse. — Signes de certitude.
23. Superfétation. — Grossesses ignorées, grossesses cachées.
24. La grossesse cause-t-elle des désirs et des penchants irrésistibles ? (Manie puerpérale, manie de persécution, cleptomanie.)
25. Quels sont les signes de l'accouchement? Une femme peut-elle accoucher à son insu? — Signes passagers et signes permanents.
26. Avortement. — Différence de l'avortement et de l'accouchement provoqué. — Conduite du médecin avant de provoquer l'accouchement prématuré. — Avortement accidentel; ses causes (Bergeron).
27. Avortement volontaire. — Quelles sont les substances réputées abortives? (émétique, purgatifs drastiques, gomme gutte, rue, sabine, ergot de seigle, etc.) Ces substances sont-elles véritablement abortives? — La présence de ces substances, chez une sage-femme, implique-t-elle l'habitude de pratiques abortives?
28. Moyens abortifs. — Saignée. — Violences extérieures. — Éponge préparée. — Perforation des membranes. — Injection. — Mode d'action de ces moyens. — Qu'est-ce que le dilatateur utérin de Tarnier?
29. Quels sont les effets immédiats et consécutifs des manœuvres abortives?
30. Conduite de l'expert. — Examen de la femme. — Examen du produit expulsé. — Les deux corps du délit sont-ils nécessaires pour conclure à un avortement.
31. Avortement au 4e mois (Chauffard).
32. Quels sont les signes qui permettent de reconnaître l'âge d'un fœtus?

33. De la vie et de la viabilité chez les nouveau-
nés? Quels sont les signes de la vie? (*R.* Pour
Casper, « vivre, c'est respirer; ne pas avoir
respiré, c'est n'avoir pas vécu ». — Quels sont
les signes de la viabilité? (Pour Ollivier d'Angers, la viabilité c'est : « l'aptitude à la vie
extra-utérine »). — Quelle est l'époque où un
enfant est né viable? (Ballet.) (*R.* Elle date
légalement du 180ᵉ jour à partir de la concep-
tion. Les accoucheurs n'admettent la viabilité
qu'à partir du septième mois au plus tôt.
L'enfant doit de plus avoir de 32 à 34 centimètres et peser de 2 kilos à 2 kilos 500 gr.)

34. Caractères anatomiques qui feront reconnaître
qu'un enfant n'est pas né viable. — Vices de
conformation qui excluent la viabilité.

35. Infanticide. — Définition. — Différence avec
l'avortement. — Conditions nécessaires pour
constituer l'infanticide.

36. Qu'entend-on par enfant nouveau-né? (*R.* Pour
Ollivier d'Angers, « l'enfant est nouveau-né,
tant que le cordon adhère à l'ombilic, du
quatrième au huitième jour. ») — Pour la loi
autrichienne, l'enfant n'est nouveau-né qu'au
moment même de la naissance; en Bavière,
dans les trois jours seulement qui suivent la
naissance; en Prusse, la loi n'est pas expli-
cite. Au point de vue juridique, l'infanticide
est considéré comme homicide.

37. Caractère du fœtus mort-né. — Quels sont les
signes par lesquels on peut reconnaitre la
date de la mort? — Preuves affirmant que
l'enfant a vécu. — État de la peau, de l'estomac et du tube digestif; évacuation du méco-
nium; état du cordon ombilical; obturation
des vaisseaux de la circulation fœtale; volume
et couleur des poumons.

38. Docimasie pulmonaire. — Méthode de Schreger. (Il peut arriver que les poumons surnagent quoique l'enfant n'ait pas respiré : 1° insufflation artificielle ; 2° emphysème pulmonaire congénital nié par Casper ; 3° putréfaction.)

39. Comment déterminer la date de la mort de l'enfant nouveau-né ayant succombé par infanticide ?

40. Causes naturelles ou accidentelles pouvant amener la mort de l'enfant au moment de la naissance. (*R.* Longueur du travail, compression ou rupture du cordon, décollement du placenta.

41. Qu'appelle-t-on infanticide par omission et infanticide par commission ? Coups et blessures ; luxation des vertèbres cervicales ; suffocation ; strangulation ; submersion ; combustion.

42. Conduite de l'expert dans un cas d'infanticide. Examen de l'enfant, examen de la mère.

43. Infanticide par strangulation (Troisier).

44. Homicide. — Définition. — Blessures. — Lésions comprises sous cette dénomination. — Leur classification.

45. Plaies par instruments tranchants, piquants, contondants ; plaies par arrachement ; leur caractère.

46. Plaies par armes à feu. — Lésions produites suivant la distance qu'a eu à parcourir le projectile.

47. Plaies à la tête par arme à feu (Chauffard).

48. Brûlures. — Caractères suivant leurs degrés. — Combustion spontanée niée par Casper.

49. Des brûlures considérées quant à leur siège. — (Castration, mutilations, etc.)

50. Manière de procéder à l'autopsie d'un individu homicidé (dissection des blessures).

51. Signes de la mort réelle.

52. Lésions spontanées pouvant déterminer subitement la mort et faire croire à une mort violente. — Distinction des lésions faites pendant la vie, de celles qui sont postérieures à la mort, et des simples phénomènes cadavériques.
53. Phénomènes cadavériques.
54. Moment où commence la putréfaction d'un cadavre (*Id.*) (*R*. Il est variable suivant les cas, le cadavre, les circonstances extérieures, etc.)
55. Putréfaction brune. Détachement des ongles du cadavre immergé. (*Id.*).
56. Inhumation.
57. Mort subite (Raymond). Ses causes (Brouardel).
58. Causes de mort par fracture du crâne, — par plaie de poitrine, — dans une tentative d'avortement (Brouardel).
59. Asphyxie. — Définition. — Asphyxie par défaut d'air respirable ; asphyxie par les gaz (vapeur de charbon) ; asphyxie par les gaz d'éclairage ; asphyxie par le méphitisme des fosses d'aisance ; acide sulfhydrique et sulfhydrate d'ammoniaque ; asphyxie par le méphitisme des égouts. Caractères du cadavre et lésions que déterminent ces différentes formes d'asphyxie.
60. Suffocation. — Définition : « Tous les faits qui, autres que la strangulation et la pendaison, mettent violemment obstacle à l'entrée de l'air dans les voies respiratoires » (Tardieu).
61. Modes de suffocation : Occlusion directe des narines et de la bouche. (Masque de poix, lacet.) Compression de la poitrine et du ventre. (Individus étouffés dans la foule, place de la Concorde, 15 août 1866) ; enfouissement dans les cendres, le son, le fumier, fosses d'aisances (enfants nouveau-nés). Emprison-

nement dans un coffre, dans une armoire, etc.
— Qu'appelle-t-on gras de cadavre?

62. Lésions que présentent les individus morts par suffocation. (Ecchymoses sous-pleurales caractéristiques de ce genre d'asphyxie.)

63. Strangulation. — Définition : « Acte de violence qui consiste en une constriction exercée directement, soit autour, soit au-devant du cou, et ayant pour effet, en s'opposant au passage de l'air, de suspendre brusquement la respiration et la vie (Tardieu). -- La strangulation peut-elle être le résultat d'un suicide. (*R.* Oui.)

64. Phénomènes et lésions de la strangulation. (*R.* Sur la face et la poitrine on observe un pointillé ecchymotique caractéristique, et s'il y a eu homicide, coup sur la tête pour étourdir la victime avant de la étrangler. Trace des ongles. Direction).

65. Pendaison. — Définition : « Acte de violence dans lequel le corps pris par le cou dans un lien attaché à un point fixe et abandonné à son propre poids, exerce sur le lien suspenseur une traction assez forte, pour amener brusquement la perte du sentiment, l'arrêt des fonctions respiratoires, et la mort » (Tardieu).

66. Modes différents de pendaison. — Aspect extérieur du pendu ; de l'érection chez les pendus ; l'état des organes génitaux ne peut avoir une valeur quelconque dans le diagnostic de la mort par pendaison ou strangulation (Casper).

67. État des organes internes. Diagnostic de la pendaison d'un cadavre. Conduite de l'expert dans un cas de pendaison.

68. Submersion (Hutinel). Mort par submersion. (*Id.*) — (Asphyxie, congestion cérébrale). Symp-

tômes généraux de la submersion. — Pâleur,
excoriations aux doigts ; eau contenue dans
l'estomac et les poumons ; — écume, graviers, vase contenus dans les voies respiratoires ; — ecchymoses sous-pleurales (Bergeron). Altérations produites par le séjour
dans l'eau et le contact de l'air.

69. Questions à résoudre par l'expert : 1° La mort
a-t-elle eu lieu par submersion? 2° Y a-t-il eu
submersion accidentelle, suicide, homicide?
3° Combien de temps le cadavre est-il resté
dans l'eau? (Bergeron.)

70. Cas d'une submersion de douze heures en été
(Hutinel). (*R*. Bouchon spumeux. — Pas de
taches de Tardieu, l'eau dissolvant l'hémoglobine.)

71. Homicide par empoisonnement. — Définition.
D'après Casper, on doit définir l'empoisonnement l'action par laquelle « une substance
capable d'altérer la santé de l'homme ou de
produire la mort a été administrée volontairement à autrui », tant à l'extérieur qu'à
l'intérieur.

72. Division des poisons.

73. Diagnostic de l'empoisonnement. — Quels sont
les moyens d'investigation utilisés dans le
diagnostic des empoisonnements? (*R*. 1°Symp-
tômes de la maladie produite par l'empoisonnement; 2° résultats de la dissection; 3° résultats de l'analyse chimique; 4° circonstances
extérieures ayant accompagné la maladie et
la mort de la victime.)

74. Acide arsénieux. — Quels sont les symptômes
de l'empoisonnement par l'acide arsénieux?
— Y a-t-il des symptômes pathognomoni-
ques? — Quelles sont les lésions trouvées à
l'autopsie? — Quelles sont les lésions de la

bouche, de l'arrière-gorge, de l'œsophage, de l'estomac, et de la première portion du tube digestif? — Quel est l'état chimique du sang? — Qu'observe-t-on dans les ventricules du cœur? — Quelles sont les particularités relatives à la putréfaction chez les individus empoisonnés par l'arsenic?

75. Appareil de Marsh. — Existe-t-il dans le corps de l'arsenic à l'état normal? (Question controversée.)

76. Acide sulfurique. — Les cas d'empoisonnement par l'acide sulfurique sont-ils également nombreux dans les cas d'empoisonnement homicide, d'empoisonnement suicide ou d'empoisonnement accidentel?

77. Coloration de la peau, des muqueuses, des vêtements et des autres parties où peut être tombé l'acide sulfurique (Parquet, carreaux, etc.) (Lasègue). Qu'observe-t-on le long des commissures labiales?

78. Quels sont les symptômes de l'empoisonnement, suivant qu'on a affaire à de l'acide dilué ou à de l'acide pur?

79. Quels sont les résultats de l'autopsie? — Quelle est la modification chimique des liquides de sécrétion? — Consistance du sang. — Quel est l'aspect des muscles?

80. Empoisonnement par le phosphore (Hanot). Quels sont les signes nécessaires pour établir qu'il y a eu empoisonnement par le phosphore?

81. Dose de phosphore que peut supporter un adulte. Comment l'administre-t-on en thérapeutique? Huile phosphorée (Legroux).

82. Que trouve-t-on à l'autopsie? — Quelle est l'expression du visage qu'on a fréquemment remarquée? — Odeur phosphorée. — Phos-

phorescence. — Quel est l'état de la séreuse abdominale? — Grains de phosphore colorés, l'empoisonnement ayant lieu le plus souvent avec des allumettes; parcelles de sapin. — États des globules du sang. — Dissolution de l'hémoglobine. — Comment la mort arrive-t-elle? (*R.* Elle est un résultat dynamique, le sang ayant perdu les propriétés de ses globules (Mitscherlich). — Empoisonnement aigu, empoisonnement chronique.

83. Recherche du phosphore. Appareil de Mitscherlich (Legroux).
84. Empoisonnement par l'oxyde de carbone (Brouardel); — par le gaz d'éclairage.
85. Empoisonnement par le cyanure de potassium (Brouardel).
86. Colchique — Colchicine. — Symptômes de l'empoisonnement par ces substances. — Qu'a-t-il de spécial du côté de la miction?
87. Empoisonnement par les champignons vénéneux. — Quelles sont les espèces le plus vénéneuses? (*R.* Agaricus phalloïdes, Muscarius, Integer, Boletus luridus, etc.) — Symptômes.
88. Acide oxalique. — Mort très rapide.
89. Sublimé corrosif. — Quelle est la coloration de l'arrière-bouche? — Quel est l'état des reins?
90. Digitale (Fournier). — Digitaline. — Brucine; vératrine.
91. Belladone (Legroux).
92. Strychnine (Raymond).
93. Acide cyanhydrique. — Quelle est la quantité nécessaire pour produire la mort? Peut-il y avoir un empoisonnement chronique, et dans quelles conditions? — Existe-t-il des altérations anatomiques de l'estomac?
94. Opium. — Dans quelles conditions cet empoisonnement est-il le plus fréquent? (*R.* Chez

les enfants) (sirop de tête de pavot). — Empoisonnement par la nourrice. — Symptômes. — La chute rapide des cheveux est-elle un symptôme constant? Empoisonnements par le laudanum (Fournier).

95. Alcool. (Voy. *Hygiène*).

96. Poisons septiques (Saucisses, fromages, poissons). — Morve, charbon, pus.

97. Quelles sont toutes les conditions nécessaires pour affirmer l'empoisonnement? (*R*. La présence du poison, à moins que, en l'absence des preuves chimiques, les symptômes morbides, les résultats de l'autopsie et les circonstances accessoires s'accordent tous pour annoncer un empoisonnement, et si l'autopsie ne permet pas d'admettre un autre genre de mort). — Doit-on toujours faire l'examen chimique? — Comment doit-on procéder à l'examen? — Quels sont les rapports du médecin expert et du chimiste expert?

98. Peut-on préciser la quantité de poison administrée? — D'après la quantité retrouvée dans les viscères, peut-on conclure à l'empoisonnement? (*R*. Cela varie selon les cas.)

99. Peut-on déterminer si l'empoisonnement est volontaire [1]?

1. Nous n'avons signalé parmi les substances toxiques, que celles sur lesquelles les candidats sont le plus fréquemment interrogés. — Il est néanmoins nécessaire d'étudier complètement cette partie de la médecine légale. Mais nous mentionnerons surtout parmi les empoisonnements qui font le sujet des interrogations les plus communes au quatrième examen de doctorat, les empoisonnements par les sels d'arsenic et de mercure, par les sels de zinc, d'antimoine, de plomb, d'argent; par la belladone, la noix vomique, la strychnine, la jusquiame, la ciguë, la daturine, la conicine, les cyanures, le chloroforme. D'ailleurs on trouvera, dans le questionnaire de thérapeutique, des détails assez circonstanciés sur l'action physiologique de ces agents.

100.   Maladies simulées (Fournier). — Quels sont les
        motifs de simulation et de dissimulation des
        maladies?
101.   Quelles sont les principales maladies simulées?
        R. 1° L'incontinence d'urine (cathétérisme;
        érythème des parties génitales et des cuisses).
        — 2° Hémorragies; — 3° Écoulements fétides
        des orifices naturels simulés à l'aide de subs-
        tances nombreuses. — 4° Épilepsie. Signes
        pathognomoniques de l'épilepsie : état du
        pouls, anesthésie, pâleur de la face, insensi-
        bilité. — 5° Myopie, amblyopie. — Dans
        quels cas les médecins sont-ils le plus fré-
        quemment appelés à se prononcer sur la
        simulation de myopie ou d'amblyopie? —
        6° Surdité. — 7° État mental.
102.   Folie. — Difficulté de la question. — Qu'appelle-
        t-on responsabilité d'un individu? (*R.* C'est
        la possibilité physiologique de juger ses
        actions selon les · dispositions de la loi)
        (Casper).
103.   Diagnostic de l'état mental d'un accusé. (*R.* Il
        est des plus difficiles, car il n'y a pas de
        limites mathématiques entre l'état mental
        sain et l'état malade [1].)
104.   Quelles sont les questions qu'il faut adresser, et
        les précautions à prendre contre les simula-
        tions?

---

1. En présence d'un malade qui se trouve dans ce cas, on
devra d'abord se demander si l'acte qui lui est reproché
comme folie est isolé; rechercher autant que possible les
motifs de l'action, et pour cela se mettre à la place de celui
qui l'a commis, rechercher si un certain plan a été suivi, mais
se rappeler que la préméditation n'implique pas la responsabilité; s'enquérir de l'état intellectuel de l'individu avant l'acte,
et de l'existence ou de l'absence des hallucinations. Le simulant répète souvent qu'il est fou; le fou au contraire soutient
qu'il a sa raison.

105. Comment peut-on diviser les causes des maladies mentales? (*R.* Causes physiques, causes psychologiques). — Quelles sont les causes physiques? — Quelles sont les causes psychologiques.

106. Qu'appelle-t-on manie? (Lasègue.) — Manie mélancolique, manie furieuse, manie sans délire, manie transitoire [1]. — Aboulie.

107. Qu'appelle-t-on intervalles lucides? — Qu'est-ce que la monomanie?

108. Manie de persécution, manie des grandeurs, dypsomanie, etc. — Qu'est-ce que l'ivresse de sommeil?

109. Monomanie homicide. — Quels sont les individus qui en sont le plus fréquemment atteints? (*R.* Épileptiques.)

110. Inconscience des épileptiques pendant leur crise (Ballet).

111. Responsabilité des alcooliques (Legroux).

112. Admission d'un malade dans un asile d'aliénés. — Dispositions de la loi de 1838. — Pièces nécessaires (Ballet).

113. De l'imbécillité.

114. De l'identité (Bergeron).

115. Des autopsies. — Inspection extérieure des cadavres. — Examen du sexe, de l'âge, des dimensions du corps, de la constitution générale, des signes de la mort, de la couleur et de l'état des cheveux, de la couleur des yeux, du nombre et de l'état des dents, de la situation et de l'état de la langue. État des cavités extérieures, du cou, des mains, des parties génitales, et de la couleur générale du

---

1. Casper prétend qu'il n'y a pas de manie transitoire, et que l'examen approfondi de la vie de chaque homme présentant les signes de cette affection, démontre la permanence des symptômes.

cadavre. — Lieu où se trouve le cadavre; examen du sol et des parties et objets environnants.

116. Comment reconnaît-on les taches de sang sur les instruments? (Méthode de H. Rose.)

117. Inspection des vêtements. — Recherches de taches de sang, de taches de fèces, de taches de sperme, de taches d'acides (Procédés d'Orfila, méthode de Koblank). Au bout de combien de temps peut on reconnaître encore une tache de sperme?

118. Assassinat commis à minuit par une nuit lunaire, dans un champ. Un individu prétend avoir reconnu le meurtrier à deux cents mètres. Est-ce possible? (Legroux.) (*R*. Oui ou non, suivant les circonstances, selon qu'on connaît plus ou moins la personne vue, etc.)

119. Qu'appelle-t-on responsabilité médicale? — Le médecin est-il responsable des conséquences de la thérapeutique qu'il adopte? — Homœopathie.

120. Quels sont les devoirs que la loi impose aux médecins, particulièrement au sujet des naissances et des décès?

121. Du secret médical.

122. Certificats médicaux, et rapports médico-légaux.

123. Rapport sur un cas d'empoisonnement par le phosphore, l'acide sulfurique, la digitaline, ou l'arsenic.

124. Rapport sur un cas d'avortement au cinquième mois, avec mort de la mère (Hutinel).

125. Rapport sur un cas de viol (Fournier).

126. Rapport sur un cas d'infanticide (*Id.*).

127. Rapport sur un enfant trouvé dans une fosse d'aisance (Rendu).

128. Certificat de coups et blessures ayant entraîné une incapacité de travail permanente ou temporaire.
129. Rapport sur un cas de syphilis transmise par une nourrice à son nourrisson.
130. Rapport sur un cas de sévices graves sur un enfant (Brouardel).
131. Rapport sur un cas de mort subite chez un alcoolique (Raymond).
132. Rapport sur un cas de mort subite par rupture du diaphragme (*Id.*).
133. Rapport sur un cas de mort déterminée par un traumatisme abdominal (*Id.*).
134. Rapport sur un cas de mort par blessure du crâne (Brouardel).
135. Rapport sur un cas de mort subite par embolie pulmonaire (*Id.*).
136. Rapport sur un cas d'empoisonnement par l'acide phénique (Rendu), — par l'atropine (Raymond), — par les vapeurs du charbon (Hutinel).
137. Rapport sur un cas de viol précédé de strangulation (Brouardel).
138. Rapport sur des blessures simulées (Fournier).
139. Rapport sur la responsabilité d'un paralytique général (Hanot).

THÉRAPEUTIQUE

1. Qu'est-ce que la thérapeutique? (*R*. L'art de guérir.)
2. Quels sont les moyens dont se sert la thérapeutique?
3. Qu'est-ce qu'un remède? Y a-t-il une différence entre un remède et un médicament? (Gubler). — Quelles sont les principales classifications des médicaments?
4. Comment agissent les remèdes? — (La science actuelle permet-elle encore d'admettre des spécifiques?
5. D'où se tirent les indications d'un traitement?
6. Qu'est-ce que la médication contra-causale?
7. Peut-on dans la médecine rationnelle accorder une place à l'homœopathie? (Non, car la médecine rationnelle doit être commandée par la loi des contraires.)
8. Quelles sont les ressources du thérapeutiste contre les diathèses? (*R*. Hygiène soutenue; traitement longtemps continué; croisement des familles et même des races.)
9. Médication reconstituante. — Quels sont ses principaux agents?
10. Eupeptiques. — Diastase. Diastase végétale (Bières anglaises). — Pepsine. — Sous quelle forme se présente-t-elle? — A quelle dose administre-t-on ce médicament? — Quelle quantité de substances albuminoïdes digère un gramme de pepsine? — Quelle explication peut-on donner de son action eupeptique? (*R*. Il est permis de supposer qu'elle agit en quelque sorte par le fait de sa présence sur

la sécrétion des glandules qu'elle excite favo-
rablement).

11.   Pancréatine. — La pancréatine est-elle un puissant agent de digestion? (*R*. Un agent très
puissant, car 1 gr. de pancréatine suffit à
émulsionner 15 grammes de matières grasses;
à changer en glycose 8 gr. 89 d'amidon; à
digérer 50 gr. de fibrine, 20 de syntonine et
33 d'albumine cuite).

12.   Quels sont les meilleurs moyens à opposer à la
dyspepsie flatulente? — A l'acessance gastrique? (Gubler.) — Principaux absorbants
mécaniques (Charbon de Belloc, sous-nitrate
de bismuth, chaux, magnésie, craie). — Principaux absorbants chimiques. — Alcalins
(Eau de Vichy. — Vals. — Carbonate de
potasse, etc.).

13.   Dyspepsie atonique. — Acide lactique, acide
chlorhydrique; leurs doses. Amers : Quassia
amara, noix vomique (teinture), gouttes
amères de Baumé. — Columbo. — Sima-
rouba.

14.   Comment agissent les amers? (*R*. Ils sollicitent
spécialement la mise en jeu de la tunique
musculeuse de l'estomac.)

15.   Doit-on proscrire aux malades atteints de dyspepsie atonique, l'usage de la salade, des aliments de haut goût, des salaisons, des aliments fermentés? (*R*. Non, car ces médicaments sont éminemment propres à stimuler
les fonctions digestives.)

16.   Dyspepsies douloureuses, crampoïdes (Gubler).
Usage des opiacés au début du repas.

17.   Traitement de l'ulcère stomacal (Bouchard).

18.   Diète lactée absolue : peut-on l'établir d'emblée?
(*R*. Oui, quand le malade est docile; sinon,
il faut l'établir progressivement). — Diète

lactée mixte. — Dose de lait nécessaire (*R*. Variable; 4 litres renferment de quoi nourrir un adulte (*Id.*).

19. Traitement de la cirrhose hépatique (Joffroy).
20. Traitement des vomissements incoërcibles de la grossesse (Bouchard).
21. Antisepsie intestinale (Legroux). — Naphtaline, Naphtol. Inconvénients de la naphtaline (*Id.*).
22. Acide phénique.
23. Traitement de la dysenterie (Laboulbène).
24. Traitement du choléra à ses différentes périodes (Joffroy). (*R*. 1re Période : combattre la diarrhée, opium, bismuth, diascordium; — 2e combattre les vomissements et l'algidité, thé au rhum, frictions; — 3e combattre les réactions trop vives, sinapismes, compresses froides).
25. Traitement de l'obstruction intestinale.
26. Corroborants (toniques et dynamophores). Principaux toniques : Quinquina, alcool. — Vin de quinquina, préparations, usages. Vin de quinquina ferrugineux. — Quel sel de fer emploie-t-on pour faire du vin de quinquina ferrugineux? (*R*. Citrate ferro-ammoniacal.) — La quinine peut-elle s'administrer dans la médication reconstituante?
27. Café, caféine, — thé, théine. — La théine et la caféine sont-elles deux alcaloïdes différents? Cacao. — Théobromine. — Coca. — Cocaïne. — Hygrine. — Action diurétique du thé. — Maté. — Thé des Apaches. — Paullinia ou guarana. — Lola.
28. Mode d'action de tous ces agents. — Théorie des dynamophores (Gubler). (*R*. Les médicaments dynamophores traversent l'économie, sans rien y perdre de leur substance, sans y brûler, mais en lui abandonnant la *force* dont

ils sont chargés). — *Substances dynamisées* (Gubler).

29. Alcool. — Sa formule, sa préparation. — Effets physiologiques de l'alcool. — Alcoolisme aigu. — Combien y a-t-il de périodes dans l'alcoolisme aigu? (*R.* Trois : Ébriété, ivresse confirmée, période comateuse.) — Délire de retour. — Alcoolisme chronique.

30. Sous quelles formes emploie-t-on de préférence l'alcool dans la médication reconstituante? (*R.* Vins généreux, vins d'Espagne). — Une faible quantité de liqueurs alcooliques, prise avant le repas, est-elle capable d'agir comme eupeptique? (*R.* Oui, mais une faible dose en est seule capable; car une forte dose neutralise l'action des ferments gastriques.)

31. Recorporants ou analeptiques. — Huile de foie de morue. — Sa préparation. — Variétés d'huiles de foie de morue. — Les huiles blanches doivent être rejetées. — Théorie de l'action de l'huile de foie de morue. — Propriété histogénique (Gubler). — Procédés pour faire accepter l'huile de foie de morue. — Contre-indications de l'huile de foie de morue.

32. Principales indications de ce médicament : En première ligne, le rachitisme; tuberculose, scrofule, lymphatisme, maigreur extrême.

33. Fer; conditions nécessaires à une préparation martiale, pour jouir de propriétés corporantes. — Préparations qui, indécomposables ou difficilement décomposables, ne peuvent jouir de propriétés recorporantes ou hématiniques (perchlorure de fer, sulfate de fer).

34. Effets physiologiques des préparations de fer; action locale styptique astringente; action

tonique; action hématinique. — Théories de
l'action hématique. — Constipation consécutive à l'administration des préparations martiales. — Diarrhée passagère du début.

35. Principales préparations de fer employées en
médecine; distinction entre les préparations
solubles et les préparations insolubles; avantages et inconvénients des unes et des autres.
— Sels de fer à acides organiques. — Propriétés accessoires dues à l'élément électro-
négatif.

36. Préparations de fer en particulier (fer métallique, oxydes, sels) [1]. — Valeurs quantitatives
des préparations martiales. — Eaux minérales ferrugineuses. — Doses. — Indications.
— Contre-indications.

37. Phosphate de chaux; usages. — Sirop de lacto-
phosphate de chaux. — Cuivre, manganèse.
Cohibents. — Qu'appelle-t-on médicaments
cohibents? Quel est leur mode d'action? —
Principaux agents de la médication cohi-
bente. — Arsenic. — Action physiologique. —
Phénomènes d'intolérance (Jaccoud). — Éruptions arsenicales. — Arsenicophages (Tyrol,
Basse-Autriche, Styrie, Piémont). — Formuler des pilules arsenicales (Peter). — Préparations antimonio-arsenicales. — Cyaniques. — Redoutables effets de l'acide prussique. — Sous quelles formes est-il employé
en médecine? — Acide prussique médicinal.
— Eau de laurier-cerise. Amandes amères.
— Sirop de fleurs de pêcher : ses effets
laxatifs.

---

1. Le candidat peut être interrogé sur les innombrables
préparations de fer usitées en médecine. C'est un sujet très
important et que nous ne saurions trop recommander d'étudier
sérieusement dans les traités chimiques.

38. Médication antispasmodique. — Que doit-on entendre par médicaments antispasmodiques? Ces médicaments ont-ils une action contre les spasmes eux-mêmes? — Sont-ils indiqués dans toutes les affections spasmodiques (R. Non, mais seulement dans les spasmes liés à l'anémie).
39. Asa fœtida. — Modes d'administration.
40. Camphre. — Préparation. — Dans quelles substances est-il soluble? — Pilules de camphre et d'opium.
41. Valériane. — Effets physiologiques. — Préparations pharmaceutiques; teinture ammoniacale de valériane. — Valérianate d'ammoniaque. — Liqueur de Pierlot (valérianate d'ammoniaque impur auquel est associé de l'extrait de valériane.) — Valérianate de zinc. — Doses de ces diverses préparations.
42. Nepeta cataria. — Chenopodium vulvaria. — Chenopodium ambrosioïdes. — Mimulus moscatus. — Abelmosch.
43. Tilleul. — Fleur d'oranger.
44. Musc. — Castoreum. — Ambre. — Succin. — Ces substances compensent-elles, par l'utilité de leurs effets, le prix exorbitant qu'elles coûtent dans les pharmacies?
45. Formuler une potion antispasmodique dans une fièvre typhoïde (Bouchard).
46. Ammoniaque : effets de stimulation locale (inhalation), de stimulation générale (dilatation capillaire, diaphorèse, etc.). — Acétate d'ammoniaque. (Esprit de Mindererus). Doses.
47. Usage des hypnotiques (opium, chloral), dans la médication antispasmodique. — Éther. — Sirop d'éther, perles. — Chloroforme, chlo-

roformisation à la reine. — Sirop de chloroforme. — Sa formule (Gubler) :

> Sirop de gomme................. 30
> Chloroforme..................... 5
> Gomme adragante, Q. S. pour obtenir une densité
>   de 1,5.

48. Médication antiphlogistique.
49. Émissions sanguines, locales, générales. — Sai-
     gnée. Ses indications. — La saignée ne peut-
     elle être, la plupart du temps, remplacée, et
     par quels moyens? — Ventouses scarifiées
     (30 à 40 gr. de sang par ventouse). — Dans
     quels cas exceptionnels peut-on tirer plus de
     500 grammes de sang à la fois à un malade?
     (*R*. Pour produire un affaiblissement rapide,
     dans la folie furieuse par exemple). — Contre-
     indications formelles de la saignée.
50. Traitement de la grippe à forme thoracique
     (Joffroy). (Saignée dans les cas asphyxiques.)
     Sangsues. — Quelle est la quantité de sang
     tirée en moyenne par chaque sangsue? —
     Choix de la région pour les saignées locales.
     Dans quels cas doit-on répéter les saignées?
51. Émollients. — Cataplasmes. Mode d'action. —
     Température. Cataplasmes narcotiques. —
     Contre-indication de la farine de graine de
     lin dans les irritations cutanées. — Procédés
     pour empêcher les cataplasmes d'irriter la
     peau (Baume tranquille, huile d'amandes
     douces, etc.). Cataplasmes de fécule. Semence
     de coing. Peut-on remplacer les cataplasmes
     par des linges imbibés d'eau? — Bains locaux
     émollients (Mauve, guimauve). Révulsion.
52. Traitement de la pleurésie aiguë (Bouchard).
53. Immobilité. — Position des parties atteintes
     d'inflammation. — Compression.
54. Astringents locaux. — Extrait de Saturne. Eau

blanche; solutions taniques; gargarismes alunés, solutions de nitrate d'argent. A quel titre les employer? — Sulfate de cuivre, perchlorure de fer. — Dans quelles affections ces astringents jouissent-ils de leur plus grande efficacité? ophtalmie. — Diachylon. Emplâtre de poix de Bourgogne.

55. Quels sont les astringents qu'on peut administrer à l'intérieur, et dans quels cas sont-ils employés de cette façon?

56. Principaux moyens antipyrétiques (Hayem). — Froid. — Bains froids. — Phénomènes qui surviennent quand on prend un bain froid du côté de la circulation? (*R.* Marbrures de la peau, cyanose des lèvres.) Température? (Hayem). Méthode de Brandt. — A quelle température doit-on administrer ces bains sans imprudence? — Leur durée. — Leur nombre quotidien. — Lotions froides (Fièvre typhoïde, fièvres éruptives (Legroux). — Ne peuvent elles pas favoriser l'éruption elle-même? — Compreses froides (Rhumatisme articulaire aigu) [Gubler]. — Précautions que nécessite l'emploi de cette méthode. — Affusions froides dans le rhumatisme cérébral. — Irrigations chirurgicales. — Précaution à prendre. — Glace. — Applications locales. — Emploi de la glace dans la méningite, la péritonite. — Affections stomacales. — Dyspepsies inflammatoires.

57. Principaux médicaments antipyrétiques (Hayem).

58. Acide salicylique. — Salicylate de soude. Son action (*Id.*).

59. Traitement du rhumatisme articulaire aigu. Action du salicylate (Joffroy).

60. Toniques vaso-moteurs. — Quinquina. — Sortes commerciales. — Quelle est la plus riche en

quinine? — Composition chimique de l'écorce de quinquina. — Action topique de la quinine. Effets généraux. — Son action sur l'appareil auditif. — Y a-t-il une fièvre quinique? — Céphalgie consécutive à l'administration de la quinine (Ischémie cérébrale).

61. Substances auxiliaires de la quinine (Digitale, ergot de seigle, etc). — Substances antagonistes (opium, alcool, etc.). Quinine envisagée comme antidote de l'opium. Action pharmaco-dynamique de la quinine. — Sous quelles formes chimiques se retrouve la quinine dans les sécrétions? (*R*. Sous la forme d'un corps isomère complètement inerte.)

62. Indications de la quinine. — La quinine doit elle être considérée comme le spécifique de la fièvre intermittente?

63. Quelles sont les affections, autres que les fièvres intermittentes, dans lesquelles la quinine est indiquée?

64. Préparations et mode d'administration de la quinine. Ses composés, par ordre de solubilité : sulfate, bromhydrate, chlorhydrate, sulfovinate (Bouchard). — Poudre de quinquina, extrait de quinquina (en pilules et en potions, doses), sulfate de quinine. — Conditions nécessaires pour amener la dissolution du sulfate de quinine (*R*. Acidifier le liquide pour former un bisulfate.) Doses. — Action. — Loi de Torti (Sée). — Injections hypodermiques de quinine; injections trachéales; frictions; lavement.

65. Loi d'élimination du sulfate de quinine (Bouchard). (*R*. Il est éliminé complètement au bout de 4 fois vingt-quatre heures.)

66. Traitement d'un accès pernicieux (ajouter de l'atropine dans la forme sudorale) (*Id*.).

67. Traitement d'une fièvre intermitente invétérée (Legroux).
68. Cinchonine. Bromhydrate de quinine. — Innocuité des injections hypodermiques de bromhydrate de quinine.
69. Digitale. — Nature et composition. — Digitaline.
70. Quelles sont les deux formes sous lesquelles se présente la digitaline?
71. Phénomènes cardiaques consécutifs à l'action de la digitale.
72. Accroissement de la contractilité cardiaque, diminution du nombre des battements, accroissement de la contractilité des artères; augmentation de la tension artérielle. Courbes sphygmographiques. — Effets nauséeux de la digitale. La digitaline produit-elle les mêmes effets? — Nécessité d'employer une surveillance constante dans l'emploi de la digitale. — Symptômes de l'intoxication. — Accumulation d'action. Accidents de la digitale. — Qu'est-ce que le pouls géminé?
73. Préparations de digitale. — Teinture. — Extrait hydro-alcoolique. — Poudre de feuilles; leurs doses (Bouchard).
74. Indication de la digitale. — Affections cardiaques; pneumonie. — Quelle préparation doit-on employer de préférence dans cette affection, et pourquoi? (*R*. La poudre de feuilles parce qu'elle produit un état nauséeux.) Rhumatisme articulaire. — Affections nerveuses d'ordre inflammatoire. — Spermatorrhée irritative.
75. A quelles doses se donnent les diverses préparations de digitale?
76. Traitement d'une attaque d'asystolie aiguë dans l'insuffisance mitrale (Joffroy).

77. Traitement de l'endocardite.
78. Quelles sont les plantes de la famille des col-
    chicacées usitées en thérapeutique? Veratrum
    album, V. viride. V. sabadilla ; colchicum
    autumnale.
79. Vératrine. — Ses effets locaux, irritants et caus-
    tiques.
80. Les indications de la vératrine sont-elles nom-
    breuses? — Doses.
81. Colchique. Colchicine. Effets éméto-cathar-
    tiques. — Action sur la sécrétion urinaire. —
    Usages habituels du colchique. — Doit-on
    préférer les bulbes ou les semences? —
    Extraits alcoolique et acétique. — Vin de col-
    chique. — Doses.
82. Quelles sont les substances qui habituellement
    rangées dans d'autres classes peuvent être
    considérées comme vaso-motrices, et comme
    telles, applicables à la médication fébrifuge?
    (*R*. Bromure de potassium, ergot de seigle,
    aconit, etc. Voy. plus loin).
83. Médication contro-stimulante. — Qu'entend-on
    généralement par médication contro-stimu-
    lante [1].
84. Agents de la médication vomitive. — Antimo-
    niaux, tartre stibié. Sa composition. — Son
    action physiologique; théorie de son action.
    — Usages. Doses; mode d'administration. —
    Émétiques en lavage. — Faut-il chercher à

1. Les médicaments dits contro-stimulants ne méritent pas
de former une classe à part. Ce sont, suivant les cas, les
médicaments toniques vaso-moteurs, les émétiques, etc., c'est-
à-dire des médicaments que nous avons étudiés déjà ou que
nous étudierons plus tard. Il est d'ailleurs facile de comprendre
qu'il n'y a point à proprement parler de contro-stimulants;
les agents ainsi désignés n'agissent qu'en vertu de propriétés
physiologiques diverses, et n'ont aucune action directe sur la
stimulation considérée comme entité morbide.

obtenir la tolérance avec le tartre stibié, et est-il permis, dans ce but, de l'associer à l'opium? (*R*. Non, car en déterminant la tolérance, on supprime le résultat physiologique immédiat.) — Usages externes du tartre stibié. Pustulation stibiée.

85.   Kermès. Composition, degré de solubilité. Usages.

86.   Formulez un vomitif énergique (Legroux).

87.   Ipéca. — Sortes commerciales. — Composition. — Émétine.

88.   Effets physiologiques de l'ipéca. — Action hypercrinique. Analogie de l'action pharmaco-dynamique du tartre stibié et de l'émétine. — L'émétine introduite en injections sous-cutanées agit-elle plus rapidement qu'introduite par les voies digestives? (*R*. Non; contrairement à la manière d'agir des autres poisons, l'émétine injectée ne produit ses effets, qu'après être arrivée, en s'éliminant par les glandules gastriques. au contact des extrémités du nerf vague, dont l'excitation détermine par réflexe, l'acte du vomissement.)

89.   Préparations d'ipéca. — Doses. Usage de l'ipéca dans la dysenterie; méthode brésilienne [1] (Hayem).
      Que faire dans un cas d'hémoptysie?

90.   Apomorphine. — Comment l'obtient-on? Composition chimique. — Couleur de la dissolution aqueuse de l'apomorphine. Importance

---

1. Faire infuser pendant dix à douze heures 5 grammes d'ipéca dans 250 grammes d'eau bouillante, décanter, sucrer. Faire boire à coups rapprochés. Il se produit des vomissements. Le marc conservé, traité et administré de même le lendemain, donne des nausées. En faisant de même le troisième jour, on n'occasionne plus de nausées, mais les selles sont modifiées.

de cette couleur au point de vue de ses usages. — Mode d'emploi. — Quelle différence y a-t-il entre le mode d'action de l'apomorphine et celui de l'émétine? (Gubler.) (*R.* L'apomorphine agit en portant directement son action sur le bulbe[1].)

91. Quels sont encore les médicaments qui peuvent produire la nausée? (*R.* Sulfate de cuivre, de zinc, digitale, vératrine, colchique, violettes, narcissus, ps. narcissus.)

92. Médicaments laxatifs (Peter). Mucilagineux, acidules, miel, sirop de fleurs de pêchers.

93. Agents de la médication cathartique. — Sels neutres. — Principaux sels neutres, usités dans la médication purgative. — Sulfate de soude, sulfate de magnésie. Quels sont parmi les sels neutres les plus actifs au point de vue de l'acide et au point de vue de la base? (*R.* Au point de vue de l'acide, les sulfates; au point de vue de la base, les sels magnésiens. Le sulfate de magnésie sera donc le plus actif.)

94. Citrate de magnésie. (Limonade purgative.) Préparation d'une limonade gazeuse purgative d'après la formule de Roger (Legroux). Chlorure de magnésie. Comment agissent les sels neutres? — Diverses théories (Osmose, arrêt d'absorption, irritation secrétoire). — Eaux minérales purgatives : Eau de Sedlitz, Püllna, Hunyadi-Janos, Birmenstorff, Marienbad, Friedrichshall, Vakéra-Montmirail (Vaucluse). — Quels sont les sels qui rendent ces eaux purgatives?

95. Inconvénients des purgatifs salins (Legroux). Emploi du calomel à doses fractionnées (Hayem.)

---

1. Le tartre stibié et l'émétine agissent à la manière d'une indigestion; l'apomorphine à la manière d'une méningite.

96. Rhubarbe. — Urine des individus auxquels on en a administré (Bouchard).

97. Calomel. — Action cholagogue. — Ses avantages dans la médecine des enfants. — Ses effets altérants. — Applications.

98. Qu'entend-on par purgatifs drastiques. Énumérer les drastiques. — En formuler un (Sée). — Principaux drastiques, — jalap, scammonée, turbith végétal, aloès, coloquinte, gomme gutte; usages et indications de ces substances, doses. — Indications particulières de l'aloès. — Noix d'acajou, semences d'épurge. — Huile de croton, doses, mode d'administration; violence de ses effets. — Préparations complexes : Eau-de-vie allemande (teinture de jalap composée), pilules écossaises. Pilules *ante cibum* (Sée).

99. Formuler des pilules purgatives, — des pilules drastiques (Peter).

100. Huile de ricin. Usages. — Modes d'administration, doses.

101. Eccoprotiques : séné, casse, médecine noire. Coliques déterminées par les préparations de séné. — Graines de moutarde blanche.

102. D'où vient le séné? Formuler une ordonnance de séné. Que doit-on faire subir aux follicules avant de les employer? (*R.* Les traiter par l'alcool.) — Que doit-on faire prendre après eux pour qu'ils ne soient pas vomis (*R.* Une tasse de café.) — Effets. Avantages et inconvénients. Doses (Sée).

103. Comment pourrait-on classer les purgatifs suivant leur spécialité d'action? (Gubler.) Hydragogues, cholagogues, panchymagogues, hypercinétiques. — Utilité générale des purgatifs. — Action spoliatrice générale. — Utilité dans les hydropisies (Hydragogues).

104. Parasiticides. — Tænifuges. — Kousso. — Écorce
de grenadier. — Pelletiérine. — Racine de
fougère mâle. — Semences de courges. —
Semen-contra. — Santonine (Laboulbène).
105. Formuler un tænifuge (Peter).
106. Diurétiques. Les énumérer (Sée). Lait, par sa
lactose. Digitale, scille. — Convallamarine.
Caféine.
107. Diurétiques excitants : boissons aqueuses. —
Urée (Ségalas); sels neutres. — Quels sont les
sels neutres les plus diurétiques, au point de
vue de l'acide? (*R*. Au point de vue de l'acide,
les azotates, et, au point de vue de la base,
les sels de potasse (Nitrate de potasse). —
Sensation déterminée sur la muqueuse de
la langue par le nitrate de potasse. — Action
sur la circulation, sur le sang. — Usages, et
surtout dans le scorbut. — Modes d'administration, doses.
108. Nitrate de soude, acétate de potasse, malate,
citrate, tartrate de potasse.
109. Chlorate de potasse (Hayem).
110. Balsamiques. — Essences résinoïdes. Térében-
thines. Copahu. Pourquoi faut-il surveiller
l'emploi de ces préparations. — Élimination
de la résine copahique par l'urine; confusion
possible avec l'albumine; moyen de diagnostic (Alcool).
111. Traitement de la diphtérie (Hayem).
Topiques employés. (*R*. Les recherches modernes font donner la préférence aux
acides phénique et salicylique en solutions
fortes.)
Dissolvant des fausses membranes : connaissez-
vous un corps qui les ramollit au même titre
que le ferment digestif ramollit la fibrine?
(Hayem.) (*R*. La papaïne.)

12.

112.   Cantharide. — Est-il permis de l'employer comme
        diurétique ? — Ses dangers.
113.   Diurétiques végétaux. Bourrache, ortie, parié-
        taire, benoîte, tournesol (*eglantus annuus*).
        D'où proviennent les effets diurétiques de ces
        plantes ? (*R.* Elles renferment du nitrate de
        potasse [1].)
114.   Vin blanc. — Absinthe, armoise, baie de geniè-
        vre, câpres, cubèbe, asperges, matico, santal,
        buchu, ache, persil, cerfeuil, etc., etc.
115.   Acide benzoïque ; sa transformation dans le sang
        en acide hippurique. (Catarrhe chronique de
        la vessie, Gosselin.)
116.   Acide carbonique, boissons fermentées, koumys,
        bière.
117.   Diurétiques vaso-moteurs (toniques astringents).
        Scille, scillétine, ses effets : interprétation.
        Préparations ; vin scillitique, vinaigre, oxymel
        scillitiques. — Préparations complexes : Vin
        diurétique de l'Hôtel-Dieu (Trousseau). Com-
        position, doses. — Action diurétique de la
        digitale, du colchique, de la vératrine.
118.   Bromure de potassium ; son action diurétique.
        — Ergot.
119.   Effets diurétiques des cyaniques (Gubler).
120.   Interprétation de l'effet diurétique des astrin-
        gents : tanin, sels de fer, *uva ursi*.
121.   Indications générales des diurétiques ? (*R.* Atonie,
        torpeur du rein). — Dans quels cas seront
        indiqués les astringents et les vaso-moteurs ?
        (*R.* Congestion du rein, affections cardia-
        ques.
122.   A quelle classe appartient l'oxymel diurétique
        de l'hôpital Beaujon ? (Gubler.) — Composi-
        tion, ses indications.

1. C'est pour la même raison que les cloportes étaient autrefois usités.

123. Sudorifiques. — Chaleur. — Boissons chaudes. — Exercice. — Bains de vapeur. — Espèces diaphorétiques. — Substances aromatiques en général : gaïac, menthe poivrée.

124. Influence diaphorétique des opiacés.

125. Jaborandi. — Nature, origine, alcaloïde du jaborandi. — Action syalagogue. — La salive excrétée sous l'influence du jaborandi est-elle analogue à la salive normale? — Influence du jaborandi sur le cœur, sur la pupille (Leblanc). Antagonisme avec l'atropine. Pilocarpine.

126. Autres syalagogues : substances fortement sapides : citron, pyrèthre, etc.

127. Que faut-il entendre par médication altérante?

128. Énumérer les médicaments cardiaques (Sée.). (*R.* digitale, caféine, spartéine, convallamarine, surtou KI. Les mêmes que les diurétiques.)

129. Énumérer les médicaments respiratoires (*Id.*) (*R.* 1° Pyridines : pyridine, lutidine, collidine, etc. — 2° Tropéines : atropine, hyoscyamine, daturine. — 3° Chlorhydrate de morphine. — 4° Iodure d'éthyle.

130. Traitement de l'emphysème pulmonaire compliquée de bronchite chronique (Legroux.) Comment agit KI? Comment agissent les bains d'air comprimé? (*Id.*)

131. Inhalations d'oxygène. Ballon de Limousin (Gay).

132. Traitement de l'asthme (Potain.)

133. Bromure de potassium. — N'a-t-il pas comme l'iodure des effets altérants et antiplastiques? Peut-on l'associer à l'iodure? — Dans quelles conditions la chose est-elle possible, et quels en sont les avantages?

134. Ammoniacaux. — Action sur le sang. — Action

150. Formuler une potion narcotique dans un accès de goutte aiguë (Bouchard).
151. Formuler une potion calmante pour un tuberculeux (Joffroy).
152. Doses et valeur quantitative des diverses préparations (Sirop de morphine, sirop de codéine, sirop diacode, de karabé; diascordium, cynoglosse, thériaque.)
153. Belladone. — Alcaloïdes. — Atropine. — L'existence d'autres alcaloïdes est-elle prouvée? Effets physiologiques. — Quel est le premier symptôme déterminé par les préparations de belladone? (*R.* Sécheresse de la bouche.) — Quel est le symptôme qui vient ensuite et qui indique qu'il faut être prudent? (*R.* Dilatation pupillaire.) Signes d'intoxication (Legroux). Action sur la circulation. — Exanthèmes cutanés. — Délire. — Hallucinations.
154. Quelles sont les théories admises pour expliquer la mydriase?
155. Stupéfaction locale.
156. Antagonistes. — Opium et ses composés. — Fève de Calabar.
157. Atropine. — Son antagoniste. (*R.* L'ésérine.) Formuler une injection hypodermique d'atropine (Bouchard).
158. Usages de la belladone, dans la thérapeutique oculaire; exploration du fond de l'œil, etc. Antiphlogistique de l'œil.
159. Indications de la belladone (Peter).
160. Action générale. — Diminution des sécrétions. — Les enfants supportent-ils bien les préparations de belladone? (*R.* Oui.) — Coqueluche. — Usage de la belladone dans les cas de rigidité du col utérin.
      Épilepsie. — Incontinence d'urine; spermatorrée; — coqueluche; — rage; — tétanos, etc.

action hypnotique. — Dans quelle variété d'insomnie est-il indiqué?

172. Chloral. — Nature. — Composition. — Mode de préparation. — Effets physiologiques. — Action topique irritante. — Action généralisée : 1° Excitation; 2° sommeil; 3° stupeur comateuse. — Action du chloral sur le cœur. — Par quel intermédiaire cette action a-t-elle lieu? (Bulbe). Contre-indications. (*R.* Lésions de la muqueuse stomacale, affections cardiaques, obésité, etc.) Indications et usages. (Insomnie, aliénation mentale, affections douloureuses, tétanos). Action antiputride. Le chloral empêche-t-il l'action des fibres lisses?

173. Théories pour expliquer l'action du chloral.

174. Préparations du chloral. — Chloral insoluble. — Hydrate, alcoolate de chloral. — Sirop, capsules, etc.

175. Ciguë. — Cicutine. — Existe-t-il de bonnes préparations de ciguë? — Bromhydrate de cicutine. Indications. Affections douloureuses des organes génitaux.

176. Houblon. — Lupuline. — Oreillers de cônes de houblon.

177. Cyaniques, leur action hypnotique.

178. Curare. — Curarine. — Effets, usages. — Antagonisme prétendu avec la strychnine. — (Tétanos).

179. Aphrodisiaques. — Cantharides. — Cet agent constitue-t-il un véritable aphrodisiaque? — Accidents. Phosphore blanc, phosphore amorphe. Effets physiologiques : stimulation générale. — Théorie de cette stimulation [1]. — Empoisonnements par le phosphore. — Le phosphore sera spécialement donné sous

---

1. Gubler l'explique par la production d'ozone dans le sang.

stimulation générale. — Préparations complexes. Confection d'hyacinthe. — Armoise.
Absinthe. — Aloës. (Action de voisinage).
187.   Moyens chirurgicaux de faciliter l'écoulement
menstruel (Dilatation du col, éponge préparée, laminaire).
188.   Que faire dans un cas de métrorragie? (Bouchard.)
189.   Médication antiseptique.
190.   Caustiques. — Leurs variétés. — Leur mode
d'action (Voy. *Manuel de petite chirurgie* de
Jamain). Nitrate d'argent.

CINQUIÈME EXAMEN DE DOCTORAT

Cet examen, le dernier avant la thèse, porte sur la clinique pratiquée au lit du malade. Il comportait deux épreuves jusqu'à ces derniers temps, l'une portant sur les maladies chirurgicales, l'autre sur les maladies médicales. La première a été dédoublée depuis qu'on a créé un examen d'accouchements. C'est avant celui-ci que doit être accompli le stage obstétrical obligatoire prescrit par le règlement du 12 mars 1891 [1].

1. Voici, dans ses parties essentielles, le règlement du 12 mars 1891 :

Article premier.

Après la 16ᵉ inscription, chaque étudiant en médecine est tenu de faire un stage dans une des cliniques obstétricales de la Faculté.

La durée de ce stage est de *un mois*, pendant lequel l'étudiant est obligé de pratiquer lui-même au moins deux accouchements.

Les étudiants qui auront été *internes* dans les services d'accouchements des hôpitaux, seront seuls dispensés de ce stage.....

Article II.

La première partie du 5ᵉ examen de doctorat se compose :

1° D'une épreuve de clinique chirurgicale, subie dans une des cliniques chirurgicales de la Faculté;

2° D'une épreuve de clinique obstétricale, subie dans une des cliniques obstétricales de la Faculté.

Chacune de ces épreuves est éliminatoire. Le candidat con-

PREMIÈRE PARTIE [1]

Clinique chirurgicale.

Le candidat a à examiner trois malades pris en général parmi les nouveaux entrants. Dix minutes lui sont accordées pour chacun. Le jury est présent, mais n'intervient pas. On passe ensuite à l'amphithéâtre, où chacun des trois juges interroge le candidat sur un de ses malades.

Clinique obstétricale.

Le candidat examine une malade sur laquelle l'interroge ensuite un des juges.

DEUXIÈME PARTIE [2]

Clinique médicale.

Le candidat est d'abord conduit à la salle d'autopsies, où l'un des juges lui fait examiner une pièce

serve le bénéfice de l'épreuve antérieurement subie avec succès.

Les séries des épreuves de clinique chirurgicale et de clinique obstétricale comprennent six élèves.

Pour être admis à la 2e de ces épreuves, le candidat justifiera de l'accomplissement du stage hospitalier établi à l'article 1er, et produira, à cet effet, un certificat signé d'un des professeurs de clinique obstétricale.

1. Bibliographie. (Voir 3e examen, 1re partie, p. 114 et 115.)
Congrès français de chirurgie. 6 vol. in-8 (1885 à 1892). — Delbet, *Du traitement des anévrysmes.* 1 vol. in-8. — Paget, *Leçons de clinique chirurgicale,* avec préf. de M. le prof. Verneuil. — Péan, *Leçons de clinique chirurgicale.* 8 vol. in-8. — Fritsche, *Traité clinique des opérations obstétricales.* 1 vol. in-8, trad. de l'allemand, par Stat.

2. Bibliographie. (Voir 3e examen, 2e partie, p. 137.)
Axenfeld et Huchard, *Des névroses.* 1 fort vol. in-8. — Bartels, *Les maladies des reins.* 1 vol. in-8. — Barth et Roger,

anatomo-pathologique provenant d'une autopsie récente, puis il monte dans les salles examiner deux malades, en dix minutes pour chacun, et toujours en présence du jury, mais sans que celui-ci intervienne. Il se rend ensuite à l'amphithéâtre, où il est interrogé par les deux juges qui ne lui ont pas posé de questions.

Tous ces examens se passent soit à l'Hôtel-Dieu, soit

à la Charité, sauf l'épreuve d'accouchements qui se passe dans les cliniques spéciales. Les candidats auront donc intérêt à suivre, dans les jours qui précèdent l'examen, les consultations des hôpitaux où ils doivent le subir.

THÈSE

L'étudiant qui a passé tous ses examens de doctorat ne peut encore exercer, si ce n'est en vertu d'une tolérance temporaire. Il doit, pour obtenir son diplôme de docteur, composer un travail original sur un sujet choisi par lui, travail qui constitue la thèse.

Les juges sont au nombre de quatre : le doyen laisse généralement le postulant libre de choisir parmi les professeurs son président de thèse. Celui-ci, après la consignation, signe le manuscrit. L'autorisation d'imprimer est donnée par le recteur.

Le candidat doit déposer au secrétariat dix exemplaires de la thèse imprimée, quatre jours francs avant le jour fixé pour la soutenance. En cas de retard, il perd les droits d'examen. Il est d'usage de demander à l'imprimeur, que le candidat choisit d'ailleurs comme il l'entend, un engagement écrit de livrer la thèse au jour fixé. Cet engagement, s'il est non avenu auprès de la Faculté en cas de retard, sert du moins à établir devant les tribunaux la responsabilité de l'imprimeur.

pareil respiratoire. 1 fort vol. gr. in-8. Tome II : *Maladies de l'appareil circulatoire, de l'appareil digestif et de ses annexes, de l'appareil génito-urinaire, de l'appareil de l'ouïe, maladies de la peau.* 1 fort vol. gr. in-8. Tome III, terminant l'ouvrage : *Maladies spécifiques, maladies générales constitutionnelles.* 1 fort vol. gr. in-8. — Weber. *Climatothérapie.* 1 vol. in-8.

CONCOURS DE L'EXTERNAT

Les fonctions des externes consistent à suivre les visites des chefs de service auxquels ils sont attachés; à assister aux consultations gratuites, à concourir, avec les élèves internes, à la tenue des cahiers de visite; à faire, sous la surveillance des internes, les pansements qui sont prescrits par les chefs.

Vis-à-vis de l'administration, les élèves externes peuvent commettre certaines fautes pour lesquelles ils encourent des peines que nous croyons d'autant plus utile de mentionner ici, que généralement ils les ignorent. Ces peines sont : la suspension de leur service et l'exclusion des salles de malades dans les hôpitaux ou des pavillons des amphithéâtres pendant un temps qui ne peut excéder trois mois; *la privation du droit de se présenter à un ou plusieurs concours pour l'internat*; enfin la radiation de la liste.

Ces peines sont d'ailleurs rarement appliquées, et seulement pour des faits graves.

Les externes ne sont pas payés. Ils n'ont droit à aucune indemnité dans les hôpitaux dits du Centre (Hôtel-Dieu, Charité, Pitié). — Dans les hôpitaux semi-excentriques (Necker, Enfants-Malades, Cochin, Lourcine, Midi, Laënnec), ils ont, par service, 300 francs par an. Dans les hôpitaux excentriques (Beaujon, Lariboisière, Saint-Antoine, Trousseau, Saint-Louis, etc.), chacun touche un franc par jour de présence. Enfin l'indemnité mensuelle est portée à 50 francs (dont on retranche les jours d'absence) à Tenon, Bichat, Broussais. A la Maison de santé chaque service a 300 francs, et de plus chaque élève touche 300 francs par an.

Tous les ans, vers le milieu d'octobre, commence un concours pour l'*externat*, concours de plus en plus suivi.

Les pièces à fournir au secrétariat général de l'administration sont les suivantes :

1° Un acte de naissance constatant qu'on est dans sa dix-neuvième année.

2° Un certificat de vaccine, donné par le médecin vaccinateur ou par le premier médecin venu qui aura pu constater les cicatrices de la vaccine.

3° Un certificat de bonne vie et mœurs, délivré par le commissaire de police à Paris, devant deux témoins patentés, ou bien par le maire de la commune où l'élève était domicilié en province.

Les pièces provenant des départements, comme les certificats délivrés par des médecins étrangers à l'administration des hôpitaux, doivent être légalisées.

4° Un certificat délivré gratuitement à la Faculté de médecine et constatant qu'on a au moins une inscription. Un élève qui n'a pas encore d'inscription peut, au reste, être inscrit, mais sous la réserve de justifier de la prise d'une inscription avant la clôture du concours.

Tous les externes, même ceux qui ont terminé leur stage, sont tenus de signer chaque matin deux feuilles de présence, dont l'une est déposée au bureau des entrées de l'hôpital, et l'autre dans une des salles du service.

On peut se présenter à l'externat une seconde fois, après avoir terminé les trois ans réglementaires, sous la condition de ne pas avoir dépassé l'âge de vingt-six ans.

Il y a toujours au moins deux cents places chaque année pour l'externat.

Dès la fin d'août, une affiche indique la date du concours ainsi que les jours entre lesquels on est admis à s'inscrire. Cette affiche est apposée dans le quartier des écoles, dans les hôpitaux et à l'École de médecine et dans les principales villes des départements.

Les examens consistent en deux épreuves orales, la première d'anatomie *descriptive*, la seconde de pathologie élémentaire ou de petite chirurgie. En anatomie, on demande surtout de l'ostéologie, de la myologie, un peu d'angiologie, et quelquefois de la splanchnologie; ainsi, il n'y a pas d'année que les questions suivantes ne soient mises dans l'urne : *Tiers supérieur du fémur, omoplate, maxillaire inférieur, articulation du genou, de la mâchoire, muscle sterno-cleïdo-mastoïdien, diaphragme, artère humérale, artère fémorale, veines du membre supérieur, rapports du cœur, rapports du poumon.* En pathologie, les questions les plus fréquentes sont : *pneumonie aiguë, pleurésie aiguë, fièvre typhoïde, péritonite, fractures en général, phlegmon, furoncle, érysipèle,* etc.

En petite chirurgie, *vaccine et vaccination, saignée, vésicatoires, tamponnement des fosses nasales.*

Le jury est formé de sept membres du bureau central : trois médecins, trois chirurgiens et un accoucheur. Chaque membre, comme à l'internat, propose, avant chaque séance, une nouvelle question : le jury revoit les questions de chacun et les sanctionne.

Les examens sont subis dans la salle des concours, à l'Assistance publique, avenue Victoria, de quatre à six heures, tous les deux jours en général, et presque constamment les jours où la grande salle n'est pas occupée par les concurrents de l'internat. Les élèves ne sont pas prévenus du jour où ils auront à se présenter à l'oral. *Comme pour l'épreuve orale de l'internat, ils doivent venir voir à chaque séance si leur nom tombe au sort.* Sont-ils absents lors de l'appel, on les considère comme hors de concours, à moins d'excuses légitimes, produites dans les vingt-quatre heures.

L'examen dure cinq minutes, et la question est la même pour tous les candidats qui passent dans la même séance. Comme à l'internat, le premier élève appelé tire dans une urne, après le départ des autres victimes du sort, un numéro que le président lui fait vérifier, et qui indique celle des trois questions à traiter ce jour-là. On a cinq minutes pour recueillir ses idées entre le moment où l'on reçoit connaissance de la question et celui où l'on est appelé à subir l'examen : on se trouve, à cet effet, renfermé, seul avec un surveillant, dans un cabinet où l'on n'a devant soi que des feuilles de papier blanc sur lesquelles nous engageons chaque candidat à écrire le plan de ses réponses. On peut, en effet, emporter avec soi devant le jury, comme à l'internat, les notes qu'on aura ainsi rédigées à la hâte.

A la fin de chaque séance, on annonce les points de ceux qui viennent de prendre part au concours.

Comme à l'internat, un sujet oral une fois donné n'est plus proposé cette année-là, ce qui fait désirer, en général, d'être appelé dans les premiers jours, alors que le jury, ne manquant pas de questions, choisit plutôt parmi les vulgaires, alors même souvent qu'il cote plus fort qu'à la fin des examens.

Lorsque les épreuves d'anatomie sont terminées, on procède aux épreuves de pathologie et de petite chirurgie, d'une façon identique à ce qui vient d'être dit pour l'épreuve anatomique. — Il n'y a plus d'admissibilité. Aussi, lorsque l'on n'a pas été heureux à la première épreuve, ne faut-il pas toujours se décourager et renoncer à subir la seconde. C'est la somme des points des deux épreuves qui doit décider du succès ou de l'insuccès du candidat. Il est donc souvent possible,

alors qu'on a été très faible en anatomie, de se *relever*
à la question de pathologie. Nous ne pouvons trop
recommander aux candidats de ne pas *filer* — le terme
devient officiel, — quelle que soit la question donnée,
et de toujours parler, si peu qu'ils la sachent.

Le nombre des points indispensables pour être reçu
varie avec le nombre de vacances et de concurrents;
il varie aussi selon que les juges cotent plus ou moins
haut.

Dans les derniers jours de décembre, les élèves
étaient autrefois invités à une séance solennelle, où
n'étaient admis que les externes et internes en fonction,
ainsi que ceux qui allaient devenir leurs collègues, et où,
après plusieurs discours de circonstance, on annonçait
les prix de l'internat, les nouveaux internes reçus, et
les médailles décernées aux internes ou externes ayant
accompli leurs trois ans *avec zèle, exactitude et subordination,* selon la formule sacramentelle. On pro-
clamait ensuite les externes admis, qui étaient invités à
choisir par ordre de classement, les places de médecine
ou de chirurgie vacantes dans les divers hôpitaux, et
devant être occupées à partir du 1ᵉʳ janvier suivant.

On a supprimé cette séance de distribution des prix,
où le tapage était devenu traditionnel. A présent, les
externes anciens et nouveaux sont simplement convoqués dans le grand amphithéâtre de l'Assistance
publique, pour choisir leurs services et retirer leurs
cartes. Les anciens d'abord, par ordre de classement;
puis, le lendemain, les externes récemment nommés.
Les externes de 3ᵉ et de 2ᵉ année ont d'ailleurs eu soin,
presque tous, de retenir leur place d'avance en se faisant agréer par un chef : on ne peut alors les *luxer,*
c'est-à-dire prendre ces places. Il n'en est pas de
même pour ceux de première année.

Ceux-ci ne peuvent, en effet, être attachés à l'hôpital
qui leur plaît. Les premiers eux-mêmes ne peuvent que
choisir parmi les places que les externes de seconde ou

troisième année n'ont pas retenues. Les services de médecine sont tous enlevés bien avant ceux de chirurgie.

Tout élève nommé externe est tenu de prendre un service dans les hôpitaux. L'état de disponibilité n'est pas admis par l'administration.

Le premier externe a droit au prix Arnal, 450 francs en livres et instrument.

Les externes entrent en fonction dans leurs nouveaux services le 1er février, comme les internes.

L'administration de l'Assistance publique n'ayant pas publié de programme pour édifier les candidats sur les connaissances exigées des concurrents à l'externat, nous reproduisons ci-après les questions adressées dans les vingt et une dernières années [1]. Cette liste sera consultée avec grand fruit, car les sujets oraux de l'externat se reproduisent presque tous les ans.

Pour que l'élève puisse mieux embrasser le champ du concours, nous donnons plus loin un programme qui est à peu près celui qu'on suit à l'heure actuelle dans les conférence pour l'externat. Nous ne saurions trop recommander aux étudiants d'assister régulièrement à ces sortes de conférences, dès l'externat. Ils seront ainsi beaucoup mieux préparés à suivre, l'année suivante, les conférences beaucoup plus sérieuses qui leur seront indispensables pour subir les épreuves de l'internat. Ce n'est pas à dire, que tous les sujets ici proposés seront donnés l'année où il se présentera; mais ils pourraient être donnés, et d'ailleurs il sera utile à l'élève de les repasser tous, au moins sommairement, pour suivre avec plus de soin les cliniques.

---

1. Les questions des dernières années sont données à peu près au complet, mais il en manque quelques-unes des concours plus éloignés de nous.

Bien que ce résumé soit conçu dans un autre plan que celui du *Manuel de petite chirurgie*, de Jamain et Terrier, le candidat n'en devra pas moins recourir à cet ouvrage qui lui donnera d'utiles renseignements sur les objets les plus rudimentaires de la petite chirurgie, instruments, linges, etc., que l'élève doit connaître, bien qu'on ne les lui demande pas en général à l'examen.

Questions posées aux concours d'externat depuis l'année 1871.

CONCOURS DE 1871.

Questions d'anatomie.

1. Diaphragme.
2. Articulation temporo-maxillaire.
3. Artère fémorale.
4. Rapports du poumon.
5. Orbite (ostéologie).
6. Muscles fessiers.
7. Artère humérale.
8. Omoplate.
9. Articulation coxo-fémorale.
10. Rapports du foie.
11. Articulation du genou.
12. Fosses nasales (ostéologie).
13. Aorte abdominale et ses branches.

Questions de pathologie et de petite chirurgie.

1. Signes et diagnostic de la pleurésie.
2. Fractures de la clavicule.
3. Symptômes et diagnostic des péritonites.
4. Bandages inamovibles.
5. Des brûlures.
6. Moyens hémostatiques.
7. De la vaccination.
8. Opération de la saignée.
9. Entorse.
10. Furoncle.

11.   Signes et diagnostic de la pneumonie simple aiguë.
12.   Phlegmon.

CONCOURS DE 1872

Questions d'anatomie.

1.   De la clavicule.
2.   Configuration extérieure et rapports du cœur.
3.   Artère fémorale.
4.   Articulation temporo-maxillaire.
5.   Tibia.
6.   Muscle psoas-iliaque.
7.   Aorte abdominale et ses branches.
8.   Articulation scapulo-humérale.
9.   Configuration extérieure et rapports du poumon.
10.   Os iliaque.
11.   Veines du membre supérieur.
12.   Parois osseuses des fosses nasales.
13.   Muscles qui s'insèrent à l'omoplate.
14.   Os temporal.
15.   Diaphragme.

Questions de pathologie et de petite chirurgie.

1.   Du furoncle.
2.   De la brûlure.
3.   Des ulcères de jambe et de leur traitement.
4.   Signes des fractures en général.
5.   Phlegmon diffus.
6.   Vaccination; décrire l'éruption vaccinale.
7.   Des ventouses; leur indication.
8.   Hémorragies traumatiques; moyens hémostatiques.
9.   Chloroformisation; ses accidents.
10.   Contusion.

11. Épistaxis; tamponnement des fosses nasales.
12. Signes et diagnostic de la pleurésie.
13. Appareils inamovibles.

CONCOURS DE 1873

Questions d'anatomie.

1. Os maxillaire inférieur.
2. Articulation coxo-fémorale.
3. Articulation tibio-tarsienne.
4. Muscle sterno-cléido-mastoïdien.
5. Omoplate.
6. Articulation du coude.
7. Artère fémorale.
8. Muscle psoas-iliaque.
9. Articulation du genou.
10. Artère axillaire.
11. Articulation scapulo-humérale.
12. Diaphragme.
13. Os frontal.
14. Articulation temporo-maxillaire.
15. Os occipital.

Questions de pathologie et de petite chirurgie.

1. Épistaxis.
2. Vaccination.
3. Furoncle.
4. Cathétérisme de l'urèthre.
5. Signes et diagnostic de la pneumonie.
6. Ventouses.
7. Contusion.
8. Brûlures.
9. Signes et diagnostic de la fièvre typhoïde.
10. Bandage de Scultet.
11. Fracture de la clavicule.

12. Administration du chloroforme.
13. Saignée du bras.

CONCOURS DE 1874

Questions d'anatomie.

1. Omoplate.
2. Artère fémorale.
3. Articulation tibio-tarsienne.
4. Articulation temporo-maxillaire.
5. Diaphragme.
6. Crosse de l'aorte.
7. Tiers supérieur du fémur.
8. Vertèbres dorsales.
9. Parois osseuses des fosses nasales.
10. Articulation du genou.
11. Psoas-iliaque.
12. Artère humérale.
13. Muscles de la région antérieure de la jambe.
14. Artère axillaire.
15. Clavicule.

Questions de pathologie et de petite chirurgie.

1. Furoncle.
2. Signes et diagnostic des fractures.
3. Vésication.
4. Saignée au pli du coude.
5. Des ventouses.
6. De la brûlure.
7. De la vaccination.
8. Appareils inamovibles.
9. Entorse.
10. Signes et diagnostic de la pneumonie aiguë.
11. Épistaxis.

12.   Appareil de Scultet.
13.   Signes et diagnostic de la fièvre typhoïde.

CONCOURS DE 1875

Questions d'anatomie.

1.   Articulation sterno-claviculaire.
2.   Tiers supérieur du fémur.
3.   Artère sous-clavière.
4.   Muscles élévateurs de la mâchoire.
5.   Articulation du genou.
6.   Configuration extérieure et rapports de l'estomac.
7.   Veines superficielles du membre supérieur.
8.   Omoplate.
9.   Muscle psoas-iliaque.
10.   Crosse de l'aorte.
11.   Muscles de la région antérieure de la jambe.
12.   Articulation tibio-tarsienne.
13.   Tiers inférieur de l'humérus.
14.   Caractères distinctifs des vertèbres.
15.   Les trois muscles fessiers.

Questions de pathologie et de petite chirurgie.

1.   De la brûlure.
2.   Du furoncle.
3.   De la contusion.
4.   Des ventouses et de leurs indications.
5.   Signes et diagnostic des fractures.
6.   Signes et diagnostic de la pleurésie.
7.   Divers moyens d'arrêter les hémorragies traumatiques.
8.   Chloroformisation; ses accidents; moyens de les combattre.

9. Signes et diagnostic de la pneumonie aiguë.
10. Vaccination; décrire l'éruption vaccinale.
11. Du séton et de ses indications.
12. Appareils inamovibles.
13. Ulcères de la jambe et leurs pansements.

CONCOURS DE 1876

Questions d'anatomie.

1. Muscle sterno-mastoïdien.
2. Rapports de l'estomac.
3. Artère axillaire.
4. Cubitus.
5. Artère fémorale.
6. Muscle diaphragme.
7. Articulation scapulo-humérale.
8. Muscle grand oblique de l'abdomen.
9. Vertèbres cervicales.
10. Artères de l'avant-bras.
11. Fosses nasales (Paroi osseuse).
12. Caractères généraux et distinctifs des vertèbres cervicales.
13. Articulation temporo-maxillaire.
14. Articulation tibio-tarsienne.
15. Diaphragme.

Questions de pathologie et de petite chirurgie.

1. Brûlure.
2. Extraction des dents.
3. Vésicatoires.
4. Cautère.
5. Épistaxis et tamponnement des fosses nasales.
6. Anthrax.
7. Symptômes de la pneumonie.

8. Vaccine et vaccination.
9. Moyens hémostatiques.
10. Signes des fractures des os longs.
11. Symptômes et diagnostic de la rougeole.
12. Phlegmon diffus.
13. Panaris.

CONCOURS DE 1877

Questions d'anatomie.

1. Vertèbres dorsales.
2. Artère fémorale.
3. Triceps fémoral.
4. Grand dentelé.
5. Petits dentelés.
6. Articulation du coude.
7. Parois osseuses de l'orbite.
8. Péroniers latéraux.
9. Muscles de l'éminence thénar.
10. Trapèze.
11. Os maxillaire supérieur.
12. Articulations de la clavicule.
13. Sacrum et coccyx.
14. Jumeaux, soléaire et plantaire grêle.
15. Articulations de la mâchoire supérieure.
16. Articulation radio-carpienne.

Questions de pathologie et de petite chirurgie.

1. Furoncles.
2. Signes de la pneumonie franche.
3. Vaccine et vaccination.
4. Signes et diagnostic de la pleurésie aiguë simple.
5. Epistaxis.
6. Tamponnement des fosses nasales.

7. Pansement des ulcères de jambe.
8. Entorse.
9. Accidents de la saignée.
10. Signes des fractures.
11. Brûlures.
12. Phlegmon circonscrit.
13. Signes et diagnostic de la fièvre typhoïde.
14. Appareils inamovibles.
15. Cautères.

CONCOURS DE 1878

Questions d'anatomie.

1. Artère humérale.
2. Diaphragme.
3. Côtes et cartilages costaux.
4. Articulation tibio-tarsienne.
5. Crosse de l'aorte.
6. Tronc cœliaque et ses branches.
7. Veines du membre inférieur.
8. Articulation coxo-fémoral.
9. Squelette de l'orbite, conformation extérieure et rapports.
10. Articulation du coude.
11. Occipital.

Questions de pathologie et de petite chirurgie.

1. Signes et diagnostic de la rougeole.
2. Signes et diagnostic de la pneumonie.
3. Hydarthrose.
4. Saignée.
5. Epistaxis et son traitement.
6. Érysipèle.
7. Brûlures.
8. Fracture de l'extrémité inférieure du péroné.

9.   Traitement des hémorragies artérielles.
10.   Fractures des côtes.
11.   Symptômes de la phtisie pulmonaire chronique.
12.   Signes et diagnostic de la fièvre typhoïde.
13.   Anthrax.
14.   Phlegmon diffus.

———

CONCOURS DE 1879

Questions d'anatomie.

1.   Articulation tibio-tarsienne.
2.   Extrémité supérieure du fémur.
3.   Grand pectoral et petit pectoral.
4.   Articulation scapulo-humérale.
5.   Artère fémorale.
6.   Os maxillaire inférieur.
7.   Muscles de la région antérieure de l'avant-bras.
8.   Rapports de la vessie.
9.   Conformation extérieure et rapports des poumons.
10.   Os iliaque.
11.   Sterno-cléido-mastoïdien.
12.   Vertèbres cervicales.
13.   Conformation extérieure et rapports des reins.
14.   Articulation radio-carpienne.
15.   Os du tarse.
16.   Muscle psoas-iliaque.
17.   Diaphragme.

Questions de pathologie et de petite chirurgie.

1.   Anthrax.
2.   Saignée au pli du coude.
3.   Scarlatine.
4.   Fractures de côtes.
5.   Signes et diagnostic de la pleurésie aiguë.

6.   Entorse.
7.   Phlegmon diffus.
8.   Fractures de la clavicule.
9.   Vaccination et vaccine.
10. Luxations de la mâchoire inférieure.
11. Péritonite aiguë.
12. Pansements antiseptiques.
13. Fractures de l'extrémité inférieure du radius.
14. Bronchite aiguë.
15. Administration du chloroforme,

CONCOURS DE 1880

Questions d'anatomie.

1.   Psoas iliaque.
2.   Fléchisseur commun des doigts.
3.   Articulation coxo-fémorale.
4.   Clavicule.
5.   Omoplate.
6.   Articulation tibio-tarsienne.
7.   Jumeaux et soléaire.
8.   Articulation temporo-maxillaire.
9.   Os occipital.
10. Configuration extérieure et rapports des poumons.
11. Carotide primitive.
12. Fessiers.
13. Artère fémorale.
14. Biceps brachial.
15. Diaphragme.

Questions de pathologie et de petite chirurgie.

1.   Symptômes et complications du rhumatisme articulaire aigu.
2.   Entorse.

3. Administration du chloroforme.
4. Traitement de l'épistaxis.
5. Symptômes et diagnostic de la pleurésie aiguë.
6. Saignée du bras.
7. Symptômes de la rougeole régulière.
8. Anthrax.
9. Appareils plâtrés.
10. Vaccination et vaccine.
11. Symptômes de la pneumonie aiguë franche.
12. Cathéterisme de la vessie chez l'homme.
13. Fractures en général.

CONCOURS DE 1881

Questions d'anatomie.

1. Tibia.
2. Veines du membre supérieur.
3. Articulation du coude.
4. Trapèze.
5. Articulation de l'épaule.
6. Crosse de l'aorte.
7. Squelette de l'orbite.
8. Grand oblique de l'abdomen.
9. Articulation tibio-tarsienne.
10. Adducteurs de la cuisse.
11. Forme et rapports de l'estomac.
12. Veines du membre supérieur.
13. Sterno-cléido-mastoïdien.

Questions de pathologie et de petite chirurgie.

1. Hémoptysie.
2. Érysipèle de la face.
3. Diagnostic de la phtisie pulmonaire par la percussion et l'auscultation.

4. De l'ascite, symptômes et diagnostic.
5. Fractures de la clavicule.
6. De la chloroformisation.
7. Symptômes et marche de la pneumonie franche
      aiguë.
8. Confection et application des appareils plâtrés.
9. Des brûlures.
10. Fractures de la rotule.

CONCOURS DE 1882

Questions d'anatomie.

1. Diaphragme.
2. Os maxillaire inférieur.
3. Articulation scapulo-humérale.
4. Os frontal.
5. Aorte abdominale.
6. Muscle sterno-cléido-mastoïdien
7. Artère fémorale.
8. Conformation extérieure et rapports du cœur.
9. Articulation du coude.
10. Muscles de la paroi abdominale antérieure.
11. Veines du membre supérieur.
12. Muscle psoas-iliaque.
13. Configuration extérieure et rapports des pou-
      mons.
14. Parois osseuses des fosses nasales.
15. Articulation tibio-tarsienne.

Questions de pathologie et de petite chirurgie.

1. Symptômes et diagnostic de la pneumonie
      franche.
2. Examen clinique des urines,
3. Signes et diagnostic de l'érysipèle.

CONCOURS DE 1883

Questions d'anatomie.

1. Extrémité inférieure du fémur.
2. Crosse de l'aorte.
3. Rapports de l'estomac.
4. Extrémité inférieure des os de l'avant-bras.
5. Articulation coxo-fémorale.
6. Articulation temporo-maxillaire.
7. Artères de la main.
8. Muscles grand pectoral et petit pectoral.
9. Vertèbres dorsales.
10. Muscles fessiers.
11. Rapports des reins.
12. Veines saphènes.
13. Calcanéum et astragale.
14. Muscle biceps du bras.

Questions de pathologie et de petite chirurgie.

1. Fractures de l'extrémité inférieure du péroné.
2. Chloroformisation.
3. Érysipèle de la face.
4. Fractures de la rotule.
5. Panaris.
6. Signes fournis par l'auscultation et la percussion dans la phtisie pulmonaire.
7. Causes, signes et diagnostic de la péritonite aiguë.
8. Manière de faire une autopsie.
9. Réduction des fractures et soins consécutifs.
10. Hydarthrose.
11. Anthrax.
12. Injections hypodermiques.
13. Lavements.

CONCOURS DE 1884

Questions d'anatomie.

1. Artère fémorale et ses branches.
2. Muscle sterno-cléido-mastoïdien.
3. Articulation coxo-fémorale.
4. Crosse de l'aorte.
5. Parois osseuses de l'orbite.
6. Configuration extérieure et rapports des poumons.
7. Articulation tibio-tarsienne.
8. Diaphragme.
9. Les côtes.

Questions de pathologie et de petite chirurgie.

1. Signes et diagnostic de la pleurésie aiguë.
2. Épistaxis et tamponnement des fosses nasales.
3. Entorse.
4. Symptômes et diagnostic de la fièvre typhoïde.
5. Symptômes et diagnostic de la rougeole.
6. Péritonite aiguë.
7. Fractures de côtes.

CONCOURS DE 1885

Questions d'anatomie.

1. Os maxillaire inférieur.
2. Articulation radio-carpienne.
3. Forme et rapports des poumons.
4. Artère fémorale.
5. Clavicule.
6. Crosse de l'aorte.
7. Diaphragme.

8.   Articulation tibio-tarsienne.
9.   Articulation du coude.
10.   Muscle sterno-cléido-mastoïdien.
11.   Articulation coxo-fémorale.
12.   Muscle psoas iliaque.
13.   Artère sous-clavière.
14.   Articulation scapulo-humérale.
15.   Muscles de la région antérieure de la jambe.

Questions de pathologie et de petite chirurgie.

1.   Symptômes de la pneumonie franche aiguë.
2.   Vaccine et vaccination.
3.   Érysipèle de la face.
4.   Cathétérisme de l'urèthre.
5.   Rougeole.
6.   Signes et diagnostic de la pleurésie aiguë.
7.   Brûlures.
8.   Ascite.
9.   Fièvre typhoïde.
10.   Scarlatine.
11.   Épistaxis.
12.   Tamponnement des fosses nasales.
13.   Péritonite aiguë.
14.   Entorse.
15.   Fracture de l'extrémité inférieure du radius.
16.   Fracture de la clavicule.
17.   Saignée.

CONCOURS DE 1886

Questions d'anatomie.

1.   Atlas et axis.
2.   Rapports de la vessie chez l'homme.
3.   Articulation du coude.

4. Configuration extérieure du cerveau.
5. Os maxillaire inférieur.
6. Rapports de l'estomac.
7. Rapports du cœur.
8. Artère humérale.
9. Muscle grand oblique de l'abdomen.
10. Conformation extérieure et rapports du foie.
11. Muscle sterno-mastoïdien.
12. Parois osseuses des fosses nasales.
13. Rapports de la trachée.
14. Artère fémorale.
15. Articulation du coude.
16. Artères de la main.
17. Extrémité supérieure du fémur.
18. Muscle diaphragme.
19. Veines superficielles du membre supérieur.
20. Articulation scapulo-humérale.

Questions de pathologie et de petite chirurgie.

1. Symptômes de la pneumonie aiguë.
2. Appareils inamovibles.
3. Furoncle.
4. Érysipèle.
5. Symptômes des fractures en général.
6. Des brûlures.
7. Sangsues.
8. Manière de faire une autopsie.
9. Examen clinique des urines.
10. Rougeole.
11. Traitement des hémorragies.
12. Du lavement.
13. Abcès chauds.
14. Ventouses.
15. Signes physiques de la tuberculose pulmonaire chronique.
16. Fractures de la clavicule.

CONCOURS DE 1887

Questions d'anatomie.

1. Diaphragme.
2. Articulation du genou.
3. Artère axillaire et ses branches.
4. Muscles adducteurs de la cuisse.
5. Os iliaque.
6. Artère fémorale.
7. Muscle de la paroi antéro-latérale de l'abdomen.
8. Articulation tibio-tarsienne.
9. Articulation temporo-maxillaire.
10. Parois osseuses des fosses nasales.
11. Rapports du cœur.
12. Articulation du coude.
13. Muscles fessiers.
14. Veines du membre supérieur.
15. Rapports du foie.
16. Articulation scapulo-humérale.
17. Artère poplitée et ses branches.
18. Crosse de l'aorte.
19. Os maxillaire inférieur.
20. Articulation radio-carpienne.
21. Veines du membre inférieur.

Questions de pathologie et de petite chirurgie.

1. Signes et diagnostic des fractures en général.
2. Symptômes de la rougeole régulière.
3. Symptômes et diagnostic de la fièvre typhoïde.
4. Des lavements.
5. De l'anthrax.
6. De la saignée.
7. Signes et diagnostic de la pneumonie lobaire.
8. Des brûlures.
9. Traitement de l'épistaxis.

10. Symptômes et diagnostic de la péritonite aiguë.
11. Signes et diagnostic de la scarlatine normale.
12. Cathétérisme de l'urèthre.
13. Vaccine et vaccination.
14. Hydrocèle vaginale.
15. Hémorragies artérielles.
16. Des injections hypodermiques.

CONCOURS DE 1888

Questions d'anatomie.

1. Côtes.
2. Configuration extérieure et rapports de l'estomac.
3. Fémur.
4. Crosse de l'aorte.
5. Diaphragme.
6. Veines du membre inférieur.
7. Clavicule.
8. Fosses nasales.
9. Rapports du poumon et sa configuration extérieure.
10. Muscle psoas-iliaque.
11. Articulation de l'épaule.
12. Veines du membre supérieur.
13. Os maxillaire inférieur.
14. Articulation tibio-tarsienne.
15. Articulation coxo-fémorale.
16. Rapports du foie et configuration extérieure.
17. Humérus.
18. Artère fémorale.
19. Muscle sterno-cléido-mastoïdien.

Questions de pathologie et de petite chirurgie.

1. Entorse.
2. Symptômes et diagnostic de la pneumonie franche aiguë.
3. Anthrax.
4. Cathétérisme de l'urèthre chez l'homme et chez la femme.
5. Analyse clinique des urines.
6. Érysipèle de la face.
7. Épistaxis et tamponnement des fosses nasales.
8. Panaris.
9. Saignée.
10. Vaccine et vaccination.
11. Fractures de la clavicule.
12. Brûlures.
13. Vésicatoires.

CONCOURS DE 1889

Questions d'anatomie.

1. Articulation temporo-maxillaire.
2. Articulation coxo-fémorale.
3. Configuration extérieure et rapports du foie.
4. Veines superficielles du membre inférieur.
5. Muscles fessiers.
6. Occipital.
7. Crosse de l'aorte.
8. Muscle sterno-cléido-mastoïdien.
9. Omoplate.
10. Artère fémorale.
11. Articulation tibio-tarsienne.
12. Articulation scapulo-humérale.
13. Artères de l'avant-bras.
14. Maxillaire inférieur.

15. Calcanéum et astragale.
16. Artère carotide primitive.
17. OEsophage.
18. Rapports de la vessie.
19. Péroné.
20. Carotide externe.

Questions de pathologie et de petite chirurgie.

1. Entorse.
2. Chloroformisation.
3. Fractures de la clavicule.
4. Pleurésie aiguë.
5. Cathétérisme de la vessie chez l'homme.
6. Des appareils plâtrés.
7. Fièvre typhoïde (signes et diagnostic).
8. Furoncle.
9. Épistaxis.
10. Vésicatoires.
11. Saignée.
12. Vaccine et vaccination.
13. Symptômes et diagnostic de la scarlatine.
14. Du lavement.

CONCOURS DE 1890

Questions d'anatomie.

1. Artère humérale.
2. Clavicule.
3. Articulation tibio-tarsienne.
4. Rapports de l'estomac.
5. Muscle sterno-cléido-mastoïdien.
6. Articulation du coude.
7. Ties supérieur du fémur.
8. Artère fémorale.
9. Muscle psoas-iliaque.

10. Vertèbres dorsales.
11. Rapports du foie.
12. Crosse de l'aorte.
13. Muscles de la région antérieure de la jambe.
14. Artère axillaire.
15. Rapports des reins.
16. Os maxillaire inférieur.
17. Rapports des poumons.
18. Rapports du rectum.
19. Rapports de l'œsophage.
20. Ligaments de l'articulation du genou.

Questions de pathologie et de petite chirurgie.

1. Appareils plâtrés pour fractures de jambe sans plaie.
2. Signes et diagnostic de la rougeole.
3. Entorse.
4. Brûlures.
5. Symptômes de l'ascite ; technique de la ponction de l'ascite.
6. Fractures de l'extrémité inférieure du radius.
7. Fractures de la clavicule.
8. Technique de l'autopsie des cavités thoracique et abdominale.
9. Vaccination contre la variole.
10. Symptômes de la pleurésie.
11. Fractures de l'extrémité inférieure du péroné.
12. Signes et diagnostic de la scarlatine.
13. Anthrax.
14. Epistaxis.
15. Blennorragie.
16. Des lavements.
17. Panaris.

CONCOURS DE 1891

Questions d'anatomie.

1. Muscle sterno-cléido-mastoïdien.
2. Os maxillaire inférieur.
3. Artère axillaire.
4. Muscle diaphragme.
5. Articulation radio-carpienne.
6. Articulation coxo-fémorale.
7. Atlas et axis.
8. Articulations de la clavicule.
9. Aorte abdominale.
10. Muscles fessiers.
11. Rapports des reins.
12. Configuration extérieure et rapports du cœur.
13. Muscles masticateurs.
14. Fosses nasales.
15. Sacrum et coccyx.
16. Artères de la main.
17. Muscles de la région antéro-externe de la jambe.
18. Rapports de la vessie.
19. Veines superficielles du membre inférieur.
20. Occipital.
21. Grand et petit obliques de l'abdomen.
22. Rapports du foie.
23. Artère sous-clavière.

Questions de pathologie et de petite chirurgie.

1. Brûlures.
2. Saignée au pli du coude.
3. Recherche de l'albumine, du sucre et du sang
      dans les urines.
4. Appareils plâtrés pour fractures de jambe.
5. Lavage de l'estomac.
6. Pneumonie (S. et D.)

7.   Vaccination contre la variole.
8.   Injections hypodermiques.
9.   Ponctions exploratrices.
10.   S. et D. de la phtisie pulmonaire à la 3ᵉ période.
11.   Technique de l'autopsie des cavités abdominale et thoracique.
12.   Anthrax.
13.   Erysipèle.
14.   Ventouses.
15.   Anesthésie locale.
16.   Ligature et pansement du cordon ombilical.

On voit que le concours se meut toujours à peu près dans le même cercle, et que le nombre des sujets donnables est en somme restreint. Ce recueil de sujets constitue le meilleur questionnaire pour les candidats désireux de s'exercer entre eux : ils n'auront qu'à y puiser au hasard.

Voici d'ailleurs, pour donner une idée de l'importance relative des questions au point de vue qui nous occupe, le résumé fait d'après ce qui précède, de celles qui ont été données dans les onze dernières années, avec un chiffre indiquant combien de fois elles sont sorties :

Questions d'anatomie.

Ostéologie. — Maxillaire inférieur (8). — Fosses nasales (5). — Clavicule (3). — Calcanéum et astragale (2). — Orbite (2). — Vertèbres dorsales (2). — Côtes (2). — Tiers supérieur du fémur (2). — Atlas et axis (2). — Occipital (2). — Frontal (1). — Omoplate (1). Humérus (1). — Extrémité inférieure des os de l'avant-bras (1). — Os iliaque (1). — Extrémité inférieure du fémur (1). — Fémur (entier) (1). — Tibia (1). — Péroné (1). — Sacrum et coccyx (1).

Arthrologie. — Articulation tibio-tarsienne (8), — du coude (7), — de l'épaule (7), — de la hanche (6),

— de la mâchoire (3), — du poignet (3), — articulations de la clavicule (1), — du genou (2, dont 1 fois les ligaments seuls).

Myologie. — Muscle sterno-cléido-mastoïdien (9), — Diaphragme (7). Muscle psoas-iliaque (4). — Muscles fessiers (4), — de la paroi abdominale (3), — de la région antérieure de la jambe (3), — grand oblique de l'abdomen (2), — adducteurs (2), — biceps brachial (1), — trapèze (1), — pectoraux (1), — muscles masticateurs (1).

Angiologie. — Crosse de l'aorte (8). — Artères poplitée (5), — fémorale (3), — axillaire (3), — de la main (3), — humérale (2), — sous-clavière (2). — Aorte abdominale (2). — Artères de l'avant-bras (1). — Artère carotide primitive (1), — carotide externe (1). — Veines de membre supérieur (6), — du membre inférieur (5).

Splanchnologie. — Configuration et rapports du foie (6), — du poumon (5), — de l'estomac (5), — du cœur (4), — des reins (3), — de la vessie (3). — Œsophage (2). — Rapports de la trachée (1), — du rectum (1). — Configuration extérieure du cerveau (1).

Questions de pathologie et de petite chirurgie.

Pathologie interne. — Epistaxis et tamponnement des fosses nasales (7). — Signes et diagnostic de la pneumonie (7), — de la rougeole (5), — de la scarlatine (4), — de la pleurésie (4), — de la péritonite (4), — de la fièvre typhoïde (4), — de la phtisie chronique (4, dont une à la 3° période), — de l'ascite (3, dont 1 avec la ponction). — Hémoptysie (1).

Pathologie externe. — Brûlures (7). — Érysipèle (7). — Fractures de la clavicule (6). — Entorse (5). — Anthrax (4). — Fractures en général (2) : — de l'extrémité inférieure du péroné (2), — de l'extrémité inférieure du radius (2), — de la rotule (2). — Furoncle (2). — Hémorragies, moyens hémostatiques, etc. (2). — Fractures de côtes (1). — Hydarthrose (1). — Hydrocèle (1). — Phlegmon circonscrit (1). — Blennorragie aiguë (1).

Petite chirurgie, etc. — Vaccine et vaccination (6). — Appareils inamovibles, plâtrés, traitement des fractures (6). — Lavements (5). — Saignée (5). — Cathétérisme (4). — Examen des urines (4). — Autopsies (4). — Chloroformisation (3). — Injections hypodermiques (3). — Vésicatoires (2). — Ventouses (2). — Sangsues (1). — Ponctions exploratrices (1). — Lavage de l'estomac (1). — Anesthésie locale (1). — Ligature et pansement du cordon ombilical (1).

PROGRAMME DE CONFÉRENCES
POUR L'EXTERNAT [1]

1ᵉʳ Conférence.

Os du crâne : frontal, occipital, maxillaire inférieur.
Squelette de l'orbite.
Articulation de la mâchoire.
Muscles masticateurs.
Érysipèle.
Brûlures.

2ᵉ Conférence.

Squelette des fosses nasales.
Carotide primitive.
Carotide externe.
Épistaxis et tamponnement des fosses nasales.
Furoncle et anthrax.
Chloroformisation.
Anesthésie locale.

3ᵉ Conférence.

Vertèbres cervicales. Atlas et axis.
Vertèbres dorsales, lombaires.
Sacrum et coccyx.
Œsophage.
Trachée-artère.
Moyens hémostatiques, hémorragies artérielles.
Vésicatoires.

4ᵉ Conférence.

Côtes.
Trapèze, pectoraux.

1. Bibliographie, voir examens de doctorat, p. 49, 50, 114, 115, 137, 220, 221.

Configuration et rapports du poumon.
Symptômes et diagnostic de la pneumonie.
—   —   de la pleurésie aiguë.
Fractures de côtes.

5ᵉ Conférence.

Clavicule, omoplate.
Articulation de l'épaule.
Articulations de la clavicule.
Sterno-cléido-mastoïdien.
Fractures de la clavicule.
Signes de la phtisie chronique.
Injections hypodermiques et ponctions explora-
trices.

6ᵉ Conférence.

Artère sous-clavière.
Artère axillaire.
Humérus.
Articulation du coude.
Phlegmon circonscrit, diffus.
Manière de faire une autopsie.

7ᵉ Conférence.

Biceps.
Artère humérale.
Nerf médian.
Veines du membre supérieur.
Séton.
Saignée.
Ventouses.
Sangsues.

8ᵉ Conférence.

Os de l'avant-bras. Leur extrémité inférieure.
Articulation du poignet.
Artères de l'avant-bras, de la main.
Signes des fractures en général.

Leurs complications.
Fractures compliquées.
Fractures de l'extrémité inférieure du radius.

9ᵉ Conférence.

Os iliaque.
Articulation de la hanche.
Psoas-iliaque, fessiers.
Signes de la coxalgie.
Vaccine et vaccination.
Hémoptysie.

10ᵉ Conférence.

Fémur (en entier, ou une extrémité).
Artère fémorale.
Veines du membre inférieur.
Configuration et rapports du rectum.
Blennorragie aiguë.
Cathétérisme.
[Lavements.

11ᵉ Conférence.

Articulation du genou. Ses ligaments.
Artère poplitée.
Muscles de la région antérieure de la jambe.
Fractures de la rotule.
Hydarthrose.
Traitement des fractures, appareils inamovibles,
plâtrés, etc.

12ᵉ Conférence.

Tibia, péroné, astragale et calcanéum.
Articulation tibio-tarsienne.
Configuration extérieure du cerveau.
Entorse.
Fractures de l'extrémité inférieure du péroné.
Varices, ulcères variqueux.

13ᵉ Conférence.

Configuration extérieure et rapports du cœur.
Aorte. Crosse de l'aorte.
Diaphragme.
Symptômes et diagnostic des fièvres éruptives; rougeole, scarlatine, variole.
Lavage de l'estomac.

14ᵉ Conférence.

Muscles de la paroi abdominale antérieure. Grand oblique.
Configuration et rapports du foie.
—   —   de l'estomac.
Ascite et sa ponction.
Signes et diagnostic de la péritonite aiguë.

15ᵉ Conférence.

Muscles adducteurs de la cuisse.
Configuration et rapports des reins.
—   —   de la vessie.
Examen clinique des urines.
Hydrocèle.
Signes de la fièvre typhoïde.
Ligature et pansement du cordon ombilical.

CONCOURS DE L'INTERNAT

ET

PRIX DÉCERNÉS AUX EXTERNES EN MÉDECINE ET EN CHIRURGIE

Les internes sont nommés pour quatre ans. Leurs fonctions consistent à suivre les visites des chefs de service, à rédiger les bulletins de statistique médicale ; à faire les pansements importants ; à surveiller les pansements confiés aux externes ainsi que la tenue des cahiers de visite ; enfin, à faire à tour de rôle le service de la garde.

Le jour de garde, les internes sont consignés dans l'hôpital pendant les 24 heures que dure leur service. L'élève de garde est chargé de donner les premiers soins aux malades et blessés présentés dans les cas d'urgence et dont le directeur aura autorisé l'admission dans l'intervalle d'une visite à l'autre. Il est également chargé de porter tous les secours pressés aux malades déjà admis.

D'ailleurs, toutes les parties intéressantes du règlement peuvent être consultées par les élèves chez le directeur de l'hôpital, qui ne peut refuser de leur en donner connaissance. Nous mentionnerons seulement les peines infligées aux internes pour les infractions au règlement ; ces peines, mentionnées dans les vieux règlements, ne sont plus guère appliquées ; ce sont : la consigne dans l'établissement pendant un mois au plus avec retenue de traitement; la simple retenue de traitement pendant un temps qui ne peut excéder trois mois : *la privation du droit de paraître à un ou plusieurs concours pour le bureau central*; enfin la radiation de la liste des élèves.

Les internes touchent une indemnité de 600 francs pour la 1re année, 700 pour la 2e, 800 pour la 3e, 1000 pour la 4e. Ils ont droit au logement, ou, si l'hôpital n'offre pas les locaux nécessaires, à une indemnité de 600 francs. L'interne de garde seul est nourri.

Tous les externes de seconde et de troisième année, sont tenus de concourir pour l'internat. Les externes de seconde année, s'ils ne font au moins la composition écrite, encourent la peine de la radiation.

Les externes de première année peuvent concourir également, s'ils se sentent de force à se mettre sur les rangs, ou s'ils désirent s'essayer un peu pour une lutte qu'ils renouvelleront plus sérieusement l'année suivante.

Tous les externes forment ensemble et sans distinction une seule classe.

On s'inscrit à l'Assistance publique dès le commencement de septembre, pendant une durée de quinze jours. D'ailleurs les dates sont indiquées tous les ans par une affiche spéciale que les étudiants verront apposée dans tous les hôpitaux, à l'Assistance publique, à la faculté de médecine et dans le quartier des écoles.

Par un arrêté en date du 26 juillet 1892, pris en conformité de l'avis du Conseil de surveillance et approuvée par M. le Préfet de la Seine, l'article 102 du règlement sur le service de santé, qui détermine les conditions à remplir par les candidats pour être admis a prendre part au concours de l'internat en médecine, a été revisé ainsi qu'il suit :

« Les élèves externes reçus au concours, ont seuls le droit de se présenter pour les places d'élèves internes.

« Ils ne peuvent, toutefois, prendre part à ce concours que pendant les six années qui suivent la prise de leur première inscription de médecine. Les années de présence sous les drapeaux ne seront pas comprises. dans ce délai.

« Les candidats au concours de l'internat ne sont inscrits à ce concours que sur le vue des pièces suivantes :

« 1° Un certificat constatant leurs services en qualité d'externes, au moins depuis le 1er février précédent, sans interruption non motivée ;

« 2° Des certificats délivrés par les médecins et chirurgiens, et par les directeurs des établissements dans lesquels ils ont fait un service en qualités d'externes, établissant leur exactitude, leur subordination et leur bonne conduite ;

« 3° Un certificat de scolarité délivré par l'École de médecine.

« Le nouveau règlement dont il s'agit sera applicable à partir du concours de l'année 1896. »

Les sept membres du jury, 3 médecins, 3 chirurgiens et un accoucheur, sont tirés au sort, dès la clôture des inscriptions, parmi les titulaires des hôpitaux et les membres du bureau central : on conçoit l'avantage qu'ont les élèves qui trouvent parmi ces membres un de leurs maîtres ou qui peuvent se faire puissamment recommander près de l'un d'eux.

Le concours s'ouvre en général vers le 15 octobre : il commence par un travail écrit, composé d'une question d'anatomie (quelquefois d'histologie) et d'une question de pathologie intéressant le plus souvent, mais non toujours, l'organe qui fait le sujet de la première question.

La composition écrite, que l'on faisait autrefois sur ses genoux, dans l'amphithéâtre de l'Assistance publique, se fait aujourd'hui plus confortablement, sur des tables disposées à cet effet dans une salle de l'Hôtel de Ville.

15.

Au commencement de la séance, le président prie généralement les candidats de s'abstenir de visites aux juges. Néanmoins, il est d'usage de déposer une carte chez eux avant de lire sa copie.

Comme à l'externat, le jury choisit trois questions. Un élève pris au hasard tire au sort l'une d'elles.

La composition dure deux heures, de midi et demi à deux heures et demie ; elle est commune pour tous les aspirants à l'internat.

Cette composition est des plus sérieuses. Il suffirait pour en être convaincu de voir, à côté des amateurs de première année qui viennent là pour se rendre compte de ce qu'est l'examen, ou de seconde année qui sont forcés de remettre une copie quelconque pour passer en troisième, ces lutteurs à la face blême, aux traits étirés, qui depuis un an n'ont eu qu'une pensée, l'internat, et qui ont passé leurs vacances à travailler jour et nuit.

Deux ou trois jours après la composition, les candidats sont invités à venir, à quatre heures du soir, tous les deux jours, savoir s'ils ne seront pas désignés par le sort pour lire leur copie devant le jury, lecture où des copies passables ressortent parfois beaucoup par le talent d'intonation du lecteur.

Un certain nombre d'élèves sont désignés au hasard, au commencement de chaque séance. Les derniers ne peuvent quelquefois pas lire, faute de temps, bien que la séance dure de quatre heures un quart à six heures et demie. On a d'ailleurs l'habitude de tirer un nombre de noms suffisant pour plusieurs séances.

Chaque lecteur a près de lui le camarade qui lira à sa suite et qui doit surveiller l'authenticité de ses paroles. C'est ce qu'on appelle, dans l'argot spécial, son « gendarme ». Un élève appelé et qui ne répond pas à son nom, doit justifier de son absence avant l'ouverture de la prochaine séance.

A la fin de chaque réunion, on annonce les points

des concurrents qui se sont présentés. Le maximum
des points pour cette épreuve est 30.

Quand toutes les copies pour lesquelles un lecteur
s'est présenté ont été lues, l'administration dresse la
liste par ordre alphabétique des candidats admissibles. Cette liste, rendue publique à la première séance
d'examen oral, et souvent affichée au secrétariat
général de l'Assistance publique, réunit trois fois plus
d'élèves que n'en exigent les trente à quarante vacances
qui se présentent chaque année [1].

Le nombre de points nécessaires pour être admis-
sible, varie selon que les juges cotent plus ou moins
haut, selon que la composition a été plus ou moins
bien traitée, etc.

Vers la fin de décembre commence, pour les admissibles, de quatre heures un quart à six heures et
demie encore, et dans le grand amphithéâtre de l'Assistance publique, l'examen oral qui, bien que décisif,
est un peu moins important que l'écrit. En effet le
maximum des points de cette épreuve est 20 seulement.

Il se compose également d'une question d'anatomie
et d'un sujet de pathologie. On n'a que dix minutes
pour se recueillir dans un petit cabinet adjacent, où
l'on se trouve enfermé avec un surveillant et où l'on
peut jeter sur le papier l'ordre de ses idées. On n'a
aussi que dix minutes pour parler, en sorte qu'il est
bon, quand on se sent maître de ses matières, de con-
sacrer cinq minutes à chaque question. L'orateur a
d'ailleurs sous les yeux un compteur qui fait un tour
dans le temps donné, c'est-à-dire en dix minutes, et
non en cinq comme à l'externat, d'où l'erreur commise

1. Il y a toujours d'ailleurs un certain nombre d'admissibles
qui ne répondront pas à l'oral, ou qui, à la vue de la question qui leur est tombée au sort, *feront valoir leur droit à la
retraite.*

par plusieurs candidats qui ont parlé dix minutes sur l'anatomie seule.

Cet examen oral, comme celui de l'externat, comme tous les examens, surtout de vive voix, est trop souvent une loterie où le sort favorise plus ou moins et qui entraîne fréquemment bien d'amères déceptions, bien des chutes inattendues. Vous pouvez tomber, un jour où vous serez mal disposé, précisément sur une question très difficile à traiter, quand celle de l'avant-veille était des plus commodes, etc. D'ailleurs, si quelques-uns de ces sujets paraissent faciles, qu'on ne s'y laisse pas tromper; sur les sujets les plus vulgaires, un élève supérieur peut encore se distinguer. Au contraire une question difficile doit plutôt convenir au candidat bien préparé, et parce qu'elle éloigne tout d'un coup bien des rivaux plus ou moins sérieux, et parce que les juges, disposés à l'avance à coter plus fort les passages réussis, en écoutent la solution avec beaucoup plus d'attention et de plaisir.

Le sujet est le même pour les dix candidats qui passent le même jour.

Si un concurrent appelé ne répond pas, il doit faire légitimer son absence dans les vingt-quatre heures, ou bien il est considéré comme renonçant au concours, aux termes des règlements.

A la fin de chaque séance d'examen, comme à la fin des séances de lecture, on annonce le nombre de points accordés à chaque candidat.

Les opérations du concours terminées, le jury procède au classement définitif, par ordre de mérite, des élèves qui ont été admis à subir des épreuves écrites.

Si plusieurs concurrents ont égalité de points et qu'il ne reste plus qu'une ou deux places, comment procède-t-on à la répartition de ces places? Le jury prend de préférence les provisoires, ces demi-vainqueurs de l'an dernier, puis les externes de troisième année, enfin les autres, toujours par ordre d'ancienneté

puis de classement ; parfois enfin les juges consultent à
nouveau les notes qu'ils ont prises sur chaque élève et
fixent leur choix, en ayant égard surtout à l'élévation
des points obtenus à celle des deux compositions qui
était la plus ingrate. Généralement le jury réunit toutes
ces données et s'aide aussi des notes relevées sur les
élèves pendant qu'ils étaient externes ou provisoires.

S'il existe quarante vacances, les quarante premiers
sont internes de titre et de fait, un nombre à peu près
égal de ceux qui suivent sont *internes provisoires*, c'est-
à-dire restent à la disposition de l'administration pour
remplacer, dans le courant de l'année, d'après l'ordre
de classement sur la liste supplémentaire, les internes
titulaires qu'une maladie, un congé, une démission,
éloigneraient de leur service momentanément ou pour
jamais. Ces internes provisoires sont tenus de se représenter l'année suivante au concours de l'internat, leurs
fonctions n'étant qu'annuelles, autrement ils rede-
viennent simples externes, si toutefois même ils ont
encore une des trois années d'externat à faire, l'année
où ils sont provisoires comptant comme externat.

« Ne peuvent être compris dans la liste supplémentaire les externes qui ont terminé leurs trois ans d'exercice. » Aussi sont-ils obligés de concourir de nouveau
pour l'externat, sous peine de perdre leur titre d'internes provisoires, et de ne pouvoir se représenter à
l'internat.

Les internes provisoires n'ont pas le droit de suivre
un service en qualité d'externe pendant le temps où ils
sont inoccupés.

Ils sont d'ailleurs appelés presque toute l'année,
tantôt dans un service tantôt dans un autre[1]. Quelque-

---

1. Quand une place d'interne devient vacante, le premier
provisoire sur la liste des inoccupés est invité à prendre ce
service. S'il refuse, sans motif plausible, il est considéré comme
démissionnaire et perd son titre d'interne.

fois même ils passent la plus grande partie de l'année dans un seul service, ce qui est bien plus favorable pour l'étude que d'errer d'hôpital en hôpital [1].

Les quatre premiers internes sortis ont les prix, accessit et mentions de l'externat. Le concours sert donc à la fois et pour l'internat et pour les prix de l'externat.

Il existe de plus des prix dus à des fondations, savoir :

Le prix Dusol, donné au premier, et d'une valeur de 300 francs.

Le prix Godart, donné au même, et consistant en une boîte ou trousse d'instruments d'une valeur de 200 francs.

Le prix Barbier, d'environ 1250 francs, donné au premier sous la condition qu'il restera attaché au service chirurgical de la Charité.

Le prix Burland (500 fr. payables par trimestre), tiré au sort entre le 5ᵉ, le 6ᵉ et le 7ᵉ. Généralement les trois élèves le partagent.

Le choix des places est soumis aux mêmes règles que pour l'externat. On peut consulter à l'Administration de l'Assistance publique la liste des places vacantes, qui est rendu publique un ou deux jours avant la distribution des cartes.

---

1. Un certain nombre de services ont des places occupées toujours par des provisoires : tels sont ceux de l'Hôtel-Dieu annexe, de Bicêtre, etc.

Questions posées au concours de l'internat dans les dernières années [1].

QUESTIONS ÉCRITES.

1861. Structure du rein. — Hématurie.

1862. Région inguinale. — Signes et diagnostic de l'étranglement intestinal au point de vue médical et chirurgical.

1863. Muscles intercostaux, leurs usages. — Fractures de côtes.

1864. Cordon testiculaire. — Varicocèle et son traitement.

1865. Diaphragme. — Pleurésie.

1866. Veine porte. — Ascite.

1867. Artères de l'intestin. — Signes et diagnostic des hémorragies intestinales.

1868. Muscles intrinsèques du larynx. — Caractères différentiels des laryngites.

1869. Médiastin postérieur. — Diagnostic du pneumothorax.

1871. Trachée et bronches. — Corps étrangers des voies aériennes.

1872. Vertèbres cervicales. — Signes et diagnostic du mal de Pott.

1873. Circulation du foie. — Cirrhose (signes et diagnostic.)

1874. Rapports de l'œsophage. — Ses rétrécissements.

---

1. Les questions mises entre parenthèses sont restées dans l'urne.

1875. (Jury : MM. d'Heilly, Lancereaux, Ferrand, Vidal, Richet, Maisonneuve, Championnière.)

De l'endocarde et des endocardites.

(Rectum, étranglement herniaire. — Creux axillaire, plaies des artères.)

1876. (Jury : MM. Audhoui, Dujardin-Beaumetz, Blachez, Laboulbène, Tessier, Lefort, Guéniot.)

Cæcum. Ulcérations intestinales.

(Plexus cervical superficiel, torticolis. — Nerf laryngé inférieur, diagnostic et traitement du croup.)

1877. (Jury : MM. Damaschino, Duguet, Grancher, Straus, Périer, Terrillon, de Saint-Germain.)

Vaisseaux sanguins du poumon. — Gangrène pulmonaire.

(Vaiss. et nerfs du rein, accidents de la lithiase rénale. — Muqueuse linguale, cancer de la langue.)

1878. (Jury : MM. Gübler, Gallard, Gombault, Legroux, Lefort, Guéniot, Berger.)

Structure du rein. Diagnostic et valeur sémiologique de l'albuminurie.

(Testicule, S. et D. des orchites. — Ventricules latéraux, S. et D. de l'hémorragie cérébrale.)

1879. (Jury : MM. Gougenheim, Gouraud, Huchard, Landrieux, Marchand, Peyrot, Polaillon.)

Testicule. — Tuberculose du testicule.

(Valvules du cœur, insuffisance aortique. — Duodénum, occlusion intestinale.)

1880. (Jury : Bernutz, Hayem, Dumontpallier, Labadie-Lagrave, Humbert, Monod, Championnière.)

Voile du palais. — Erysipèle spontané de la face.

(Muqueuse de l'intestin grêle, — S., marche et D. de la fièvre typhoïde. — Ombilic, hernie ombilicale.)

1881. (Jury : MM. Dieulafoy, Duguet, Gingeot, Rathery,
L. Labbé, Gilette, Pozzi.)

Col de l'utérus.

Polypes de l'utérus.

(Artères du cerveau, embolie cérébrale. Rapports de l'estomac, ulcère rond.)

1882. (Jury : MM. Hervieux, Potain, Raymond, M. Sée,
Gaillard-Lacombe, Felizet, Reclus.)

Nerf récurrent. — Anatomie path., S. et D. de
l'apoplexie pulmonaire.

(Circulation veineuse hépatique, cirrhose hypertrophique. — Cæcum, occlusion intestinale.)

1883. (Jury : MM. Siredey, Descroizilles, Huchard, Blum,
Championnière, Schwartz, Maygrier.)

Région poplitée. — Gangrène sénile.

(Rectum chez l'homme, cancer du rectum. —
Voies biliaires, sympt. et complications de la
lithiase biliaire.

1884. (Jury : MM. Luys, Grancher, Quinquaud, Polaillon,
Henriet, Kirmisson, Bar.)

Voies biliaires (anat. et physiol.) S., D. et traitement des kystes hydatiques du foie.

(Espace intercostal. — Pleurésie purulente. —
Cordons postérieurs et racines postérieures
de la moelle. S. et D. de l'ataxie locomotrice
progressive.)

1885. (Jury : MM. Gouguenheim, Brunet, Muzelier, Pozzi,
Campenon, Blum, Ribemont.)

(1er concours, annulé par suite d'un incident.)

Rapports de l'estomac et du duodénum. —
Anat. path., S. et D. du choléra asiatique.

(2e concours.) Circonvolutions de la face externe
du cerveau. — Causes et signes de l'hémiplégie.

(Lobule pulmonaire. S., D. et traitement de la
pleurésie purulente. — Urèthre chez l'homme,
S. et complications de la blennorragie.)

1886. (Jury : MM. Gallard, Duguet, Polaillon, Delens, Marchant, Berger, Gombault.)

Grand épiploon. — Signes et diagnostic de la péritonite tuberculeuse.

(Canal thoracique, adénopathie trachéo-bronchique. — Sinus de la dure-mère, fractures du rocher.)

1887. (Jury : MM. Huchard, de Beurmann, Faisans, Nélaton, Quénu, Jalaguier, Bar,)

Veines jugulaires. — Erysipèle de la face.

(Diaphragme, anatomie et physiologie; diagnostic de la pleurésie aiguë. — Veine porte extra hépatique, S., D. et terminaison de l'étranglement herniaire.)

(Dans une 1re séance, levée pour cause de tapage, on avait donné : Rapports du rectum chez la femme, S. et D. de la fièvre typhoïde. — Veines saphènes, varices du membre inférieur sauf le traitement. — Nerf crural, tétanos.)

1888. (Jury : MM. Labric, Brun, Segond, d'Heilly, Peyrot, Ducastel, Auvard.)

Triangle de Scarpa. — Sympt. et diagnostic de l'étranglement herniaire.

(Bronches et ramifications bronchiques, S. et D. de la pneumonie lobaire franche aiguë. — Rapports de l'utérus, S. et D. du cancer de l'utérus.

1889. (Jury : MM. A. Guérin, Déjerine, Moutard-Martin, Hallopeau, Reynier, Schwartz, Bonnaire.)

Muqueuse de l'utérus. — Diagnostic différentiel des métrorragies.

(Médiastin, plaies pénétrantes du thorax. — Voile du palais, angine diphtéritique.)

1890. (Jury : MM. Polaillon, Robin, Raymond, Letulle, Richelot, Tuffier, Champetier de Ribes.)

Pancréas (anatomie et physiologie.) — Diagnostic de l'ulcère rond de l'estomac.

(Fosse iliaque, abcès de la fosse iliaque, causes et
diagnostic. — Circulation veineuse intracrânienne, diagnostic de la méningite tuberculeuse.)

1891. (Jury : MM. Millard, Blum, Périer, Ricard, Bonnaire,
Gilbert, H. Martin.)

Articulation tibio-tarsienne. — Périostite phlegmoneuse diffuse.

(Veines du membre inférieur, phlegmatia alba
dolens. — Muscles intrinsèques du larynx,
goître exophtalmique).

1892. (Jury : MM. Ferrand, Boissard, Broca, Josias, Guinard,
Hartmann et Roger).

Diaphragme. Symptômes et diagnostic du mal
de Pott dorso-lombaire.

(Muqueuse de l'intestin grêle. Formes cliniques
de la fièvre typhoïde. — Plèvres. Causes,
symptômes et traitement de la pleurésie
purulente).

QUESTIONS ORALES.

1871.

1. Voile du palais. — Paralysie du voile du palais.
2. Artère axillaire. — Phlegmon de l'aisselle.
3. Structure du rein. — Calculs rénaux.
4. Structure du testicule. — Tubercule du testicule.
5. Iris. — Irido-choroïdite.
6. Gros intestin. — Typhlite et pérityphlite.
7. Glandes de la peau. — Anthrax.
8. Valvule mitrale. — Rétrécissement et insuffisance de l'orifice auriculo-ventriculaire gauche.
9. Parotide. — Des parotidites.
10. Triangle de Scarpa. — Phlegmon diffus.
11. Structure de l'ovaire. — Kystes de l'ovaire.

1872.

1. Péricarde. — Symptômes et diagnostic de la péricardite.
2. Nerf moteur oculaire commun. — Paralysies de ce nerf.
3. Des enveloppes du testicule. — Hydrocèle.
4. Artère pulmonaire. — S. et D. de la pneumonie.
5. Prostate. — S. et D. des calculs vésicaux.
6. Clavicule. — Fractures de la clavicule.
7. Grand épiploon. — Diagnostic de l'étranglement interne.
8. Trachée artère. — S. et D. de la rougeole.
9. Articulation temporo-maxillaire. — Luxations du maxillaire inférieur.
10. Voies lacrymales. — Tumeur lacrymale.
11. Fosse iliaque. — Abcès de la fosse iliaque.

1873.

1. Muscles du globe de l'œil. — Sémiologie de l'exophtalmie.
2. Anatomie topographique du cou de pied. — Signes et accidents consécutifs à la fracture du péroné.
3. Rapports des reins. — Accidents consécutifs à la lithiase rénale.
4. Cæcum. — Invagination intestinale.
5. Anatomie chirurgicale de la joue. — Stomatite ulcéro-membraneuse.
6. Articulation scapulo-humérale. — Signes des luxations de cette articulation.
7. Artère pulmonaire. — Hémoptysie.
8. Ganglions lymphatiques de l'aine. — Bubons.
9. Nerf radial. — Paralysie du nerf radial.
10. Veine cave supérieure. — Symptômes et signes des maladies du cœur droit.

1874.

1. Muscles du voile du palais. — Paralysie du voile du palais.
2. Portion prostatique de l'urèthre. — De l'infiltration urinaire.
3. Sac lacrymal et canal nasal. — Anatomie pathologique, symptômes et diagnostic de la tumeur lacrymale.
4. De la glotte. — Accidents et complication de la coqueluche.
5. Sinus de la dure-mère. — Diagnostic de l'hémorragie cérébrale.
6. Artère carotide externe. — Anévrismes artério-veineux.
7. Région ombilicale. — Hernie ombilicale.
8. Rapports du rectum chez l'homme. — Hémorragies intestinales.
9. Branche ophtalmique de Willis. — Zona.

1875.

1. Artères rénales. — Diagnostic, pronostic et traitement de l'hématurie.
2. Articulation tibio-tarsienne. — Entorse.
3. Glande parotide. — Oreillons.
4. Artère pulmonaire. — Hémoptysie.
5. Muqueuse des fosses nasales. — Polypes muqueux des fosses nasales.
6. Veine porte. — Kystes hydatiques du foie.
7. Muscles du pharynx. — S. et D. de l'angine couenneuse.
8. Glande mammaire. — Abcès du sein.
9. Cæcum. — Coliques de plomb.
10. Portion sous-ombilicale du péritoine. — Signes, diagnostic et pronostic de la péritonite tuberculeuse.

11. Nerf moteur oculaire commun. — Conjonctivites.
12. Articulation radio-carpienne. — Fractures de l'extrémité inférieure du radius.
13. Nerf facial extra-crânien. — Erysipèle de la face.

1876.

1. Glandes de la peau. — Phlegmon diffus.
2. Dure-mère crânienne. — S. et D. de la méningite tuberculeuse.
3. Diaphragme. — Symptômes de l'angine de poitrine.
4. Rapports du pharynx. — Symptômes de la scarlatine normale.
5. Grand hypoglosse. — S. et D. du cancer de la langue.
6. Articulation du coude. — Fractures de l'olécrâne.
7. Uretères. — S. et D. de la colique néphrétique.
8. Face inférieure du foie. — S. et D. du diabète sucré.
9. Veine cave inférieure. — Causes de l'ascite.
10. Médiastin. — S. et D. de la pleurésie aiguë.

1877.

1. Muqueuse linguale. — Angine diphtéritique.
2. Muqueuse de l'estomac. — Cancer du pylore.
3. Grand épiploon. — S. et D. de la péritonite tuberculeuse.
4. Ligaments larges. — Hématocèle rétro-utérine.
5. Structure de la peau. — Érysipèle de la face.
6. Rapports du rectum chez l'homme. — Causes, S. et D. des hémorroïdes.
7. Muqueuse uréthrale chez l'homme. — Oreillons.

8. Périoste. — Nécrose des os longs.
9. Cornée. — Ophtalmie purulente.
10. Glandes de l'intestin grêle. — S. et D. de la
       fièvre typhoïde.
11. Aponévroses du périnée chez l'homme. — Infil-
       tration d'urine.

1878.

1. Phrénique. — Pleurésie diaphragmatique.
2. Prostate. — Cathétérisme.
3. Trachée. — Causes et traitement de l'asphyxie.
4. Nerf maxillaire supérieur. — Névralgie du tri-
       jumeau.
5. Aisselle. — Causes, S. et D. des adénites axil-
       laires.
6. Structure du rein. — Diagnostic et valeur sémio-
       logique de l'albuminurie.
7. Artères de la main. — Plaies de la paume de la
       main.
8. Col de l'utérus. — Délivrance.
9. Oreillettes du cœur. — Syncope.

1879.

1. Structure des paupières. — Érysipèle de la
       face.
2. Rapports de la parotide. — Stomatite mercu-
       rielle.
3. Articulation radio-carpienne. — Rhumatisme
       noueux.
4. Veines azygos. — Causes, S. et D. de la dilata-
       tion bronchique.
5. Nerf radial. — Paralysie du nerf radial.
6. Ventricule moyen. — Causes, S. et D. de la para-
       lysie générale progressive.
7. Muscle releveur de l'anus. — Diagnostic et trai-
       tement de l'éclampsie puerpérale.

8. Articulations costo-vertébrales. — Complications des fractures de côtes.
9. Veines ombilicales. — Signes de la grossesse.
10. Muscles de l'éminence thénar. — Gale.
11. Cartilages aryténoïdes. — Paralysie diphtéritique.
12. Canal thoracique. — S. et D. du scorbut.
13. Valvule tricuspide. — Causes, S. et D. de l'insuffisance de la valvule tricuspide.

1880.

1. Articulation coxo-fémorale. — Diagnostic de la coxalgie.
2. Glotte. — Diagnostic du croup.
3. Vaisseaux et nerfs de l'utérus. — Délivrance.
4. Rapports du rectum. — Rétrécissements du rectum.
5. Valvule iléo-cæcale. — Causes et signes des perforations intestinales.
6. Espace intercostal. — Causes et signes de l'hydropneumothorax.
7. Veine porte. — Diagnostic de l'ascite.
8. Veines saphènes. — Complications des varices des membres inférieurs.
9. Rapports de la trachée. — Hémoptysie.
10. Anneau crural. — Hernie crurale.
11. Orifice mitral. — S. et D. de l'insuffisance mitrale.

1881.

1. Muqueuse linguale. — Muguet.
2. Sinus de la dure-mère. — S. et D. de la méningite tuberculeuse.
3. Articulation radio-carpienne. — Fracture de l'extrémité inférieure du radius. (Anatomie pathologique et symptômes.)

4. Nerfs de la main. — Symptômes de l'atrophie musculaire progressive.
5. Artères intercostales. — Indications et contre-indications de la thoracentèse.
6. Muscle psoas-iliaque. — S. et D. des abcès par congestion.
7. Orifice aortique. — Symptômes de l'insuffisance aortique.
8. Glandes et papilles de la peau. — Complications de la rougeole.

1882.

1. Nerf lingual. — Stomatite ulcéro-membraneuse.
2. Artère mammaire interne. — S. et D. de la pleurésie purulente.
3. Cordon spermatique. — Hydrocèle de la tunique vaginale.
4. Mésentère. — Complications de la fièvre typhoïde.

1883.

1. Muqueuse utérine en dehors de la grossesse. — diagnostic de la grossesse.
2. Glandes de l'intestin grêle. — Complications de la fièvre typhoïde.
3. Rapports de l'œsophage. — Corps étrangers de l'œsophage.
4. Sinus de la dure-mère. — S. et D. de la méningite tuberculeuse.
5. Nerfs de la main. — S. et D. du tétanos.
6. Articulation radio-carpienne. — Complications de la scarlatine.
7. Rapports du larynx. — Laryngite striduleuse.
8. Muscles de la langue. — S. et D. du cancer de la langue.
9. Rapports de la vessie chez la femme. — Causes et signes de la rétention d'urine.

10. Nerf moteur oculaire commun. — Sa paralysie.
11. Enveloppes du testicule. — Hématocèle vaginale.
12. Veine porte en dehors du foie. — S. et D. de l'ictère grave.
13. Description du duodénum. — Symptômes de l'occlusion intestinale.

1884.

1. Artère pulmonaire. — Embolie pulmonaire, causes et symptômes.
2. Muqueuse linguale. — S. et D. de l'angine diphtéritique.
3. Glande sous-maxillaire. — S. et D. de la grenouillette.

1885.

1. Vaisseaux sanguins de l'estomac. — Symptômes de l'ulcère simple de l'estomac.
2. Mécanisme de l'accouchement par la face. — Rapports de l'utérus.
3. Articulation huméro-cubitale. — S. et D. de la luxation du coude en arrière.
4. Nerfs de la main. — Etiologie et symptômes du tétanos.
5. Artère poplitée. — S. et D. de l'anévrisme artério-veineux.
7. Configuration extérieure et rapports du cæcum. — Symptômes et marche de la fièvre typhoïde régulière.
8. Canal thoracique. — Diagnostic des différentes positions de la présentation du sommet pendant la grossesse et le travail.
9. Trajet inguinal. — Symptômes et traitement de la hernie inguinale étranglée.

10. Nerf moteur oculaire commun. — S. et D. de la
     cataracte.
11. Veine cave supérieure. — S. et D. de la périto-
     nite chronique tuberculeuse.
12. Muscles intrinsèques du larynx. — Complica-
     tions de la coqueluche.
13. Vaisseaux du cœur. — S. et D. de la péricardite
     aiguë.
14. Muscles du voile du palais. — Symptômes de
     l'angine diphtéritique.

1886.

1.   Nerfs intercostaux. — Zona.
2.   Orifices artériels du cœur. — S. et D. de l'insuf-
     fisance aortique.
3.   Nerf radial. — Paralysie radiale.
4.   Rapports de la trachée. — Trachéotomie.
5.   Ligaments de l'articulation du genou. — Corps
     étrangers articulaires.
6.   Glande sous-maxillaire. — Stomatite mercu-
     rielle.
7.   Artère de la main. — Panaris.
8.   Rapports du rectum et fistule à l'anus.
9.   Veine cave inférieure et traitement de la pleu-
     résie purulente.
10. Articulation de la mâchoire inférieure et luxation
     de la mâchoire.
11. Nerf moteur oculaire commun et sa paralysie.
12. Vésicule biliaire. — Coliques hépatiques.

1887.

1.   Rapports du cœur. — S. et D. de la péricardite
     aiguë.
2.   Rapports de l'utérus et hémorragies de la déli-
     vrance.

3. Artère axillaire et anévrisme artério-veineux.
4. Nerf sciatique poplité externe. — Fractures du péroné.
5. Articulation de l'épaule. — Phlegmon diffus.
6. Espace intercostal. — S. et D. des cavernes pulmonaires.
7. Glande mammaire. — Abcès du sein.
8. Rapports de la vessie. — S. et D. des calculs vésicaux.
9. Vaisseaux sanguins du rectum. — Cancer du rectum.
10. Uretère. — Coliques néphrétiques.

1888.

1. Urèthre. — Rétention d'urine.
2. Col de l'utérus. — Présentations de l'épaule.
3. Rapports de l'estomac. — S. et D. de l'ulcère simple de l'estomac.
4. Nerf facial depuis son entrée dans le rocher. — Paralysie faciale.
5. Parotide. — Oreillons.
6. Ligaments de l'articulation du genou. — Fractures de la rotule.
7. OEsophage. — Rétrécissements de l'œsophage.
8. Veine cave inférieure. — Causes, S. et D. de la *phlegmatia alba dolens*.
9. Muqueuse intestinale. — Colique de plomb.
10. Ventricule gauche. — Insuffisance mitrale.
11. Nerf cubital. — Panaris.
12. Muscles intrinsèques du larynx. — Laryngite stiduleuse.
13. Vertèbres dorsales. — S. et D. du mal de Pott.

1889.

1. Veine porte en dehors du foie. — S. et D. de la cirrhose alcoolique.

2. Nerf radial. — Paralysie radiale.
3. Uretère chez la femme. — Valeur sémiologique et pronostic de l'albuminurie chez la femme.
4. Valvule mitrale. — S. et D. du rétrécissement mitral.
5. Ligaments et synoviale de l'articulation coxo-fémorale. — Signes de la coxalgie.
6. Artère pulmonaire. — Embolie pulmonaire.
7. Face inférieure du foie. — S. et D. des Kystes hydatiques du foie.
8. Racines postérieures des nerfs rachidiens. — S. et D. de l'ataxie locomotive progressive (sclérose des cordons postérieurs de la moelle.)
9. Tuniques des bourses. — Pathogénie, S. et D. de l'hématocèle.
10. Rapports de la trachée. — S. et D. des corps étrangers des voies aériennes.
11. Partie intra-crânienne du nerf facial depuis son origine apparente jusqu'à sa sortie du rocher. — Fractures du rocher (S. et D.)
12. Veines du membre inférieur. — Etiologie, S. et D. de la *phlegmatia alba dolens*.
13. Diaphragme. — Diagnostic des épanchements liquides de la plèvre.

1890.

1. Vaisseaux et nerfs du pied. — Causes, S. et D. du mal perforant.
2. Région parotidienne. — Oreillons.
3. Lobule hépatique. — Symptômes du diabète sucré.
4. Ligaments de l'articulation de la hanche. — Symptômes de la coxalgie.
5. Nerf récurrent. — Examen clinique des crachats.
6. Prostate. — Infiltrations d'urine.

7. Muscles et nerfs du voile du palais. — S. et D.
   des polypes naso-pharyngiens.
8. Articulations de la tête avec la colonne vertébrale. — Diagnostic de la présentation du
   sommet au terme de la grossesse.
9. Dure-mère rachidienne. — Causes, S. et D. de la
   compression de la moelle épinière.

1891

1. Nerf récurrent. — Œdème de la glotte.
2. Synoviales des doigts et de la main. — Synovites chroniques de ces gaines.
3. Nerf phrénique. — Pleurésie diaphragmatique.
4. Villosités intestinales. — Perforations dans la
   fièvre typhoïde.
5. Ganglions de l'aine. — S. et D. de la hernie
   crurale étranglée.
6. Canal thoracique. — Gangrène pulmonaire.
7. Péritoine pelvien. — Insertions vicieuses du
   placenta.
8. Pylore. — Gastrorragie.
9. Ombilic. — S., complications et traitement de
   l'avortement.
10. Glande sous-maxillaire et son canal excréteur.
    — Causes, S. et D. du plegmon sus-hyoïdien.
11. Amygdales. — Syphilis de la langue.
12. Endocardie. — Asystolie.
13. Configuration extérieure et rapports du bulbe
    rachidien. — Causes, S. et D. de la ménin-
    gite tuberculeuse.

PRÉPARATION

AU

CONCOURS DE L'INTERNAT

On ne se prépare ordinairement au concours de l'internat qu'en s'astreignant à suivre rigoureusement des conférences spéciales, ayant lieu toutes les semaines (le samedi généralement), et dirigées par des internes de troisième ou de quatrième année.

Dans ces conférences, on s'exerce à traiter des questions d'anatomie et de pathologie analogues à celles qui sont posées tous les ans au concours. A tour de rôle, les candidats, externes ou internes provisoires, sont appelés par le chef de conférence, à tirer au sort une question comprise dans le programme de la conférence du jour, à réfléchir sur cette question pendant dix minutes, et à l'exposer ensuite pendant le même laps de temps, devant ses camarades qui vont être ses juges. Lorsque l'élève a terminé son épreuve, un de ses collègues est en effet désigné pour l'argumenter sur la manière dont il a traité la question, et pour lui signaler surtout les erreurs ou les omissions qu'il a pu commettre. Enfin le chef de conférence argumente à son tour, et indique pour chacune des questions le plan qu'on aurait à suivre.

Les candidats ont aussi à faire chaque semaine une composition écrite, dont le sujet est tiré au sort parmi les questions comprises dans le programme de la conférence précédente. Cette composition, qui roule sur une question d'anatomie et sur une question de pathologie, doit être traitée en deux heures. C'est généralement le jeudi que les élèves d'une même conférence se réunissent, pour faire ensemble leur composition. Le lieu de réunion est ordinairement un amphithéâtre d'hôpital, que le directeur de la maison laisse à la disposition des élèves; dans le cas où les directeurs n'ont pas de locaux disponibles, on se donne rendez-vous dans un des amphithéâtres de l'École pratique.

Dans la conférence suivante, un ou deux candidats sont désignés pour lire leur copie, et un camarade est chargé de l'argumentation. Puis un des chefs des conférences reprend à son tour le sujet.

Ce travail en commun sous la direction d'un interne expérimenté est toujours très fructueux; il permet en outre d'étudier, dans un laps de temps très restreint, un programme assez complet d'anatomie et de pathologie. Le programme des conférences peut être vu ainsi en 20 ou 22 séances, et comme on se réunit généralement 38 ou 40 fois, on peut étudier deux fois d'une manière complète toutes les parties du programme. Seulement, au *deuxième tour*, on a toujours à repasser la matière de deux conférences.

Nous donnons dans les pages qui suivent les sujets qui sont indiqués chaque semaine aux candidats à l'internat par les chefs de conférences. L'ordre du programme n'est pas partout le même, mais la liste des auteurs à consulter pour chacune des questions est à peu de chose près identique dans toutes les conférences, et c'est en somme la partie la plus importante de ce plan de travail.

PROGRAMME DE CONFÉRENCES

Nous avons resserré ce programme en 20 conférences, ce qui est un minimum. Les élèves, qui trouveraient leurs semaines trop chargées ainsi, pourraient facilement les alléger en constituant 2 conférences de plus aux dépens des précédentes.

Il nous a semblé préférable de rattacher les vaisseaux et nerfs à leurs régions, ce qui en facilite l'étude : les conférences spéciales de vaisseaux ou de nerfs, si elles en contiennent un trop grand nombre, ne peuvent être apprises. Il importe néanmoins de repasser chaque sujet chaque fois que l'occasion s'en présente, à propos de sujets analogues par exemple, et nous indiquons au besoin cette revision.

Tout peut être donné à l'oral, et l'on a vu dans l'urne des sujets, tels que *tétanie, pédoncules cérébelleux*, etc. L'écrit comporte un programme plus limité, difficile pourtant à préciser.

Quoi qu'il en soit, toutes les matières sont loin d'avoir une égale importance. Les unes sont tout indiquées pour l'écrit, par leur intérêt scientifique ou pratique, — ou reviennent constamment à l'oral, — ou bien encore sont des questions classiques de conférences et comme telles doivent toujours être attendues. *Toutes celles-là seront en italique dans le programme, et les plus essentielles* **marquées d'un astérisque**, les élèves feront bien de les apprendre d'abord, et de les savoir imperturbablement. D'autres au contraire ne peuvent guère sortir ou ont peu d'intérêt : nous les mettons entre parenthèses. Elles seront gardées chaque semaine pour la fin, et il suffira la plupart du temps de les lire dans un livre peu détaillé.

On a fait depuis peu de temps des manuels renfermant des questions toutes traitées. Nous citerons les *Questions du Mercredi Médical*, et le *Manuel du candidat, questions d'internats*.

Une bonne part des questions d'anatomie est à étudier dans les classiques : anatomies descriptives de Cruveilhier, de Sappey, de Debierre ou de Testut; anatomies topographiques de Richet et de Tillaux. (Nous désignerons les premières en bloc par *Anat.*, les autres par *Anat. topog.*, ne les nommant que si l'une d'elles est à voir particulièrement.) On ne saurait trop recommander à l'élève d'avoir son livre, toujours le même, de le relire fréquemment, de le bien posséder, de se rappeler que telle question est à telle page : alors il pourra aborder les monographies, les thèses dans lesquelles se perdent trop souvent les débutants. De même les livres classiques de pathologie, les manuels de Dieulafoy, de Laveran et Teissier, seraient presque à savoir par cœur. Nous les désignerons par *Path*.

Pour ce qui est du reste, la bibliographie sera indiquée à propos de chaque question. Nous abrégeons en désignant par D. J. le *Dictionnaire de médecine et de chirurgie de* Jaccoud, par D. D. le *Dictionnaire encyclopédique de* Dechambre.

1ʳᵉ CONFÉRENCE. — Larynx, Trachée, Corps thyroïde.

Anatomie.

Larynx.
  Configuration extérieure et intérieure (*Anat.*, —D. J.).
  Rapports (*id.* — Tillaux, Malgaigne. *Anat. topogr.*).
  Structure (Cartilages et articulations) (Cruv.).
        Cartilage thyroïde (*id.*).
        Muscles. (D. D. (*larynx*) Lermoyez, *doct.*,
          1886).
        Muqueuse (D. D. D. J. Coyne, *doct.*, 1874,
          Complic. de la rougeole).
        Vaisseaux (*Anat.* Pour les lymphat.,
          Poirier, *Progrès médic.*, 1887).
        Nerfs. — Nerf récurrent (*Anat.*, — Wein-
          zweig, *Rev. de Hayem*, 1884, —Debierre).
  Glotte et Cordes vocales (*Anat. et Physiologie*), (D. D.
      — Küss et Duval, *Physiol.*).

Trachée en général.
  Configur. et Rapports (D. J.).
  Structure (*id.*)

Corps thyroïde (*Anat.* Debierre).
Thymus (*id.*).
Développement des voies aériennes (Debierre, *Em-
    bryol.*, — D. D.).

Pathologie.

Laryngites, Diagnostic des laryngites aiguës, chro-
    niques (D. D.). Pour toutes les questions suivantes,
    Traité de Médecine et Manuel de Debove et Achard.
Laryngite striduleuse (*id.*).
Croup, *id.* (Despine et Picot).
Trachéotomie (D. J. — Follin et Duplay pour les
    indications, — *Manuel de Renaut*).

Spasme de la glotte (Laveran et Teissier).

Œdème de la glotte (*id*. Pour les faux œdèmes, Gouguenheim et Tissier, *Phtisie laryngée*).

Phtisie laryngée (*Path*., — Gouguenheim et Tissier, *Phtisie laryngée*. — Cuvillier, *Gaz. hôp*., 1891).

Tumeurs du larynx, Polypes (Follin, — Schwartz, *agrég*., — 1886).

Cancer (Tissier, *Gaz. hôp*., 1887, — Schwartz, *loc. cit*., — *Traité de chirurgie*).

Rétrécissements du larynx et de la trachée (D. J.).

Corps étrangers des voies aériennes, Peyrot, — Follin.

Grippe (G. Sée, *Maladies non spécif. du poum*., t. II. — Ménétrier, *Doct*., 1887, — *Journaux de 1890*, — *Traité de médecine*).

Coqueluche (Despine et Picot, — D. D.).

Sémiologie des crachats (D. J., — Hallopeau, *Path. gén*.).

Hémoptysie (D. J., — Trousseau).

Tumeurs du corps thyroïde (Peyrot).

Goître (*id*.).

2e CONFÉRENCE. — **Bronches, Poumons.**

Anatomie.

Bronches en général. — Préparer à part : grosses bronches, bronches extra-pulmonaires, ramifications bronchiques (*Anat*., — Küss, — D. D., — Joffroy, *agrég*., 1880).

Poumons.

Configur. et **Rapports** (*Anat*., — D. J.).

Hile du poumon (*id*.).

Structure, **Lobule pulmonaire** (D. J., — Charcot, *Progrès*, 1877, — Joffroy, *loc. cit*., — Grancher, *Arch. de physiol*., 1878).

Vaisseaux et nerfs, **Artère pulmonaire** intra- et extra-pulmonaire.

Circulation pulmonaire (*Anat.* — Küss, — D. D., — Lalesque, *doct.*, 1881).

Physiologie mécanique et chimique de la respiration (Küss, Beaunis).

Pathologie.

Bronchites aiguës et chroniques (Jaccoud, *Path.*, — Laënnec, *des catarrhes*, — D. J., — D. D.).

Dilatation des bronches (Laveran, — D. J., — D. D.).

Bronchite capillaire et *broncho-pneumonie* (*Path.*, — D. D., — Joffroy, — Mosny, *doct.*, 1891 et *broncho-pneumonie*).

Congestion pulmonaire (Dieulafoy, — D. D.; — Queyrat, *Rev. de médec.*, 1886; — Duflocq, *de la Congestion pleuro-pulm.*).

Pneumonie. — *Signes et diagnostic de la pneumonie franche aiguë* (D. D., — Grisolles).

Formes de la pneumonie. D D., — D J.

        Pneumonie du sommet (id. — Dieulaf., — Saint-Ange, *doct.*, 1878).

        (Pneumonies chroniques, pneumonies professionnelles et pneumono-konioses) (D. J.).

Emphysème pulmonaire (D. J.).

Asthme (Jaccoud, *Path.*, — D. D. — Trousseau).

Tuberculose en général (D. D. — Hérard, Cornil et Hanot, *la Phtisie pulm.*).

Tuberculose aiguë (D. D).

    Tuberculose subaiguë. Pneumonie caséeuse (D. D.).

Phtisie chronique. Chaque période séparément (D. J. *Traité de médecine*).

Cavernes pulmonaires (*id.* — Cornil et Ranvier).

Apoplexie pulmonaire. Hémorragies pulmonaires (G. Sée, *Malad. non spéc. du poum.* — Laënnec, — Duguet, *agrég.*, 1872).

Embolies pulmonaires (D. J.).

(Abcès du poumon) (D. J.).

(OEdème pulmonaire) (Jaccoud).

Tumeurs. — *Cancer du poumon* (D. D.).

Gangrène pulmonaire (Jaccoud, — D. D. — G. Sée, *loc. cit.*).

(Dyspnée) (D. J.).

(Asphyxie) (D. J., — Dreyfus, *agrég.*, 1883).

(Toux) (Râcle).

(Râles, bruits pulmonaires, auscultation) (Barth et Roger.).

———

3ᶜ CONFÉRENCE. — **Plèvre. Paroi thoracique**.

Plèvre en général (Cruv., — D. D. — Testut, *agrég.*, 1880. — Farabeuf, *agrég.*, 1875).

Culs-de-sac pleuraux (*id*. — D. J. (*péricarde*). — Pour le cul-de-sac inférieur, Canniot, *doct.*, 1890 et Récamier, *doct.*, 1889. — Eichorst, *Traité de diagnostic médical*).

Ostéologie de la cage thoracique. Côtes (*Anat.*).

Muscles. Pectoraux (*id.*).

Articulations costo-vertébrales (*id.*).

Espaces intercostaux (Tillaux, — D. D., poitrine).

Muscles intercostaux (*Anat.*, — Küss.).

Vaisseaux et nerfs intercostaux (*Anat.*).

Diaphragme (D. D.).

Glande mammaire et région (D. D., — Cruv. — Tarnier. — De Sinéty, *traité de Gynécolog.*).

Médiastin (D. J., — *Anat. topog.*).

Artère mammaire interne (*Anat.*, — Farabeuf).

Pathologie.

Pleurésie aiguë. — Signes et diagnostic (*Path.*, — Jaccoud, — D. D. — D. J. — Homolle, *Rev. Hayem*, 1880).

Pleurésies chroniques, tuberculeuses (*id.*, — Grancher, *Arch. de physiol.*, 1872).

Pleurésie purulente (D. D. — D. J, — Marfan, *Gaz. hôp.* 1889. *Traité de médecine.*)

Pleurésie hémorragique (Moutard-Martin, *doct.*, 1878).

Pleurésie diaphragmatique (D. D., — D. J. — Guéneau de Mussy, *clin.*, — Hermil, 1880. — Malavialle, 1890. — Huchard, *Gaz. méd. de Paris*, 1892).

Vomiques (Dieulafoy).

Pneumothorax (Hydro-, pyo-, pneumothorax). (Laveran, — G. Sée, *loc. cit.*, — D. D.)

(Hydrothorax.) D. D.

Diagnostic des épanchements pleuraux (Râcle, — Bouilly, *Arch. Génér.* 1876).

Traitement des pleurésies, de la pleurésie purulente en particulier. Thoracenthèse. Empyème (Dieulaf., — Follin, — Homolle, *loc. cit.*, — Courtois-Suffit, *doct.*, 1891).

Plaies de poitrine (Peyrot).

Fractures de côtes. Leurs complications (Peyrot, — D. J.).

Tumeurs du médiastin (Dieulafoy, — Rendu, *Arch. Génér.*, 1875).

Adénopathie trachéo-bronchique (Guéneau de Mussy, — Barély, *doct.*, 1875).

Pleurodynie (D. J.).

Névralgie intercostale (Grasset).

Abcès du sein (Peyrot).

Tumeurs du sein. — **Leur diagnostic** (*id.* — Follin). **Cancer du sein.** — *Son diagnostic* (*id.* — Tillaux, *Chirurgie clinique*).

———

4ᵉ CONFÉRENCE. — **Portion sus-diaphragmatique du tube digestif.**

Anatomie.

Système dentaire (Debierre).

(Lèvres.) (*Anat.*, — Tillaux, — Wertheimer, *Arch. Gén.*, 1883.)

(Joues) (*Anat.* — Tillaux).
(Voûte palatine) (*Id.*).
Plancher de la bouche (Tillaux).
Langue. Muscles (*Anat.*).
      Muqueuse (*Anat.* — Ranvier, *Technique*).
      Vaisseaux (*id.*, — Lannegrace, *agrég.*, 1878).
      Nerfs (*id.*).
      Physiologie. Goût (Küss).
Voile du palais. — Ses **muscles** et leurs nerfs (*Anat.*,
    — Debierre).
Amygdales (*Anat.*, — Debierre, — Balme, *doct.*, 1888).
(Isthme du gosier) (*Anat.*).
(Muqueuse buccale en général) (*id.*).

Pharynx : Configuration et **rapports** (id., — Tillaux,
    — Derignac, *doct.*, 1883. — Gillette, *doct.*, 1867).
    Structure : **Muscles** (*id.*, — Balme, *loc. cit.*, — Barth,
    doct., 1880).
      Vaisseaux et nerfs (*id.*).
      Muqueuse (*id.*).

Œsophage en général. Configur. et rapports (Cruv.,
    — Tillaux, — D. D.).
    Structure (*id.* — Ranvier, *Leç. sur le syst. muscul.*,
    — t. II).
    Physiologie. Déglutition (*id.*, — Küss).
Développement de la portion supérieure du tube digestif (Debierre, *embryol.*).

Pathologie.

(Carie dentaire, périostite alvéolo-dentaire, accidents
    de la dent de sagesse) (Jamain et Terrier).
    (Kystes dentaires) (*id.*).
Bec-de-lièvre (*id.*).
* Cancroïde des lèvres (*id.*).
Stomatites en génér. Diagnostic (D. J., *Stomatites*).
    Stomatite ulcéro-membraneuse (Damaschino, *Leç.
    sur les maladies des voies dig.* — D. D.).

Stomatite mercurielle (*id.*).
Muguet (Damaschino, *loc. cit.*, — D. D., *muguet*. —
 Trousseau, — Parrot, *athrepsie*. — Achalme, *Gaz.
 hôp.*, 1891).
Noma (Damaschino, *loc. cit.*).
(Épulis) (Follin, — Kirmisson.)
(Sémiologie de la langue) (D. J. — Lasègue, *Études
 médic.*).
Ulcérations de la langue. Diagnostic (Follin, — Kir-
 misson).
Tumeurs de la langue (*id.*).
Cancer (*id.*).
 Syphilis linguale (Fournier, *Leçons sur les glossites
 tert.*).

Amygdalites et angines en général (D. D.).
 Diagnostic des angines aiguës, chroniques (*id.*).
Angine diphtérique (D. D., Damaschino, — Morel,
 doct., 1891. — Bourges, *Gaz. hôp.*, 1891).

Diphtérie en général (D. D. — Morel).
Paralysies diphtériques (Damaschino, — Landouzy,
 agrég., 1880).
Paralysies du voile du palais (Damaschino).
Abcès rétro-pharyngien (Peyrot, — D. D., *Pharynx*).
Corps étrangers des voies digestives (Peyrot).
Cancer de l'œsophage (Follin, Damaschino).
Rétrécissements de l'œsophage (Peyrot, Follin).
 (Spasme, œsophagisme. Dysphagie) (Follin, — D. J.).
 (OEsophagites) (D. D., *œsophage*).

———

5ᵉ CONFÉRENCE. — **Portion sous-diaphragmatique
du tube digestif.**

Anatomie.

Estomac. — Configuration et **Rapports** (*Anat*, — D. D., —
 Jonnesco, *Gaz. hôp.*, 1891, *Techn. des gastrectomies.*
 Raymond, *agrég.*, 1878).

Structure : **Muqueuse** (D. D. — Marfan, *doct.*, 85).
Vaisseaux et nerfs (*id.*, Debierre, Frey, Raymond, *loc. cit.*)
Musculeuse (*Anat.*).

Physiologie. Suc gastrique (Küss).

Intestin en général. Intestin grêle, gros intestin (Cruv., — Debierre).
Structure : **Muqueuse de l'intestin**, de l'int. grêle (Debierre ; — D. D.).
Glandes de l'intestin (*id.*, —D. D., *Glandes*).
Villosités intestinales (Sappey, — Küss.).
Vaisseaux et nerfs (*Anat.*).

Duodénum en général. — **Rapports** (*Anat.*, — Jonnesco, *Soc. Anat.*, 1889).

Cæcum en général. — **Rapports** (*Anat.* — D. D., — Tuffier, *Arch. gén.*, 1887).

Rectum. — Ses **Rapports** (*Anat.* et *Anat. topog.* — Trèves, *Bullet. médic.* 1885).
Structure (Cruv.).
Vaisseaux et nerfs (D. D. — *Anat.* — Pour les rech. de Duret, Follin et Duplay, *hémorroïdes*).
Physiologie. — Défécation.

Anus. Région anale (*Anat.*, — Tillaux).
Muscles de l'anus. sphincters, releveur (*Anat.*).

Développement de la partie inférieure du tube digestif (Debierre, *Embryol.*, — Demons, *agrég.*, 1883).

Pathologie.

Gastrites aiguës et chroniques, gastrite alcoolique (Damaschino). Embarras gastrique ; indigestion (*id.*, — Laveran).

Dyspepsies (Damaschino, — Raymond, *agrég.*, 1878. — Mathieu, *Gaz. hôp.*, 1888 et 1891).

Dilatation de l'estomac (Bouchard, — Legendre, *doct.*
1885).
Vomissement (Damaschino).
Hématémèse et gastrorragie (D. J., — Damaschino).
Ulcère simple de l'estomac et du duodénum (Marfan,
Gaz. hôp., 1887. — Damaschino. — Galliard, *doct.*
1882. Bucquoy, *Arch. méd.*, 1887).
Cancer de l'estomac (Jaccoud, — Damaschino, — Gué-
neau de Mussy, — Lyon, *Gaz. hôp.*, 1890).
(Coliques intestinales) (D. J.).
(Diarrhée) (Râcle).
(Constipation) (*id.*).
Occlusion intestinale (Jaccoud, — Peyrot, — *Traité de
chirurgie*).

Fièvre typhoïde. Symptômes (D. J. — Trousseau, —
Guéneau de Mussy, — Chauffard, *doct.*, 1882). —
(*Traité de médecine.*)
Diagnostic (*id.*).
Formes (*id.*).
Complications (*id.*).
    Anatomie pathologique (Cornil et Ranvier, — *Traité
    de médecine*).

Entérite aiguë et chronique (Dam.).
Entérite tuberculeuse : Tuberculose intestinale (Dam.,
— Lyon, *Gaz. hôp.*, 1891. — Spillmann, *agrég.*, 1878,
— Girode, *doct.* 1888).
Ulcérations intestinales (Grisolles, — Cornil et Ran-
vier).
Perforations intestinales (Grisolles).
Hémorragies intestinales (Grisolles, — Spring, *Traité
de la Symptomatologie*).
Typhlite et Pérityphlite (D. J., — Damaschino, — Ri-
card, *Gaz. hôp.*, 1891, — *Médec. mod.* et *journaux*,
1890, — *Traité de chirurgie*).
Cancer de l'intestin (Damaschino, — Du Castel, *Arch.
méd.* 1882).

Dysenterie (Jaccoud, — Damaschino).

Choléra (Jaccoud, — Dieulafoy, — Laveran et Teissier, — *Traité de médecine*).

(Vers intestinaux) (Dieulafoy, — Hallopeau, — Blanchard, *Hist. nat. médic.*).

Polypes et tumeurs du rectum (Peyrot).

Cancer du rectum (Follin, — D. D.).

Rétrécissements du rectum (Peyrot).

Prolapsus du rectum (Peyrot).

Hémorroïdes (Follin).

Abcès de l'anus (Follin, — Quénu, *Soc. anat.*, 1892).

Fistules à l'anus (Follin, — Reclus, *Leçons de clin. chir.*).

Fissure anale (Follin, — D. J., — *Anus*).

6e CONFÉRENCE. — **Annexes du tube digestif.**

Anatomie.

Glandes salivaires en général (D. D., *Salivaires.* — Ranvier, technique) ; leur physiologie (Küss).

Parotide (D. D.).

Sous-maxillaire (Tillaux, — D. J., — Ranvier, *Arch. de physiol.*, 1886).

Sublinguale (*Anat.*, — Tillaux, — Suzanne, *Arch. de physiol.*, 1887).

Foie en général. **Configuration et rapports.** Moyens de fixité. **Face inférieure** du foie (D. D. — *Anat.*). Structure. **Lobule hépatique** (Charcot, *Maladies du foie et du rein.* — Sabourin, *la Glande biliaire, Progrès méd.*, 1882, — Debierre).

Vaisseaux et nerfs (*id.*).

Circulation hépatique (D. D., *foie*).

Veine porte (*Anat.*, — Debierre, — Werteimer, *agrég.*, 1883).

Voies biliaires (*Anat.*, — D. D., — D. J., *bile, biliaire*).

Vésicule biliaire (*id.*).

Physiologie du foie (Beaunis).
Pancréas, anatomie et physiologie (D. D. — Küss).
Rate (D. J. — Debierre).

Pathologie.

Grenouillette (D. D. — Kirmisson, — Suzanne).
Parotidites (Follin).
Oreillons (Trousseau, — Laveran, — D. J., — Karth.
  doct., 1882).
Tumeurs de la parotide (Follin, — Kirmisson).
(Calculs et fistules salivaires) (Follin).
Lithiase biliaire (*Path.*, — Charcot, — Bouchard, *Ma-
  ladies par ralent. de la nutr. — Mossé, agrég.,* 1880.
  Traité de médecine, III).
Accidents et complications (*id.*, — Dupré, *thèse* 1891,
  résumée *in Gaz. hôpit.*).
Coliques hépatiques (*Id.*).
Des cirrhoses en général (P. Raymond, *Gaz. des hôpi-
  taux,* 1887, — *Traité de médecine*).
Cirrhose atrophique (D. D. — Hanot, *Arch. gén.,*
  1885 ; — Talamon, *Progrès,* — 1882, Sabourin, *Rev.
  mensuelle de méd.,* 1882).
Cirrhose hypertrophique (Laveran, — D. D. — Hanot,
  doct., 1876. — Schachmann, *doct.,* 1887).
Kystes hydatiques du foie (*Path.*, — Demars, *doct.,*
  1887).
Abcès du foie (D. D. — Peyrot).
Cancer du foie (Hanot et Gilbert, *Étude sur les mala-
  dies du foie*).
Ictère (Strauss, *agrég.,* 1878. — Parmentier, *Gaz.
  hôp.,* 1887, — *Traité de médecine*).
Ictère grave (Mossé, *Doct.,* 1879. — Dieulafoy, — *Thèse
  Dupré, — Chéron. Gaz. hôp.,* 1891. *Maladie de Weil*).
Syphilis du foie (Path.).
Congestion. — *Foie cardiaque* (Dreyfus-Brisac, *Gaz.
  hebdom.,* 1890. — Parmentier, *Gaz. hôp.,* 1891, —

17.

Talamon, *doct.*, 1881, — Sahourin, *Revue méd.*, 1882.
— Jaume, *Arch. génér.*, 1887).
Cancer du pancréas (Bard et Pic, *Revue méd.*, 1887).
(Hypertrophie de la rate) (D. J.).
Impaludisme. — **Fièvres intermittentes** (Dieulafoy, —
    Traité de médecine, — Bard, *agrég.*, 1883).
Fièvres pernicieuses (*id.*).

7e CONFÉRENCE. — **Péritoine, paroi abdominale**.

Anatomie.

Péritoine en général. *Portion sus-diaphragmatique.
    Portion sous-diaphragmatique* (Cruv.).
Mésentère et ses ganglions (D. D. *Péritoine*).
Grand épiploon (D. D.).
Arrière-cavité des épiploons (Cruv., — Farabeuf,
    loc. cit.).
Région ombilicale (Richet, — Tillaux).
Région inguinale. **Trajet inguinal** (*Anat. anat. topog.*,
    — Ramonède, *doct.*, 1883).
Artère épigastrique (*Anat.* — Follin, *Hernies*).
Région crurale. **Triangle de Scarpa** (*Anat. topog.*).
Canal crural (*id.*).
Os iliaque.
Fosse iliaque (*id.*).
Paroi iliaque (Cruv.).
Paroi abdominale en général (Tillaux, — Richet).
Muscles et aponévroses de l'abdomen (Cruv., —
    Tillaux).

Pathologie.

Ascite (Laveran., — D. J).
Péritonite aiguë (D. J. — Jaccoud).

Péritonite chronique. **Péritonite tuberculeuse** (D. J.,
    — D. D., — Grisolles).
Péritonites partielles. **Pelvi-péritonite** (D. J., — De
    Sinéty).
Carreau (Grisolles).

Plaies de l'abdomen (Follin).
(Tumeurs de la paroi abdominale) (Peyrot).
Hernies en général. Sac herniaire (Follin., — Peyrot,
    — D. J.).
    Complications. — Étranglement : **hernies étran-
        glées.** (*id.* — *Traité de chirurgie*).
Hernies ombilicales (Peyrot, — D. D.).
Hernies inguinales (Follin, — Peyrot, — Duret, *agrég.*,
    1888. — *Thèse de Ramonède*).
Hernies crurales (Follin, — Peyrot).
Bubons (D. J.).
Psoitis (Peyrot).
Phlegmons et **abcès de la fosse iliaque** (Peyrot, — Gri-
    solles, — Follin).

———

8ᵉ CONFÉRENCE. — **Membre supérieur.**

Anatomie.

Ostéologie du membre supérieur. Chaque os en parti-
    culier (Cruv., — Testut).
Articulation de l'épaule (D. J., — D. D. — Debierre, —
    Testut, Reynier, *Journ. Anat. et Phys.*, 1887)
Articulation du coude (D. J., D. D.).
Articulation du poignet (*Anat.*, — Tillaux).
Articulation du pouce (Sappey, — Farabeuf, *Arch.
    Gén.*, 1876).
Muscles de l'épaule. *Deltoïde* (*Anat.*, — D. D.).
Muscles du bras. Biceps (*id.*).
Muscles de l'avant-bras. Fléchisseurs (*id.*).

Vaisseaux du membre supérieur (*Anat.*, — Testut, — *Anat. topog.*, — Farabeuf, *ligat. des artères*).

Artère axillaire (*id.*).

Artère humérale (*id.*).

Artères de l'avant-bras. Radiale, cubitale (*id*).

Artères de la main (D. D., *main*).

Veines du membre supérieur (Sappey).

Nerfs du membre supérieur (*Anat.*, — Hartmann ; *Soc. Anat.*, 1886, — Villar. *Id.*, 1887. — Testut, *Acad. Sc.*, 1885, — Debierre, — Testut).

Nerf médian (*id.*).

Nerf radial (*id.*).

Nerf cubital (*id.*).

Nerfs de la main (*id.*).

Creux de l'aisselle. Ganglions de l'aisselle (Tillaux, — Richet, — Kirmisson, *Soc. Anat.*, 1882. — Poirier, *Progrès*, 1888).

Coude, *région du pli du coude* (Tillaux).

Gaines synoviales du poignet et de la main (Schwartz, *doct.*, 1878).

Creux de la main. Muscles de la main (Cruv., — Testut, — Tillaux).

Eminence thénar. *Muscles de l'éminence thénar* (*Anat.*).

(Éminence hypothénar) (*Anat.*).

Pathologie.

Tumeurs de l'aisselle (Follin).

Phlegmons et abcès de l'aisselle (Follin).

Plaies de la main (D. D.).

Phlegmons de la main (Bouilly).

Panaris (D. D.).

Fractures de la clavicule (D. D., — Bouilly).

Fractures de l'humérus : corps, extrémités (Bouilly).

Fractures du cubitus. Fractures de l'olécrâne (Bouilly, D. D., coude).

Fractures du radius. **Fractures de l'extrémité inférieure du radius** (Bouilly, — Tillaux, — *Traité de chirurgie*).

Luxations de l'épaule (Bouilly, — *Traité de chirurgie*).

Luxations du coude. — *Id. en* **arrière** (Bouilly, — D. J.).

(Luxations du poignet) (Bouilly).

Luxations du pouce (Bouilly, — D. D., *doigts.* — *Traité de chirurgie*).

Saignée. Accidents. Indications (D. J.).

Paralysie radiale (Grasset, — Dieulafoy).

9° CONFÉRENCE. — Membre inférieur.

Anatomie.

Ostéologie du membre inférieur (Cruv., — Testut).

Os de la jambe (*id.*).

Rotule.

Os du pied. Voûte du tarse (*id.*).

Articulation de la hanche (*Anat.*, — D. D., — Testut, — Debierre).

Muscles du membre inférieur (les voir tous) (*Anat.*).

Muscles pelvi-trochantériens (*id.*).

— fessiers (*id.*).

— adducteurs (*id.*).

Muscles de la jambe. Péroniers (*Anat.*, — D. D.).

Articulation du **genou** (*id.*, — Poirier, *Arch. gén.*, 1878).

Ses ligaments (*id.*).

Sa synoviale (*id.*).

Articulation tibio-tarsienne (*Anat.*).

(Articulation médio-tarsienne) (*id.*, — Farabeuf, *Médec. op.*).

Artère iliaque externe (*Anat.*).

Artère fémorale (D. D., *crurale*).

Artère poplitée (D. J., *poplitée*).

Artères de la jambe (*Anat.,* — Farabeuf, *loc. cit.*).
Vaisseaux du pied (*Anat.*).
Veines du membre inférieur. Saphènes (D. D., *saphènes*).
Nerfs du membre inférieur.
      Sciatique et ses branches (*Anat ,* — Delbet, *Soc. anat.*, 1887).
      Crural (*Anat.*).
Nerfs du pied (D. D., *pied*).
Creux poplité (D. J.).
Région du cou-de-pied (Tillaux).
Plante du pied (D. D., *pied*).

Pathologie.

Coxalgie (D. D., Lannelongue, *coxo-tuberculose*).
Diagnostic de la coxalgie (*id.*).
(Kystes poplités) (D. D., *poplité*).
Tarsalgie des adolescents (Bouilly, — Blum, *Arch. gén.*, 1886).
Mal perforant (D. J. D. D., — *Traité de chirurgie,* — Chipault, *Gaz. hôp.*, 1891).
Fractures du fémur : corps. Extrémités (Bouilly, — Poulet et Bousquet).
Fracture du col du fémur (Bouilly, — Tillaux, — *Traité de chirurgie*).
Fractures de la rotule (D. D., — Conzette, *Gaz. hôp.*, 1889).
Fractures de jambe et complications (Bouilly, — Tillaux, — *Anat.*).
Fractures du tibia (Bouilly).
Fractures du péroné, **Fractures malléolaires** (Bouilly, — Tillaux, — Sébileau et Blaise, *Arch. gén.*, 1885).
Luxations de la hanche (Bouilly).
(Luxations du genou, de la rotule, tibio-tarsiennes) (Bouilly).
Pieds-bots (Follin, — *Encyclop. de chirurgie*).

10ᵉ CONFÉRENCE. — **Méninges, Cerveau, Cervelet.**

Méninges en général (*Anat.*, — D. D., — Fort, — Charpy, *centres nerveux*).
Dure-mère crânienne et rachidienne (*Anat.*, — D. D.).
Sinus de la dure-mère (*Anat.*, — Debierre, — Tillaux, 4ᵉ édit., — Ch. Labbé, *doct.*, 1883. — Lancial, *doct.*, 1888).
Arachnoïdes (D. D., *séreuses*) — Cadiat.
Pie-mère (D. D., *méninges*).
(Liquide céphalo-rachidien) (Duret., *Arch. phys.*, 1874).
Développement des centres nerveux (Cruveilhier, Debierre).
Configuration extérieure du **cerveau** (*Anat.*, —Charpy).
Face inférieure (Fort, — *Anat.*).
Circonvolutions cérébrales, anatomie et physiologie.
  Topographie crânio-cérébrale (Rieffel, *Gaz. hôp.*, 1891, — *Traité de chirurgie*).
  Localisations, centres moteurs (*id.*, — Grasset, — Charpy, Testut).
  Structure des circonvolutions (Fort, -- Ranvier).

Corps calleux (*Anat.*, — Charpy).
Trigone (*id.*).
Corps opto-striés (et chaque noyau séparé) (*id.*, — Testut, — Edinger, *Anat. des centres nerv.*).
Capsule interne (*id.*).
Tubercules quadrijumeaux (*id.*).
Ventricule moyen (*Anat.*).
Ventricules latéraux (*Anat.*, — Charpy).
Cervelet (Charpy, — Testut, — Féré).
Pédoncules cérébelleux (*id.*).

Circulation cérébrale et encéphalique, artérielle et veineuse (*Anat.*, — Charpy, — Tillaux, 4ᵉ édit. — Ch. Labbé, *doct.*, 1883. — Duret, *doct.*, 1874, —Charcot).
Carotide interne (*id.*).

Artère ophtalmique (*id.*).
Artère vertébrale (*id.*, — Tillaux).

Pathologie.

Méningite aiguë (Jaccoud).
Méningite tuberculeuse (D. D., — Rilliet et Barthez, — Chantemesse, *doct.*, 1884).
Hémorragies méningées (D. D., — D. J.).
Pachyméningite, hématomes de la dure-mère (D. D.).
(Encéphalites et abcès du cerveau) (Laveran).
Paralysie générale (Laveran, — Marcé, *Maladies mentales*).
(Congestion et anémie cérébrale) (Grasset).
Apoplexie (Grasset, — Blocq, *Sémiolog des malad. nerv.*).
Hémorragie cérébrale (Dieulafoy, — Grasset, — D. D., — Bouchard, *Arch. de physiol.*, 1868).
Thrombose et embolie. Ramollissement cérébral (Laveran, — Dieulafoy, — Grasset, — D. D.).
Aphasie (Grasset, — Bernard, *doct.*, 1884. — Ballet, *agrég.*, 1886, — Trousseau).
Tumeurs cérébrales (Laveran, — Grasset, — *Traité de Chirurgie*).
Cœur (D. D., — Hallopeau, — Blocq, *loc. cit.*).
(Délire) (*id.*).
(Vertige) (*id.*, — Charcot).
Vertige de Ménière (*id.*).
(Contracture) (Blocq, doct., 1887. — Straus, *agrég.* 1875).
Tumeurs cérébelleuses (Grasset).
Hémiplégie (D. J., Grasset).

11ᵉ CONFÉRENCE. — **Isthme de l'encéphale. Moelle, grand sympathique**.

Anatomie.

Pédoncules cérébraux (*Anat.*, — Charpy, — D. J., — Tillaux, 4ᵉ édit.).

Protubérance annulaire (*id.*, — Morel et Duval, — Duval, *in* Küss, D. J., ou notes *in* Huguenin, *Anat. des centres nerveux*).

Bulbe. Configuration extérieure (Anat.).
  Structure (Duval, *loc. cit.*, — Charpy, — Testut).
Origines des nerfs crâniens (Testut, — Charpy).
4ᵉ ventricule (*id.*, — D. D.).

Moelle épinière. Configuration extérieure (D. D., — Charpy).
Structure. **Axe gris** (Charpy, — Edinger, — Grasset, — Ranvier, *techn.*).
      Cordons blancs. Cordons antéro-latéraux (*id.*).
      Cordons postérieurs (*id.*, — Gombault, *Soc. Anat.*, 1891).

Physiologie de la moelle. Localisations médullaires (Beaunis, — Grasset).
Vaisseaux. **Circulation rachidienne** (D. D. — Testut).
Racines rachidiennes (D. D., racines), — Edinger, — *Leç.* Cl. Bernard).

Grand sympathique. **Sa portion cervicale** (Cr., — D. J., *vaso-moteurs*).
    Nerfs splanchniques (*id.*).
    Plexus solaire (*id.*).

(Prendre un aperçu des nerfs du cœur.)

Pathologie.

Plaies de la moelle (Jamain et Terrier, — *Traité de chirurgie*).

Compression de la moelle (Grasset).

Hémorragies médullaires (Laveran, — Grasset, — Hayem, *agrég.*, 1872).

Myélites en général. Myélites diffuses aiguës et chroniques (Laveran, — Grasset).

Paralysie de Landry (Grasset).

Paraplégie (Laveran, — Grasset, — D. D.).

Syringomyélie (Blocq, *Gaz. hôp.*, 1889. — Articles in *Gaz. hebd.*, 1891).

Amyotrophies (D. D. — Raymond, — Landouzy et Déjerine, *Rev. Méd.*, 1885, — Charcot, *Progrès*, 1885, — Marie, *Rev. Méd.*, 1885. — Au point de vue chirurgical, Valtat, *doct.*, 1877, — Moussous, *doct.*, 1886).

Atrophie musculaire progressive (Laveran, — Grasset, — Parisot, agrég., 1886).

Sclérose latérale amyotrophique (Grasset, — Florand, *doct.*, et *Gaz. hôp.*, 1887).

(Tabes spasmodique) (Laveran).

Paralysie infantile et spinale de l'adulte (Grasset).

Ataxie locomotrice progressive (Grasset, — D. D. *tabes*).

Sclérose en plaques (Grasset, — Babinski, *doct.*, 1885).

Paralysie labio-glosso-laryngée (Grasset, — L. T., — D. D. — Boulay, *Gaz. hôp.*, 1891, *Pseudo-paralysies bulbaires*).

Chorée (Grasset, — D. J., — Guinon, *Gaz. hôp.*, 1889, — Trousseau).

Hystérie (Grasset, — Berbez, *Gaz. hôp.*, 1888).

Epilepsie (Grasset).

Paralysie agitante (Laveran).

Tétanos (D. D.).

Tétanie (D. D., — Rémond, *Gaz. hôp.*, 1891).

(Spina bifida) (D. J., vertèbres).

Rage (*Traité de médecine*).

12ᵉ CONFÉRENCE. — **Nerfs périphériques.**

Anatomie.

Structure des nerfs (Ranvier, *Technique*).
(Terminaisons nerveuses) (D. D., — Ranvier).

Nerf oculo-moteur commun (*Anat.*, — Debierre, — Blanc, *doct.*, 1885, — Panas, *Nouv. Leç. sur les paral. de l'œil*, 1885).
   Nerf oculo-moteur *externe* (*id.*).
      —   —   *pathétique* (D. D.).

Nerf trijumeau (*Anat.*, — D. D.).
   • Branche ophtalmique (*Anat.*).
      —   maxill. sup. et inf. (*Anat.*).
Facial (D. D., *facial, gustation*).
Corde du tympan (*id.*).
Glosso-pharyngien (D. D.).
Pneumogastrique. Sa portion cervicale (*Anat.*, — Beaunis).
Spinal (D. D.).
Grand hypoglosse (*Anat.*, — Féré, — Raymond, *An. p. du syst. nerv.*).
Plexus cervical (*Anat.*).
Nerf phrénique (D. D. *diaphragmatique*).
Plexus brachial (*Anat.*, Avezou, *doct.*, 1879, — Klumpke, *Rev. de médec.*, 1885, — Grasset, *Paral. du m. sup.*). (Revoir les nerfs médian, radial, cubital.)
Plexus lombaire (Revoir le crural) (*Anat.*).
Plexus sacré (Revoir le sciatique) (*Id.*).
   (Nerfs honteux) (*Id.*).

Pathologie.

Névrites et paralysies périphéries en général (D. J. — Grasset, — Duplaix, *Gaz. hôp.*, 1887, — Déjerine-Klumpke, *doct.*, 1889).

Paralysies toxiques et infectieuses (*id.*).
   (Revoir les paralysies diphtériques.)
   Paralysies alcooliques (Clin. Lancereaux, — OEttin-
      ger, *doct.*, 1885).
Paralysies saturnines (Grasset, — Déjerine-Klumpke,
   — Lyon, *Gaz. hôp.*, 1890).
   (Revoir la paralysie radiale.)
Paralysie faciale (*id.*, D. D., — Despaigne, *doct.*, 1888).
Paralysies des nerfs moteurs de l'œil (Blanc, *loc. cit.*).
   Paralysie du moteur commun (*id.*).
   (Paralysie du diaphragme) (D. D.).

Névralgies en général (Grasset, Valleix).
   Névralgie faciale (Grasset).
   (Névralgie diaphragmatique) (D. D.).
Sciatique (D. J.).

Plaies des nerfs (Reclus, — *Traité de chirurgie*).
(Névroses) (D. D.).
(Neurasthénie.) (Grasset, — Blocq., *Gaz. hôp.*, 1891.)
(Crampe des écrivains.) (Grasset.)
(Migraine.) (Grasset.)
Zona (D. J., — Hebra et Kapposi, *Des malad. de la
   peau,* — D. D.).
Zona ophtalmique (Jamain, — Hybord, *th.*, 1872).

13ᵉ CONFÉRENCE. — **Tête et cou.**

Anatomie.

Voute et base du crâne. Revoir les troncs de la base
   du crâne (voir plus haut, aux questions d'examen).
   Maxillaire inférieur (*Anat.*, — Testut).
   Rocher (*id.*).
(Muscles du cou et de la nuque. Trapèze.)
   Sterno-cléido-mastoïdien.
Muscles masticateurs.

Aponévroses du cou (Testut, — Tillaux, — Debierre,
— Sébileau, *Soc. anat.*, 1888).
Carotide primitive (*Anat.*, — *Anat. topog.*, — D. J.
. — Farabeuf).
Carotide externe (*id.*).
* Artère faciale (*id.*).
(Revoir l'artère linguale, les artères thyroïdiennes).
Sous-clavière (Revoir l'axillaire, la vertébrale, la mam-
maire interne) (*Id.*, — Chaput, *Soc. anat.*, 1886).
Veines du cou. — **Jugulaires** (*Anat.*, — *Anat. topog.*
Sébileau, *Soc. anat.*, 1892).
Veines de la face (Testut).
(Revoir le pneumogastrique et le spinal).
Région temporale (Tillaux).
(Revoir les glandes salivaires.)
Région et loge parotidienne (Tillaux, — Richet, —
D. D).
Région sus-claviculaire (Tillaux).
Région sous-hyoïdienne (Tillaux).
Région carotidienne, région sterno-cléido-mastoï-
dienne (Richet).
Région sus-claviculaire (Richet, — Farabeuf).
(Joues) (Tillaux).
(Ganglions du cou) (Sappey, — Poirier, *Progrès.*, 1887).
(Sinus de la face) (*Anat.*, — Tillaux).

Pathologie.

Plaies de tête (Jamain et Terrier).
Fractures du crâne (Kirmisson, — *Traité de Chirurgie.*
— Berger et Klumpke, *Rev. de Chirurg.*, 1886).
Fractures du rocher (*id.*).
Contusion et commotion cérébrale (Jamain et Terrier).
Compression cérébrale (*id.*, — *Traité de Chirurgie*).
(Encéphalo-méningite traumatique) (*Traité de Chi-
rurgie*).

(Constriction des mâchoires) (D. D., *maxillaires*).
Plaies du cou (D. D., *Cou*).
Adénites cervicales (Peyrot).
Phlegmons et abcès du cou (Follin).
(Kystes du cou et de la face) (D. D., — Tillaux, *Chirurg.
    clin.*).
Torticolis (D. J.).

14e CONFÉRENCE. — **Appareil urinaire**.

Anatomie.

Rein. Configuration extérieure et intérieure. — **Rapports du rein** (*Anat.* — Desnos, *Malad. des v. urin.*,
    — Récamier, *doct.*, 1889).
Développement (Debierre).
Structure (D. J., — Charcot, *Malad. du foie et du rein*,
    — Cornil et Brault, *Malad. du rein*, — Hortolès,
    doct., Lyon, 1882).
Vaisseaux et nerfs. *Circulation rénale* (D. D. — Beaunis, — Charcot, — Frey, — Lejars, *Soc. anat.*,
    1888).
Artère rénale (*Anat.*).
Physiologie. Urine (Küss).

Bassinets et **uretères** (Hallé, *doct.*, 1887, — Pantaloni,
    doct., 1888).
Vessie. Configuration et **rapports de la vessie** (Cruv.,
    — D. D., — Charpy, *Org. genito-urinaire*).
(Structure) Muqueuse vésicale (D. D.).
    (Vaisseaux et nerfs) (Sappey, — D. D.).
Col de la vessie (*Anat.*, — Tillaux, — Richet, — D. D.,
    urèthre).
Physiologie. Miction (Küss, — *Leçons* de Guyon).
Capsules surrénales) (D. D., — Debierre).

Pathologie.

(Contusion et plaies du rein) (Tuffier, *Arch. gén.*, 1889).

(Congestion : rein cardiaque) (Dieulafoy, — A. Robin, *Leç. clin.*).

(Anurie) (Merklen, *doct.*, 1881).

Hématurie (D. J., — *Leçons* de Guyon, — Desnos, *Malad. voies urin.*).

Albuminurie (Laveran, — D. J., — Lécorché, *Malad. du rein*).

Sémiologie des urines. Leur examen clinique (*Leç.* de Guyon, — Desnos, — Letulle, *Guide pratique des sc. médic.*).

Urémie (D. D.).

Néphrites en général, *aiguës* et *chroniques* (Dieulafoy).

Néphrite parenchymateuse (Laveran, — D. J.).

Néphrite interstitielle (*id.*, — *Leçons* de Charcot).

Mal de Bright (Dieulafoy, — J.-B. Laffite, *doctorat*, 1890 et *Gaz. hôp.*).

Néphrites suppurées (Laveran, — D. J.).

(Rein amyloïde) (Marfan, *gaz. hôp.*, 1888).

Pyélite, pyélo-néphrite et pyonéphrose (*Path.*, — *Th.* Hallé, — Desnos).

Tumeurs du rein en général (Guillet, *doct.*, 1887 et *Gaz. hôp.*).

Kystes. Rein kystique (Laveran, — Lejars, *doct.*, 1888).

Cancer du rein (Guillet, *loc. cit.*, — Follin).

Tuberculose rénale (*Path.*, — Desnos).

Hydronéphrose (D. J., — Laveran).

Rein flottant (D. D.).

Phlegmon et abcès périnéphrétiques (Bouilly, — Laveran, — Trousseau).

Lithiase rénale et urinaire. Accidents et complications (Laveran, — D. D., — Lécorché, *Malad. du rein*, — Desnos).

Coliques néphrétiques (*id.*, — Le Dentu, *Traité des malad. du rein*).

(Plaies et ruptures de la vessie) (D. J.).
Calculs vésicaux (Follin, — Desnos, — *Leç.* de Guyon).

Cystites en général. — Cystites du corps et du col
(Desnos, — *Leçon* de Guyon).
Cystites aiguës. Cystite blennorragique (*id.*).
Cystites chroniques (*id.*).

Tuberculose vésicale (*id.*, — Boursier, *doct.*, 1886).
Tumeurs vésicales. Fongus (Follin, — D. J.).
Cancer de la vessie (D. J.).
Incontinence d'urine (Desnos, — Bouilly).
Rétention d'urine (*id.*, — D. J., *urinaire*).
Diabète. Diabète sucré, diabète insipide (D. D, — Dieu-
lafoy, — Laveran, — *Traité de médecine*).
Accidents et complications du diabète (*id.*, — Lyon,
Gaz. hôp., 1889, coma diabétiq.).
Polyurie (*Traité de médecine*).
Maladie bronzée d'Addison (Laveran, — D. J.).

15° CONFÉRENCE. — **Appareil génital mâle.**

Testicule en général. Configuration et rapports (Cru-
veilhier, — D. J).
Enveloppes du testicule. Tunique vaginale (*id.*, — D.
D., — Barrois, *doct.*, Lille, 1882).
Structure, développement et physiologie (D. D., —
D. J.).

Épididyme (D. D.).
Voies spermatiques (*Anat.*, D. J., *spermatique*).
Vésicules séminales (Guelliot, *doct.*, 1883).
Canal déférent (*id.*, — *Anat.*).
Cordon spermatique (Cruveilhier, — Tillaux).
(Revoir le trajet inguinal.)
(Tissu érectile) (D. D., — D. J., *caverneux*).
Urèthre. — Urèthre chez l'homme (D. D.).
Rapports de l'urèthre chez l'homme (*id.*).

Portion membraneuse de l'urèthre (*id.*).
Portion spongieuse (*id.*).
Portion prostatique (*id.*).

Prostate. — Région prostatique (*id.*, D. J.).
Structure de l'urèthre. Muqueuse urétrale (D. D.).
Périnée chez l'homme. Muscles (*Anat.*, — Tillaux, —
 D. D.).
Aponévroses du périnée (*id.*, — Debierre).

Pathologie.

Varicocèle (D. J.).

Orchites en général (Bouilly, — Follin).
Testicule tuberculeux (Follin, — D. D).
 Testicule syphilitique (*id.*).
 Orchi-épididymite blennorragique (*id.*).

Cancer du testicule (D. J.).
Tumeurs du testicule en général (*id.*, — Richard, *Pra-*
 tique journalière de la chirurgie).
 (Maladie kystique), (D. D. *Fongus*) (Follin).
Hydrocèle vaginale (Bouilly, — Follin, — Fort, *Gaz.*
 hôp., 1889, *hydrocèle congénit.*).
Hématocèle vaginale (D. D.).
 (Kystes de l'épididyme et du cordon) (Bouilly).

Syphilis en général (*Leçons* de Fournier, — D. J.).
Chancre syphilitique (*id.*).
Période secondaire (*id.*).
(Période tertiaire. Gommes) (D. J.).
(Traitement. Ulcérations syphilitique) (D. J.).
Chancre simple (D. J., — Lesser, *Malad. vénér.*).

Blennorragie. — Uréthrites (Bouilly, — Desnos, —
 Lesser).
Complications de la blennorragie (*id.* — D. J., —
 Brun, *doct.*, 1881).

BERTON. 18

Rhumatisme et arthrites blennorragiques (*Id.*, — Bourcy, *doct.*, 1881).

Plaies et ruptures de l'urèthre (Desnos).

Rétrécissements chez l'homme et la femme (Desnos, — D. D.).

Tumeurs et abcès urineux (Desnos).

Infiltration d'urine (Desnos, — Guyon).

(Prostatites aiguës et chroniques) (*id.*, — Segond, *doct.*, 1880).

Abcès de la prostate (*id.*).

Hypertrophie de la prostate (Desnos, — *Leçons* de Guyon).

Tumeurs de la prostate. — Cancer. Tuberculose (Bouilly).

16° CONFÉRENCE. — **Appareil génital femelle. Accouchements.**

Anatomie.

Os iliaques (Revoir la fosse iliaque) (*Anat.*).

Bassin osseux. — Excavation pelvienne au point de vue obstétrical. — Tête du fœtus (*Anat.* — Tarnier et Chantreuil, — Farabeuf et Varnier, *Introd. à l'étude des accouch.*).

Périnée de la femme (Cruv., — Fort).

Urèthre chez la femme (Sappey).

Ovaire. — Anatomie, histologie, physiologie et développement (Cruv., — D. J., — Tarnier, — Vallin, *doct.*, 1887).

Utérus, configuration et **rapports** (D. D.). Structure et physiologie (*id.*).

Muqueuse utérine, anatomie et physiologie (*id.*).

Col utérin (Tillaux, — D. D.).

Vaisseaux et nerfs de l'utérus (D. D.).

Utérus gravide (Tarnier).

Moyens de fixité, **ligaments de l'utérus** (D. D., —
Lebec, *Gaz. hebd.*, 1881 ; — Beurnier, *doct.* 1889).
Ligaments larges (*id.*).
Trompes de Fallope (*Anat.*, — D. D., *utérus*).
Vagin (*Anat.*).
(Organes génitaux externes de la femme) (*Anat.*).
Ovule. — (Fécondation et segmentation de l'ovule,
blastoderme) (Debierre, *Embryolog.*).
Membranes de l'œuf (Tarnier, — Debierre, *Anat.*).
Placenta (*id.*).
Cordon ombilical (*id.*).
Vaisseaux ombilicaux (*id.*, *Anat.*).

Pathologie et accouchements.

Fractures du bassin (Bouilly, — *Traité de chirurgie*).
(Tumeurs de l'ovaire) (Bouilly).
Kystes de l'ovaire (Bouilly, — Segond., — *Encyl. de
chirurg.*).
(Kystes du ligament large, kystes paraovariques)
(Bouilly).
Tumeurs de l'utérus (Bouilly).
Polypes utérins (Follin).
Fibrômes utérins (Bouilly, — Vautrin, *agrég.*, 1886.
— Virchow, *Trait. des tum.*).
Cancer de l'utérus (Bouilly, — Follin, — Vallat, *doct.*,
1887).
Métrites (Bouilly, — de Grandmaison, *Gaz. hôp.*, 1890).
(Revoir la pelvi-péritonite.)
Hématocèle péri-utérine (D. D.).
Plegmons péri-utérins, phlegmons du ligament large, etc.
(Bouilly, — *clin.* Guéneau de Mussy, — Mordret,
Gaz. hôp., 1890, Salpingo-ovarites).
Métrorragies (D. J.).
Signes et diagnostic de la grossesse (D. J., — Pajot.,
Gaz. hôp., 1884).
Diagnostic des présentations et positions.

Mécanisme de l'accouchement dans chacune d'elles (Farabeuf et Varnier, — Tarnier).

Présentations du sommet (Tarnier).

Présentations du siège (*id.*).

Présentations de l'épaule (*id.*).

Conduite à tenir dans l'accouchement normal (Laskine, *Gaz. hôp.*, 1891).

(Dystocie) (Verrier, *Manuel des accouch.*).

(Bassins viciés) (Charpentier).

Versions (Charpentier).

Forceps (Charpentier).

Délivrance. — *Accidents et complications de la délivrance* (Tarnier).

Hémorragies puerpérales (*id.*).

Avortement (Charpentier).

Eclampsie puerpérale (Charpentier).

17ᵉ CONFÉRENCE. — Cœur.

Anatomie.

Péricarde (D. J. — D. D.).

Configuration et **rapports du cœur** (*Anat.*, — Testut, Jaccoud, *pathol.*, hypertrophie du cœur).

Ventricules droit et gauche (*Anat.*, — D. J. — M. Sée, *Arch. de phys.*, 1874).

Oreillettes (*Anat.* — D. J.).

Orifices et **valvules**, en génér. et en particulier. *Valvule mitrale* (*Anat.*, — M. Sée, *loc. cit.*, — Miss Marshall, *doct.*, 1884, *orif. mitral*).

Structure et texture du cœur. Muscle cardiaque (*Anat.* — Debierre, — Küss).

Endocardes (D. D., — Ranvier).

Vaisseaux du cœur (Cruveilhier, — D. D., — Debierre — Darier, *Soc. anat.*, 1888).

Nerfs du cœur (*Anat.* — C. Paul, *Malad. du cœur*, —
   Franck, *Gaz. hebd.*, 1879, — Reynier, *agrég.*).
Physiologie (D. D. — Küss).
Développement (Quénu, *agrég.*, 1883).

Pathologie.

Péricardites aiguës et chroniques, sèches et avec
   épanchement (Jaccoud, — D. J. — Mathieu, *Rev. de
   méd.*, 1887).
(Symphyse cardiaque) (Morel-Lavallée, *doct.*, 1886).
(Hydro et hydropneumopéricarde) (Jaccoud).
Endocardites (Laveran, — Dieulafoy, — D. D.).
Endocardites ulcéreuses, infectieuse, etc. (*id.*, — Sire-
   dey, *Gaz. hôp.*, 1889).
Lésions valvulaires en général (Jaccoud).
Sémiologie du cœur. Souffles cardiaques (D. D., *Souf-
   fles*).
Insuffisance mitrale (D. J., — Bucquoy, *Malad. du
   cœur*).
Rétrécissement mitral (D. J., — D. D.).
Leur association. Maladie mitrale.
Rétrécissement mitral pur (Durosiez, *Arch. gén.*, 1877.
   — Mathieu, *Gaz. hôp.*, 1889. — Dreyfus-Brisac, *Gaz.
   hebd.*, 1882).
Insuffisance aortique (D. D., *Cœur*, — Bucquoy, —
   Lyon, *Gaz. hôp.*, 1891).
Rétrécissement aortique (*id.*).
Maladie aortique (D. D.).
Insuffisance tricuspidienne (D. J.).
Lésions pulmonaires (Laveran).
(Malformations du cœur. Persistance du trou de Botal.
Cyanose, maladie bleue (Laveran).
Plaies du cœur (Peyrot).
Myocardites aiguës et chroniques (Peter, *Malad. cœur.*
   — Juhel-Rénoy, *doct.*, 1882 ; — Weber, *doct.*, 1887).
Sclérose cardiaque (Nicolle, *doct.*, 1891).

18.

Hypertrophie du cœur (Pitres, *agrég.* 1878. — Debove et Letulle, *Arch. de physiol.*, 1880).

Dilatation du cœur (Jaccoud).

Dégénérescence graisseuse (*id.*, Peter).

(Anévrismes et ruptures du cœur) (Peter).

(Arythmie. Tachycardies) (G. Sée, *Malad. cœur.* — Courtois-Suffit, *Gaz. hôp.*, 1891, Tachycardie paroxyst.)

Angine de poitrine (Grasset, — Leflaive, *Gaz. hôp.*, 1890. — Peter, — Martinet., *doct.*, 1884).

Goître exophtalmique (Grasset, — Leflaive, *Gaz. hôp.*, 1886. — Marie, *doct.*, 1883).

(Palpitations) (G. Sée).

Syncope (D. J.).

Asystolie (D. J., — D. D.).

<h2 style="text-align:center">18e CONFÉRENCE. — Vaisseaux.</h2>

Anatomie.

Sang. — Éléments figurés du sang (D. J., — Variot, *agrég.*, 1886).

(Artères en général. Système artériel) (*Anat.*).
　　Structure des artères (Ranvier, Frey).
　　Circulation artérielle (D. D., *Circulation.* — D, J., *vaso-moteurs.* — Küss).

Aorte. — Chaque portion séparément (Revoir les carotides et les vaisseaux du membre supérieur, le médiastin) (*Anat.*).

Crosse de l'aorte (Debierre, — Testut, — D. J., *Aorte, pouls,* — Farabeuf, *agrég.*, 1875).

Artères iliaques et leurs branches (*Anat.*).
　　Iliaque primitive (Cruv.).
　　Iliaque externe (*id.*).
　　Iliaque interne (*id.*).
　　Fessière (D. D.).
　　Honteuse interne (*Anat.*, — Tillaux).

(Revoir à ce propos les rapports des uretères et des
   organes du petit bassin. — Les vaisseaux du
   membre inférieur. — Les vaisseaux ombilicaux,
   vésicaux et épigastriques.)
Tronc cœliaque (*Anat.*, — D. J).
Artére mésentériques (*Anat.*, — D. D).
Capillaires en général. Circulation capillaire (D. J.,
   capillaires, vaso-mot. — Ranvier).
Veines en général. Système veineux (*Anat.*).
   Structures des veines (Ranvier, — D. J., — Debierre).
   Circulation veineuse (D. J.).
Veines caves. — **Supérieure** et **inférieure** (D. J., —
   D. D., *Circulat.* — Cruv.).
(Revoir les jugulaires, la veine porte, les veines des
   membres.)
Veines du rachis. — **Azygos** (*Anat.*, — D. J., — Wal-
   ther, *doct.*, 1886. — Ch. Labbé, *Arch. phys.*, 1883).
Développement des vaisseaux sanguins en général, du
   système artériel, du système veineux (Debierre).
Système lymphatique, circulation lymphatique (Sappey
   — Küss, — Ranvier, — Frey).
   Structure des lymphatiques (Ranvier).
   Ganglions lymphatiques (Ranvier, Siredey, *doct.*,
      1882).
(Revoir les ganglions de l'aine, de l'aisselle.)
Ganglions du médiastin (*Anat.*, — Barety, *doct.*, 1875).
Canal thoracique (*Anat.*, — D. D., — Ranvier).

Pathologie.

Hémorragies en général (D. J., — Terrier, *Path. gén.
   chirurgic.*).
   Hémorragies artérielles. — *Plaies des artères* (*id.*).
   Plaies des veines. — *Complications des plaies des
      veines* (*Id.*).
   Moyens hémostatiques (Follin).
Artérites (D. J., — Lancereaux, *Anat. path.*).

Athérome (D. J., — Lancereaux, *Traité de l'herpé-tisme*, — *Clin*. Guéneau de mussy.).

Artério-sclérose (Martha, *Gaz. Hop.*, 1888).

Anévrysmes en général (Jamain et Terrier — Cornil et Ranvier).

Anévrysmes artériels. — *Sac anévrysmal* (*id*., — *Traité de chirurgie*).

Anévrysmes artério-veineux (*id*.).

Anévrysmes cirsoïdes (*id*.).

Tumeurs érectiles (*Traité de chirurgie*).

Anévrysmes de l'aorte. — *De la crosse de l'aorte* (Jaccoud, — D. J. — Bermont, *doct*., 1885. — Franck, *Gaz. hebd.*, 1886).

(Anévrysmes des carotides, du tronc brachiocéphalique, des principales artères) (Follin).

Anévrysmes poplités (D. J., *poplité*. — Leriche, *doct*., 1888).

(Sémiologie du pouls) (D. J.).

Thrombose et embolies (Brault, *Arch. gén.*, 1888, — D. J., — Picot, *Traité des grds process. morb*. — Troisier, *agrég*., 1890).

Phlébites (*Traité de chirurgie*).

Phlegmatia alba dolens (*id*., — D. J., — Widal, *doct*. et *Gaz. hôp.*, 1889).

Varices. — *Complications des varices* (*Traité de chirurgie*).

Infection purulente (*Encyclopédie de chirurgie*).

Leucocythénie. — *Adénie*. — Lymphadénomes (Laveran, — Dieulafoy, — D. J., — Trousseau).

Carreau (Grisolles).

(Scrofule en général) (Hallopeau, — Dieulafoy, — D. J.).

Adénopathie trachéo-bronchique (*Clin*. Guéneau de Mussy, — Baréty, *doct*., 1875).

Erysipèle. — **Érysipèle de la face** (Reclus, — *Traité de chirurgie*, — D. J.).

Lymphangites. — Adénites (Reclus, — Poulet et Bousquet, — Jalaguier, *doct*., 1887).

(Tumeurs des ganglions lymphatiques) (Humbert,
    agrég., 1889).
Chlorose (Dieulafoy, — Jaccoud, — Potain, *Sem.
    méd.*, 1886).
Anémie. — Anémie pernicieuse (D. D., — Planchard,
    doct., 1888).
Fièvre (Hallopeau, *path. gén.*).
Sémiologie du pouls. — Bruits vasculaire (D. J.,
    — D. D., *Souffles*).

————

19ᵉ CONFÉRENCE. — **Os, cartilages, tissus conjonctif
et musculaire.**

Anatomie.

Structure des os. — *Tissu osseux* (Ranvier, — Frey,
        — Debierre).
    Périoste (D. D., *Périoste*).
    Moelle des os (D. D. (Moëlle). D. J. (Os).
    Vaisseaux et nerfs des os (D. J., — Testut, *agrég.*,
        1880).
    Développement et accroissement des os (Debierre,
        — Rémy, *agrég.*, 1889).
(Revoir les os en particulier.)
Colonne vertébrale, par portions (Testut, — Cruv., —
        D. D., Rachis. — Planteau, *agrég.*, 1883).
Vertèbres cervicales (*Id.*).
Cartilages (*Anat.*, — Ranvier).
Articulations en général. — Synoviales, ligaments
    (*Anat.*, — D. D.).
(Revoir toutes les articulations en particulier.)
    Articulations de la clavicule (*Anat.*).
    Articulations du rachis (*Anat.*).
    Articulations occipito-vertébrales (*Anat.*).

Articulations temporo-maxillaire (*Anat.*, — Testut, — Farabeuf et Michaux, *Soc. chir.*, 1886).

(Bourses séreuses et muqueuses) (Farabeuf, *agrég.*, 1875, — D. J., *Bourses, tendons*).

(Revoir celles du genou.)

Tissu conjonctif (Ranvier, — Farabœuf).

Tissu élastique (Ranvier, — M., Sée, *agrég.*).

Tissu musculaire lisse et strié (Ranvier, — D. J.).

Physiologie des muscles (Küss, — Beaunis).

(Revoir les principaux muscles.)

Pathologie.

Ostéites et périostites en général (Reclus).

Ostéomyélite des adolescents (Reclus, — D. D., *périostite*, — Demoulin, *doct.*, 1888).

(Abcès des os) (D. D., Os).

Tumeurs des os. Ostéosarcome (D. D., *Os*, — Demoulin).

Syphilis des os. Exostoses.

(Ostéomalacie) (Reclus).

Nécrose des os longs.

Tuberculose des os. — Carie (Jamain, — *Traité de chirurgie*, — *Encyclop. de chirurgie*, t. ɪᴠ).

Rachitisme (Reclus, — Trousseau, — D. D.).

Fractures en général (Reclus, — Jamain, — *Traité de chirurgie*).

Complications des fractures (*id.*, — Terrier, *Path. chir. génér.*).

Fractures compliquées (D. D., *Fractures.* — *Traité de chirurgie*).

Réparation des fractures. — Cal et ses accidents (*id.*, Cornil et Ranvier).

(Revoir les fractures du crâne, des côtes, du radius, du col du fémur, de la rotule et du péroné.)

Fractures du maxillaire inférieur (Jamain).

Fractures du rachis (Jamain).

Arthrites aiguës et chroniques (*Traité de chirurgie*).
Tumeurs blanches en général (*id.*).
    (Revoir la coxalgie.)
    Sacro-coxalgie (Bouilly, Delens, *agrég.*, 1872).
Tumeurs blanches du genou (Follin, — D. D.).
    Scapulalgie (Follin).
Mal de Pott (*Traité de chirurgie*, — Lannelongue,
  tub. vertébr.).
Mal vertébral sous-occipital (*id.*).
Hydarthrose (Reclus, — *Traité de chirurgie*).
Corps étrangers articulaires (*Traité de chirurgie*).
Plaies des articulations (*id.*).
Entorse (*id.*).
Ankylose (*id.*).
Luxations en général (Reclus, — *Traité de chirurgie*).
  (Revoir les luxations de l'épaule, du coude.)
Luxation de la mâchoire (Jamain, — *Traité de chi-
rurgie*).
Hygromas.
Synovites (*Traité de chirurgie*, — D. D.).
Synovites du poignet.
Complications des plaies (*id.*).
Phlegmon circonscrit et abcès chauds (*id.*).
Phlegmons diffus (*id.*).
Abcès froids (*id.*).
Abcès par congestion (*id.*, — Tillaux, *Chir. clin.* —
  Lannelongue, *loc. cit.*).
Gangrènes en général. — Gangrènes traumatiques. —
  Gangrènes diabétiques (Reclus).
Gangrène sénile (Reclus, — D. D.).
Gangrène symétrique des extrémités (Grasset).
Brûlures (Reclus, — *Traité de chirurgie*).
Contusions (*id.*).
(Généralités sur les tumeurs) (*Traité de chirurgie*).
Rhumatisme articulaire aigu (*Path.*, — Jaccoud).
Complications du rhumatisme (*id.*).
    Rhumatisme cérébral (*id.*, — Grasset).

Rhumatisme chronique (*Traité de médecine*, — Charcot, *Maladies des vieillards*).
Rhumatisme noueux (*id.*).
Erythème noueux (Trousseau).
Erythèmes polymorphes (Jacquet, *Gaz. hôp.*, 1887).
Goutte et complications (*Traité de médecine*, — Laveran).
Saturnisme et complications (Revoir les paralysies).
　　(Laveran, — Renaut, *agrég.* 1875, — Letulle, *Arch. de physiol.*, 1887.)
Encéphalopathie saturnine (*id.*).
Coliques de plomb (*id.*).
Alcoolisme et complications (Revoir les paralysies)
　　Jaccoud, — D. J., — Lasègue, *Études médic.*).
　　Délirium tremens (Grasset, — OEttinger, *doct.*, 1885).
OEdèmes et hydropisies (D. D., — D. J.).
　　Anasarque (D. D.).
　　(Revoir l'ascite.)

20e CONFÉRENCE. — Organes des sens.

Anatomie.

Orbite (Testut, — Tillaux, — D. D.).
　　Paupières (Cruveilhier, — D. J.).
　　Appareil lacrymal (Cruveilhier, — Debierre, — Panas, *Leç. sur les malad. de l'app. lacrym*).
　　Membranes de l'œil (*Anat.*).
　　Cornée (*Anat.*, — Ranvier).
　　Iris (*Anat.*, — Debierre).
　　Rétine (*id.*, — Ranvier).
Cristallin (*Anat.*).
Nerf optique (*id.*, — D. J., *sensibilité*).
Vaisseaux et nerfs de l'œil (Cruveilhier, — Festal, *doct.*, 1887).
Muscles de l'œil, muscles de l'orbite, muscles moteurs de l'œil, etc. (*Anat.*, — Panas, *Leçon sur le strabisme*).
Vaisseaux et nerfs de l'orbite (Cruveilhier, — Festal, *loc. cit.*).
　　(Revoir les nerfs oculo-moteurs.)

Ostéologie des fosses nasales (Testut, — Tillaux).
Membrane pituitaire (Ranvier, — D. D., *épistaxis*. —
     Debierre, — Rémy, *agrég.*, 1880).
Nerf olfactif (*Anat.*, — D. J).
Oreille externe (*Anat.*).
Oreille moyenne. — Caisse du tympan (*Anat.* —
     Debierre, — D. D.).
Oreille interne (Debierre).
Trompe d'Eustache (D. D., *Oreille*).
Peau en général. — Structure de la peau (*Anat.*,
     — Ranvier).
Epiderme (Ranvier).
Glandes de la peau (*id.*, — Kuss).
Papilles (*Anat.*, — D. J.).
Vaisseaux et nerfs de la peau (D. D., — D. J.).
(Produits cutanés, ongles, poils) (Debierre, Ranvier).

Pathologie.

Blépharites (Kirmisson. — Jamain et Terrier).
Tumeurs et phlegmons de l'orbite (Kirmisson, —
     Jamain et Terrier).
Exophtalmie (Kirmisson, — Jamain et Terrier).
Darcyocystites. — Tumeurs et fistules lacrymales
     (Kirmisson, — Jamain et Terrier).
Conjonctivites en général (Kirmisson, — Jamain et
     Terrier).
Ophtalmie purulente (Kirmisson, — Jamain et Terrier).
Kératites (Kirmisson, — Jamain et Terrier).
Iritis (Kirmisson, — Jamain et Terrier).
Glaucome (Kirmisson, — Jamain et Terrier).
Cataractes (Kirmisson, — Jamain et Terrier).
Otite moyenne et ses complications (Kirmisson).
Carie du rocher (Kirmisson, — Jamain et Terrier).
     Thrombose des sinus (Kirmisson, — Jamain et
     Terrier).
Epistaxis (D. D., — D. J.).

Tumeurs des fosses nasales. Polypes.

Polypes naso-pharyngiens (Kirmisson, — Jamain, — Follin).

Diagnostic des fièvres éruptives.

Variole. — Signes et diagnostic de la **variole discrète** ou **confluente.** — **formes, variole hémorragique.** — **Complications** (Jaccoud, — Dieulafoy, — Trousseau, — D. J., — Barthélemy, *doct.*, 1880. — *Traité de médecine*).

Varioloïde (D. J. — *Traité de médecine*).

Varicelle (*Id.* Trousseau, — Grisolles).

Vaccine (D. J., — Trousseau).

Rougeole (Jaccoud, — D. J., — Dieulafoy, — Grisolles, — Trousseau. — *Traité de médecine*).

Scarlatine et **complications** (*id.*, — Bourges, *doct.* et *Gaz. hôp.*, 1891).

Furoncle (Reclus, — *Traité de chirurgie*).

Anthrax (*id.*).

Purpura (Mathieu, *doct.*, 1883. — Ducastel, *agrég.* 1883).

Scorbut (Laveran, D. J.).

Charbon. — *Pustule maligne* (Reclus, — *Traité de chirurgie*).

Gale (D. J., — Hébra et Kapposi).

Lupus (*Traité de chirurgie*).

(Tumeurs de la peau. Cancroïde) (*id.*).

Urticaire, D. J. (Raymond, *doct.*, 1888).

Eczéma, D. J. (Hébra et Kapposi, — Brocq, *Traitement des maladies de la peau*).

(Teignes) (*id.*).

(Psoriasis, herpès et affections cutanées) (*id.*).

(Ongle incarné) (Follin).

FIN

TABLE DES MATIÈRES

TABLEAUX

Nº 1. Muscles du périnée.

Nº 2. Variole, rougeole, scarlatine, fièvre, exanthème du voile du palais et du pharynx, céphalalgie.

Nº 3. Diagnostic différentiel des maladies de poitrine.

Coulommiers. — Imp. PAUL BRODARD.

éd. par M. Le Fort, avec 744 fig.
dans le texte. 2 vol. gr. in-18. br. 16 fr.
cart. à l'angl. 17 fr. 50
MANOURY et SALMON. — Manuel
de l'art des accouchements. 3ᵉ éd.
1 vol. gr. in-18 avec 115 fig. 7 fr.
RICHARD. — Pratique journalière
de la chirurgie. 1 vol. in-8 avec
grav., 2ᵉ édit. 5 fr.

TERRIER. — Éléments de pathologie chirurgicale générale.
Fasc. I. *Lésions traumatiques et
leurs complications.* 1 vol. in-8. 7 fr.
Fasc. II. *Complications des lésions
traumatiques. — Lésions inflammatoires.* 1 vol. in-8. 6 fr.
Fasc. III termin. l'ouvr. (*Sous pr.*)

2ᵉ PARTIE. (*Pathologie interne, pathologie générale.*)

ARLOING. — Les virus. 1 v. in-8. 6 fr.
BOSSU. — Petit compendium médical. 1 vol. in-18. 1 fr. 25
FÉRÉ. — La pathologie des émotions. 1 vol. in-8. 12 fr.
NIEMEYER. — Eléments de pathologie interne, traduits de l'alle-

mand, annotés par *M. Cornil.* 3ᵉ éd.
franç. 2 vol. gr. in-8. 4 fr. 50
SPRINGER. — La croissance, essai
de pathologie générale. 6 fr.
TARDIEU. — Manuel de pathologie et de clinique médicales.
1 fort vol. in-18, 4ᵉ édit. 2 fr. 50

4ᵉ EXAMEN. (*Hygiène, médecine légale, thérapeutique, matière médicale, pharmacologie.*)

A. et G. BOUCHARDAT. — Nouveau
Formulaire magistral. 29ᵉ édit.,
revue, collationnée avec le nouveau
Codex et augmentée de formules
nouvelles. 1 vol. in-18. 3 fr. 50
Cartonné. 4 fr. — Relié. 4 fr. 50
BOUCHARDAT. — Traité d'hygiène
publique et privée. 1 v. gr. in-18.
2ᵉ édit. 18 fr.
LAGRANGE. — Hygiène de l'exercice chez les enfants et les jeunes gens. 1 vol. in-18. 3ᵉ édit.,
br. 3 fr. 50 cart. 4 fr.
LAGRANGE. — De l'exrecice chez

les adultes. 1 vol. in-18. 2ᵉ édit.,
br. 3 fr. 50, cart. 4 fr.
KUNZE. — Manuel de médecine
pratique. 1 vol. in-18. 1 fr. 50
LEVILLAIN. — Hygiène des gens
nerveux. 1 vol. in-18. 2ᵉ édit.,
cart. 4 fr.
MACARIO. — Manuel d'hydrothérapie, 1 vol. 4ᵉ édit., br. 3 fr. 50,
cart. 4 fr.
TAYLOR. — Traité de médecine
légale, traduit de l'anglais par
M. *H. Coutagne.* 1 vol. gr. in-18.
4 fr. 50

5ᵉ EXAMEN. 1ʳᵉ PARTIE. (*Cliniques externe, obstétricale, etc.*)

DELORME. — Traité de chirurgie
de guerre.
Tome I. 1 vol. in-8. 16 fr.
Tome II. 1 vol. in-8 (*sous presse*).
BOUCHUT et DESPRÉS. — Dictionnaire de médecine et de thérapeutique médicale et chirurgicale, 5ᵉ édit. 1 vol. in-4, avec
950 figures dans le texte, et 3 cartes. — Prix : br. 25 fr.

— Cart., 27 fr. 50. — Relié, 29 fr.
FRITSCH. — Traité clinique des
opérations obstétricales. 1 vol.
in-8, avec grav. 10 fr.
DELBET. — Du traitement des anévrysmes. 1 vol. in-8. 5 fr.
PAGET. — Leçons de clinique chirurgicale. 1 vol. in-8. 8 fr.
Voir *troisième examen* (1ʳᵉ partie).

2ᵉ PARTIE. (*Clinique interne, anatomie pathologique.*)

AXENFELD et HUCHARD. — Des
névroses. 1 fort vol. in-8. 20 fr.
BARTELS. — Les maladies des
reins. 1 vol. in-8. 7 fr. 50
CHARDAT. — De la glycosu-

rie ou diabète sucré. 1 vol. in-8,
2ᵉ édit.
BOUCHUT et DESPRÉS (voir *ci-
dessus*).
DAMASCHINO. — Leçons sur les

MALADIES DES VOIES DIGESTIVES. 1 vol. in-8. 14 fr.

DUCKWORTH. — TRAITÉ DE LA GOUTTE. 1 vol. in-8. 10 fr.

DURAND-FARDEL. — TRAITÉ DES MALADIES CHRONIQUES. 2 volumes in-8. 20 fr.

DURAND-FARDEL. — TRAITÉ DES EAUX MINÉRALES. 1 vol. in-8, 3° édit. 10 fr.

FÉRÉ. — LES ÉPILEPSIES ET LES ÉPILEPTIQUES. 1 vol. in-8. 20 fr.

MARTINEAU. — TRAITÉ CLINIQUE DES AFFECTIONS DE L'UTÉRUS. 1 vol. in-8. 14 fr.

CORNIL, RANVIER et BRAULT. — MANUEL D'HISTOLOGIE PATHOLOGIQUE. 2 v. gr. in-8, avec 577 figures. 3° édit. (*Sous presse.*)

CORNIL et BABES. — LES BACTÉRIES ET LEUR ROLE DANS L'HISTOLOGIE PATHOLOGIQUE DES MALADIES INFECTIEUSES. 3° éd., avec fig. et pl. hors texte. 2 vol. gr. in-8. 40 fr.

GOUBERT. — MANUEL DE L'ART DES AUTOPSIES CADAVÉRIQUES. 1 vol. in-18. 2 fr.

HÉRARD, CORNIL et HANOT. — DE LA PHTHISIE PULMONAIRE. 1 vol. in-8, 2° édit. 20 fr.

LANCEREAUX. — TRAITÉ HISTORIQUE ET PRATIQUE DE LA SYPHILIS. 1 vol. in-8, 2° édit. 17 fr.

LUYS. — LE TRAITEMENT DE LA FOLIE. 1 vol. in-18, br. 3 fr. 50, cart. 4 fr.

MURCHISON. — DE LA FIÈVRE TYPHOÏDE. 1 vol. in-8. 3 fr.

ONIMUS et LEGROS. — TRAITÉ D'ÉLECTRICITÉ MÉDICALE. 1 vol. in-8, 2° édit. 17 fr.

BARTHEZ et SANNÉ. — TRAITÉ CLINIQUE ET PRATIQUE DES MALADIES DES ENFANTS. 3° éd., 3 vol. gr. in-8. 55 fr.

WEBER. — CLIMATOTHÉRAPIE. 1 vol. in-8. 6 fr.

BERTON. Guide et questionnaire de tous les examens de médecine, avec les réponses des examinateurs eux-mêmes aux questions les plus difficiles; suivi des Programmes des conférences pour l'*internat* et l'*externat*, avec de grands tableaux synoptiques inédits d'anatomie et de pathologie. 1 vol in-18. 3° édit. Cart. à l'angl. 4 fr.

THÉVENIN et DE VARIGNY. Dictionnaire abrégé des sciences physiques et naturelles. 1 vol. in-18 de 630 pages, imprimé sur deux colonnes. Cartonné à l'anglaise. 5 fr.

Coulommiers. — Imp. PAUL BRODARD.

MUSCLES DU PÉRINÉE.

Ces muscles, plus ou moins développés, selon les sujets, ne sont guère distincts, en général, que par leurs extrémités; ils s'entrecroisent et s'enlacent sur la partie médiane et tendent même à confondre leurs fibres avec celles de la tunique musculaire des organes qui traversent le périnée.

SITUATION.	DÉSIGNATION et principales synonymies.	INSERTIONS (d'abord fixes, puis mobiles).	CHEZ L'HOMME — ACTION.	CHEZ L'HOMME — RAPPORTS.	CHEZ LA FEMME.
A. — PARTIE ANTÉRIEURE OU GÉNITO-URINAIRE, OU PUBIO-RECTALE (*Muscles du canal uro-génital, Debierre*).					
Loge musculaire inférieure. Trois muscles formant les côtés du triangle ischio-bulbaire, et tous au-dessus de l'aponévrose périnéale superficielle, au-dessus de l'aponévrose périnéale moyenne ou profonde; en figurant la paroi de Coxcatenna.	*Ischio-caverneux.* Deux muscles.	Face interne de la tubérosité ischiatique et les deux lèvres de la branche ascendante de l'ischion; côtés de la racine du corps caverneux (qu'il engaine), au point de jonction des deux racines.	Porte la verge en bas, en arrière et de son côté; concourt à l'érection en *dilatant* la cavité de la racine du corps caverneux gorgée de sang.	Embrasse la racine du corps caverneux. Séparé du bulbo-caverneux par un espace graisseux : triangle rectangle (triangle ischio-bulbaire), dont la base postérieure est faite par les muscles transverses, espace traversé par l'artère superficielle du pénis (honteuse interne).	Ischio-clitoridien ou ischio-caverneux, rudimentaire; action obscure encore, les racines du corps caverneux clitoridien adhérant à l'arcade pubienne et ne paraissent pas susceptibles de mouvement.
	Transverse du périnée (transverso-anal, Cruv.) Deux muscles.	Partie antérieure de la face interne de la tubérosité ischiatique (dessus le muscle précédent). Raphé médian du bulbo-caverneux et du sphincter externe appartenant à l'aponévrose moyenne du périnée et étendu de la verge à l'anus.	*Dilatateur* de l'urèthre pour faciliter l'émission du sperme (antagoniste du bulbo-caverneux, comme le sont le sphincter externe et l'ischio-caverneux). Il tire en arrière et en bas le bulbo-caverneux pour paralyser son action. Il porte en bas et en arrière le bulbe de l'urèthre, dont il éloigne la paroi inférieure de la supérieure par ses fibres postérieures. Il comprime antérieurement le rectum et concourt à la défécation.	Sur le trajet de la ligne bi-ischiatique, l'aponévrose périnéale superficielle ou inférieure se réfléchit en arrière de ce muscle pour se confondre avec le feuillet inférieur de l'aponévrose moyenne (elle s'enroule autour de ce muscle). L'artère honteuse interne se divise, au bord postérieur de ce muscle, en superficielle du périnée et artère pénienne.	Moins développé que chez l'homme.
	Bulbo-caverneux et muscle de Houston. Un muscle.	En avant, point fixe; bord du côté caverneux et côtés de la verge depuis le ligament suspenseur (ses fibres constituent le muscle de Houston). Au milieu, face supérieure du bulbe; en arrière, raphé médian du transverse et du sphincter externe.	1° Expulse les dernières gouttes d'urine, agit sur le sperme d'arrière en avant, comme la vessie sur l'urine. *Accelerator seminis et urinae.* 2° Détermine par sa tonicité l'occlusion du canal urinaire (constricteur de l'urèthre, Soppey). Peut amener des rétrécissements spasmodiques au niveau du bulbe. 3° Concourt à l'érection en comprimant concentriquement la racine de la verge gorgée de sang, et en chassant ce sang dans le corps de la verge déjà turgescente. Antagoniste des dilatateurs (transverses).	Entoure le bulbe de l'urèthre par sa face supérieure concave; sa face inférieure, convexe, en rapport en avant avec l'ischio-caverneux, dont elle est séparée, en arrière, par le triangle graisseux précité. En rapport aussi avec le Jarjos.	Constricteur ou sphincter du vagin. Sur les parties latérales de l'orifice du vagin. Forme un huit avec le sphincter externe de l'anus, qu'il paraît continuer antérieurement; fixé en avant au ligament suspenseur du clitoris. Enveloppe l'anneau vulvaire et le bulbe du vagin, qu'il déborde un peu en dedans, qu'il protège en arrière et qu'il comprime.
Entre les deux lits de l'aponévrose moyenne, où se trouvent aussi l'artère honteuse interne, la transversale du bulbe et les glandes de Cowper.	*Ischio-uréthral,* ou transverse profond, ou transverso-uréthral (muscle de Guthrie). Deux muscles.	Lèvre postérieure de la branche ischio-pubienne; bord du bulbe et des portions spongieuse et membraneuse de l'urèthre. Raphé médian inférieur de l'orbiculaire de l'urèthre. — Etoilé; ayant pour centre l'urèthre et dont les fibres sont onanies en divergent vers la symphyse et les branches du pubis.	Dirige transversalement l'urèthre.	Séparé par le feuillet supérieur de l'aponévrose moyenne d'avec le releveur de l'anus et le muscle de Wilson; par le feuillet inférieur d'avec les trois précédents muscles. En contact immédiat avec les glandes de Cowper ou de Méry, qui sont un peu au-dessus de ce muscle.	Ischio-bulbaire : branche de l'ischion; bulbe du vagin.
Au-dessus de l'aponévrose moyenne, entre la symphyse pubienne et la prostate.	*Muscle de Wilson* (pubio-uréthral, Cruv.).	Triangle dont la base s'insère à la face postérieure de la symphyse et au corps du pubis; le sommet à la partie membraneuse de l'urèthre (muscle pubio-uréthral); quelques fibres vont à la prostate (pubio-prostatique de Winslow), et au rectum (pubio-rectal, Winslow). Plus exactement : en haut, aponévrose pubio-prostatique; en bas, aponévrose périnéale moyenne; en avant, ligament inférieur de la symphyse; aboutit, sur les côtés, aponévrose pubio-prostatique. De ces divers points, il va enlacer la portion membraneuse de l'urèthre. — Pour Cruveilhier, sphincter surajouté, sans insertions osseuses.	Compresseur de la portion membraneuse, qu'il embrasse circulairement, d'où accélérateur de l'urèthre et du sperme, et palliateur des dernières gouttes de l'urine; peut déterminer des rétrécissements spasmodiques au niveau de la portion membraneuse.	Bien distinct des fibres propres de l'urèthre, auxquelles on a voulu le réunir. Séparé du releveur de l'anus par l'aponévrose de la prostate (pubio-rectale).	Manque.
Du col de l'urèthre à l'immersion de la portion musculeuse dans le corps spongieux.	*Orbiculaire de l'urèthre* ou fibres propres de l'urèthre, distinctes du muscle de Wilson.	Annulaire. En avant, au-dessus de l'urèthre, sur le corps fibro-spongieux qui part des corps caverneux, adhère à l'arcade pubienne et recouvre l'urèthre et la prostate jusqu'à la vessie. En arrière, après avoir contourné le canal, au raphé étendu de la base de la prostate au bulbe.	Comprime l'urèthre, concourt à l'éjaculation et à l'émission des dernières gouttes d'urine. Détermine des rétrécissements spasmodiques de l'urèthre. Son faisceau postérieur (sphincter de la vessie ou partie) empêche les liquides injectés dans le canal d'entrer dans la vessie, et concourt, avec le muscle de Wilson et le sphincter de la vessie, à retenir l'urine dans son réservoir.	L'anneau le plus postérieur forme (en partie) le sphincter du col de la vessie. Ce muscle est en contact direct avec la couche sous-musculaire de l'urèthre et avec le bulbo-caverneux et le transverse profond. Les glandes de Cowper et la prostate sont dans cet anneau musculaire.	Fibres musculaires propres de l'urèthre de la femme.
B. — RÉGION POSTÉRIEURE DU PÉRINÉE OU ANO-COCCYGIENNE (*Muscles de l'anus, Debierre*).					
En dedans du petit ligament sciatique, entre le releveur et le pyramidal.	*Ischio-coccygien.* Deux muscles.	Epine sciatique; bords du coccyx; sommet du sacrum.	Les deux soutiennent le coccyx, que chacun seul inclinerait latéralement.	Concave par sa face supérieure (rectum), convexe par sa face inférieure (deux ligaments sacro-sciatiques et le grand fessier). Séparé plus ou moins, en avant, d'avec le releveur.	Pas de différence appréciable.
Fibres allant se rendre de tout le pourtour du bassin à l'extrémité inférieure en rectum, à la prostate, à la vessie, et formant le plancher inférieur du bassin.	*Releveur de l'anus.* Deux muscles.	Face postérieure du corps et de la symphyse du pubis. Epine sciatique. Raphé étendu du coccyx à l'anus; bords du coccyx par l'intermédiaire du *fascia pelvis* ou détroit supérieur; fibres vésico-rectales, urétrogènes, anales. Quelques faisceaux vont transversalement du contour du trou obturateur à la face antéro-latérale du rectum (muscles transverses supérieurs du périnée, Richet).	Ferme le bassin inférieurement, rejette les viscères de bas en haut (antagoniste du diaphragme et des muscles abdominaux); forme le plancher du bassin, comme le diaphragme forme le plancher thoracique, et le mylo-hyoïdien le plancher buccal. Défécation. Redresse et soutient le rectum, élève l'anus, M. Cruveilhier le dit constricteur et non dilatateur. Il le dit compresseur du rectum par des fibres anales qui vont s'insérer à la face postérieure du rectum.	Ce muscle est supérieur antérieurement aux muscles de la région pubio-rectale. Sa face supérieure, concave, est séparée par l'aponévrose périnéale (aponévrose pelvienne supérieure ou *fascia pelvis*) du périnée et des organes renfermés dans le petit bassin; elle embrasse les bords latéraux de la prostate et le rectum, auquel elle mêle ses fibres, bien que séparée latéralement des fibres propres de cet intestin par l'aponévrose pubio-rectale. C'est un diaphragme en sens inverse du diaphragme thoracique, et que traversent aussi des organes (col de la vessie, rectum, vagin). La face inférieure, convexe, est en rapport avec l'obturateur interne en avant, le grand fessier en arrière. Bord antérieur avec la vessie et la prostate; bord postérieur avec l'ischio-coccygien.	Moins développé, surtout antérieurement.
	Sphincter externe de l'anus. Deux muscles.	Fibres arciformes. Raphé médian du transverse et du bulbo-caverneux. Raphé du coccyx à l'anus (sphincter profond); peau et aponévrose qui est au devant du coccyx (sphincter superficiel).	Ferme le rectum par sa tonicité, quand les dilatateurs sont inactifs; est constricteur de l'anus.	Ellipsoïde : les deux constituent un anneau. Face externe avec la peau et la graisse du creux ischio-rectal. Face interne entrecroisée avec le releveur de l'anus et les fibres longitudinales du rectum. Sa circonférence inférieure dépasse le sphincter interne et adhère à la peau, dont elle est parfois séparée par du tissu cellulaire lâche.	Plus développé. Constitue un 8 avec le sphincter du vagin.

VARIOLE.	ROUGEOLE.	SCARLATINE (1).
Durée : 3 à 4 septénaires.	2 à 3 septénaires.	3 à 5 septénaires.
Incubation : 7 à 15 jours. Malaise, inappétence.	14 jours. Malaise, inappétence.	11 jours. Malaise, inappétence.
Invasion : 2 à 3 jours. Douleurs lombaires (*rachialgiques*) ; vomissements, souvent *variolous rash*, ou éruption prodromique, diffuse, scarlatiniforme (Almeiras, thèse, 1861 ; W.llan et Bat man).	2 à 4 jours. Picotements, érythème. *Bronchite*, toux férine, mal de gorge ; douleurs générales, *larmoiement* ; *coryza*.	24 jours. *Angine* scarlatineuse (pultacée) avec engorgement des ganglions sous-maxillaires ; langue *vernissée* complétement ou seulement rouge à la pointe et sur les bords. Douleur épigastrique.
FIÈVRE. EXANTHÈME DU VOILE DU PALAIS ET DU PHARYNX. CÉPHALALGIE.		
Éruption : 4 à 6 jours. Peau et muqueuses : face, cou, tronc, membres. Transformation des taches sur la peau (taches, papules, vésicules, pustules, ombilication). Ptyalisme abondant. Gonflement de la face et des extrémités. Fièvre et céphalalgie moindres.	4 jours. Taches rosées, rouges, parfois violacées, irrégulières, réunies souvent en forme de croissants, de cercles, de lignes, et se groupant peu à peu. Ordre d'apparition : Face, Cou, Tronc, Membres. Fièvre, toux.	4 à 6 jours. Taches de puces, puis couleur *générale écarlate* (homard cuit) ; trace momentanée des caractères inscrits sur la peau rougie par l'éruption. Cou, Face, Tronc, Membres. Bouffissure des mains et des pieds. Fièvre.
Suppuration : 4 à 6 jours (comme l'éruption). Ombilication, tuméfaction augmentée, ptyalisme moindre. Forte fièvre. Mort fréquemment.	.... Cette période manque.	Manque.
Dessiccation : 2 à 3 jours (comme l'invasion). Formation de croûtes ; guérison des papules muqueuses. Les symptômes cessent ou s'amendent.	Idem.	Idem.
Desquamation : 2 à 3 septénaires. Des plaques ou des lambeaux tombent.	Peu marquée 1 à 2 septénaires. La fièvre cesse : crachats épais, verts, nummulaires. Ecailles épidermiques furfuracées.	2 à 4 septénaires. La fièvre cesse : larges lambeaux épidermiques en doigts de gant, surtout aux orteils. Le malade fait *peau neuve*.
Marche : Fatale ou régulière pour toutes trois.		
Durée : Egale à peu près la durée de la desquamation.		
Terminaison : Guérison, en général, sauf dans les épidémies. Ces trois fièvres peuvent se compliquer ensemble.		
Complications : Pleurésie, pneumonie, gangrène de la bouche, dysentérie, hémorrhagies, méningite.	Bronchite, pneumonie, laryngite, stomatite, conjonctivite.	Anasarque, angine couenneuse, croup, inflammation, suppuration, gangrène des ganglions sous-maxillaires, miliaire.
Affections secondaires : Otites, furoncles, conjonctivite, kératite, rupia, abcès multiples.	Blépharite, ophthalmie, otites chroniques ; accélération de la scrofule et surtout de la phthisie pulmonaire.	Angine gangréneuse, gangrène du poumon, anasarque avec albuminurie.
Traitement, soit prophylactique (isolement, belladone), soit curatif { interne : sudorifiques et émollients. / externe : topiques ; dans la variole, cautérisation.		

(1) La *rubéole* (*Rötheln* des Allemands), ou scarlatine rubéoleuse, est une fièvre particulière qui tient de la scarlatine et de la rougeole. C'est un exanthème mixte, hybride, hermaphrodite. — Nous ne parlons ici que de la scarlatine franche, et non de ces affections scarlatiniformes (scarlatinoïdes) qui accompagnent certaines maladies.

Nous croyons être agréable aux élèves en dressant le tableau du **Diagnostic différentiel des maladies de poitrine** (1). (Quand elles n'intéressent pas les deux poumons, elles siègent à droite en général, à la base ou (phthisie) au sommet, ou dans tout le poumon.)

MALADIES	SYMPTOMES LOCAUX FONCTIONNELS			SYMPTOMES LOCAUX PHYSIQUES OU SENSIBLES			
	A. — Douleur	B. — Dyspnée	C. — Crachats	A. — Percussion	B. — Inspection du thorax et mensuration	C. — Vibrations thoraciques (frémis. pector., Murmure)	D. — Auscultation
1. Bronchite chronique.		Essoufflement.	Le soir, crachats verdâtres, épais, numulaires, homogènes, aboutants.	Sonorité un peu anormale.			Des deux côtés et à la base, râles sous-crépitants moyens ; pas de râles sibilants ni ronflants ; râles à grosses bulles quelquefois.
2. Br. pseudo-membraneuse.		Parfois très grande, par accès.	Crachats muqueux, avec lambeaux de fausses membranes.				
3. Bronchite aiguë simple (2).	Sur la ligne médiane, en avant : *douleur en barre.*	Accompagnée de fièvre parfois intense, de râles sibilants et sonores dans toute la poitrine.	Crachats muqueux, assez abondants, le soir surtout ; plus tard abondants et transparents, *comme de la salive battue.*	Sonorité normale.		Normales.	Des deux côtés, à la période de crudité, râles secs, sibilants, si moyennes bronches ; ronflants, si grosses ; plus tard sous-crépitants, râles humides, sous-crépitants, si petites. Respiration rude dans la bronchite légère.
4. Pleurésie aiguë.	Douleur de côté, à la base du thorax, au-dessus du mamelon, à droite en général.	Très-variable.		Matité absolue, hydrique, bruit skodique au sommet.	Thorax dilaté.	Abolies.	Bruit de frottement à la fin et au commencement (frou-frou), souffle bronchique. Égophonie.
5. Pleurésie chronique.	Idem.			Matité absolue.	Thorax rétracté.	Abolies.	Bruit de frottement pleural ; souffle ; égophonie rare ; parfois silence.
6. Pneumonie aiguë (la pleuro-pneumonie a les caractères des n°s 4 et 6).	Idem. *La pneumonie affert plus periculi quam doloris.* Disparaît assez vite.	Dyspnée allant parfois à l'orthopnée, avec grande fréquence de la respiration.	Toux quinteuse, sèche au début, plus tard grasse ; crachats muqueux et gélatineux, puis visqueux, non ou difficilement aérés, *rouillés*, avec concrétions fibrineuses de M. Remack.	Matité ; résistance sous le doigt, ou défaut d'élasticité.	Thorax dilaté.	Augmentées par suite d'induration.	*Râles crépitants* au premier degré, *bruit de taffetas* (Gris) ; plus tard *souffle tubaire*, bronchophonie, avec couronne de râles persistant quelquefois.
7. Troisième période de la pneumonie aiguë.	Idem	Idem.	Crachats *jus de pruneaux* (*jus de réglisse, pain d'épice*).	Idem.		Idem.	Râles plus gros.
8. Pneumonie en voie de guérison.		Encore un peu de dyspnée.	Crachats peu ou pas visqueux, peu ou pas rouillés ; abondants, transparents, fort aérés.				Râle crépitant de retour (*rhonchus crepitans redux*), en réalité sous-crépitant.
9. Pneumonie chronique.			Pas de crachats spéciaux, mucosités purulentes.	Matité.	Thorax parfois rétracté.	Idem.	Bronchophonie ; souffle bronchique, rude. Râles sous-crépitants.
10. Phthisie au deuxième degré.	Douleurs de côté, au sommet, souvent en arrière (accompagnées de sueurs nocturnes, d'irrégularité des menstrues, de coloration des pommettes).	Variable.	Crachats *verts, épais, lourds, numulaires, déchiquetés* sur les bords ; plus tard panachés de stries de pus et de sang ; *fétides, puriformes.*	Matité le plus souvent ; bruit de pot fêlé.	Thorax rétracté, cylindrique, saillie des clavicules, du sternum, des côtes, des omoplates (*scapulæ alatæ*).	Augmentées.	Râle sous-crépitant dans les cavernules ; râles caverneux dans les cavités mal remplies de liquide et traversées par l'air (?). Bruit de frottement ; respiration amphorique, *tintement métallique*, bronchophonie, pectoriloquie.
11. Phthisie au premier degré.	Idem (surtout l'hiver, dans nos climats).	Dyspnée d'effort.	Crachats peu abondants, muqueux.	Sonorité affaiblie, ou sub-matité			Respiration faible, rude, expiration prolongée. Craquements.
Tuberculose aiguë.	État typhoïde.	Parfois suffocation terrible.	Souvent peu caractéristiques, quelquefois sanglants.				Signes variables, peu en rapport avec les signes généraux.
12. Dilatation des bronches.			Crachats de la bronchite chronique, plus abondants (vomique), épais, inexpuroleuts, miscibles à l'eau, souvent fétides.	Submatité variable.	Rétraction du thorax, si le mal succède à la pleurésie.		*Respiration amphorique* ; parfois râle caverneux (gargouillement). Pectoriloquie.
13. Congestion pulmonaire (4).	Point de côté.	Suivant l'étendue.	Crachats muqueux, sans importance ; toux sèche, non quinteuse, douloureuse ; plus tard grasse.	Submatité.	Thorax augmenté.	Diminuées.	Souffle et râles fins.
14. Apoplexie pulmonaire.		Quelquefois suffocation mortelle.	Crachats sanglants ou sanguinolents (crachats hémoptoïques), noirâtres.	Idem.			Râle sous-crépitant au tour d'une zone de silence ou de souffle.
15. Hémoptysie.		Légère.	Idem, *spumeux, rutilants.*	Matité ou submatité.			Râles humides si le sang vient du poumon.
16. Gangrène pulmonaire.			Crachats *fétides*, verdâtres ou brunâtres, non visqueux, avec parcelles de tissu pulmonaire gangréné. Haleine ammoniacale.	Submatité.		Augmentées.	Râle sous-crépitant et bronchophonie ; si excavation, pectoriloquie, gargouillement et symptômes des cavernes.
17. Cancer du poumon.		Dyspnée.	Crachats *gelée de groseille*, contenant parfois des lambeaux cancéreux.	Matité absolue.	Dilatation locale.	Abolies, ou du moins diminuées.	Râles muqueux (sous-crépitants) ; râles sibilants disséminés, souffle bronchique.
18. Hydrothorax.				Matité hydrique (sans les symptômes de la pleurésie).		Abolies.	Respiration amphorique.
19. Hydro-pneumothorax.	Douleur très-vive, à début brusque, chez un tuberculeux.		Expectoration d'une grande quantité de pus (vomique).	Matité et sonorité se déplaçant avec le malade.	Dilatation des espaces intercostaux.	Idem	*Respiration amphorique* ; succussion *hippocratique* ; tintement métallique.
20. Pneumothorax.	Idem.			Sonorité exagérée.	Thorax dilaté.	Idem.	Respiration amphorique.
21. Emphysème pulmon. (3).		Gêne de la respiration, augmentant par les temps humides, accompagnée de toux sèche, et, le plus souvent, de bronchite.	Crachats de la bronchite aiguë surtout après les accès.	Sonorité tympanique au niveau des points emphysémateux.	Ballonnement général.	Diminuées au niveau des voussures.	Silence au niveau de la voussure, respiration prolongée ; râles secs, sibilants, disséminés ; râles ronflants pendant les accès, le plus souvent comme dans le n° 3.
22. Coqueluche (bronchite spasmodique) (6).		Suffocation extrême pendant les accès.	Expectoration de mucosités assez abondantes, blanches, filantes, devenant plus tard puriformes.	Sonorité normale.		Normales.	Râles sibilants, ronflants, pendant l'accès.
23. Broncho-pneumonie.	Point de côté incessant.	Suffocation excessive.	Crachats spumeux, ou purulents, manquent chez l'enfant.	Idem. Quelques points submats.			Râles divers, bruit de tempête.

(1) Suppurations simples, sans complications.

(2) Dans la bronchite capillaire, sonorité non abolie, orthopnée avec cyanose, râle crépitant, et surtout râle sous-crépitant fin.

(3) Cavernules pleines : râles muqueux (sous-crépitants à grosses bulles) et craquements ; cavernules vides : râles caverneux. Cavernes pleines ou à peu près : gargouillement (râles caverneux) avec pectoriloquie ; cavernes vides ou presque vides : respiration amphorique, tintement métallique.

(4) Cette hyperémie est voisine du premier degré (engouement) de la pneumonie, alors que le poumon ressemble à la rate.

(5) L'emphysème n'est pas une maladie primitive, mais la conséquence d'une bronchite, ce qui explique la dilatation des vésicules pulmonaires par amas de mucosités dans les bronches. — Nous ne citerons pas ici l'asthme (*bronchite intermittente*, Beau) qui n'est pas une maladie organique, mais une névrose intermittente des voies respiratoires caractérisée par des accès de dyspnée ou d'orthopnée, névrose soit essentielle, soit symptomatique de toutes sortes de lésions, surtout d'une bronchite chronique, d'un emphysème, d'une maladie du cœur. Cette névrose, plus fréquente chez les adultes, surtout chez les hommes, dans les pays froids, est souvent en rapport avec la *direction* des vents, avec les professions qui produisent des poussières, etc. Les accès, qui prennent la nuit, comme ceux de la laryngite spasmodique, s'accompagnent vers leur fin, de râles sibilants ou ronflants, et se terminent par une expectoration de matières filantes, comme ceux de la coqueluche. Ils reviennent, moins forts, plusieurs nuits de suite encore, comme ceux de faux croup. Aucun signe général.

(6) C'est une maladie mixte entre les névroses et les phlegmasies, névrose convulsive caractérisée par des secousses particulières (quintes) de toux avec reprises sonores et expectoration purulente.

Juillet 1892.

ANCIENNE LIBRAIRIE GERMER BAILLIÈRE ET Cⁱᵉ

FÉLIX ALCAN, ÉDITEUR

108, Boulevard Saint-Germain, 108, PARIS

EXTRAIT DU CATALOGUE

SCIENCES — MÉDECINE — HISTOIRE — PHILOSOPHIE

I. — BIBLIOTHÈQUE SCIENTIFIQUE INTERNATIONALE

PUBLIÉE SOUS LA DIRECTION DE **M. ÉM. ALGLAVE**

Volumes in-8 en élégant cartonnage anglais. — Prix : 6 fr.

76 VOLUMES PARUS

1. J. TYNDALL. **Les glaciers et les transformations de l'eau**, 5ᵉ éd., illustré.
2. W. BAGEHOT. **Lois scientifiques du développement des nations**, 5ᵉ édition.
3. J. MAREY. **La machine animale**, locomotion terrestre et aérienne, 5ᵉ édition, illustré.
4. A. BAIN. **L'esprit et le corps considérés au point de vue de leurs relations**, 5ᵉ édition.
5. PETTIGREW. **La locomotion chez les animaux**, 2ᵉ éd., ill.
6. HERBERT SPENCER. **Introd. à la science sociale**, 10ᵉ édit.
7. OSCAR SCHMIDT. **Descendance et darwinisme**, 6ᵉ édition.
8. H. MAUDSLEY. **Le crime et la folie**, 6ᵉ édition.
9. VAN BENEDEN. **Les commensaux et les parasites dans le règne animal**, 3ᵉ édition, illustré.
10. BALFOUR STEWART. **La conservation de l'énergie**, suivi d'une étude sur LA NATURE DE LA FORCE, par *P. de Saint-Robert*, 5ᵉ édition, illustré.
11. DRAPER. **Les conflits de la science et de la religion**, 8ᵉ éd.
12. Léon DUMONT. **Théorie scientifique de la sensibilité**, 4ᵉ éd.
13. SCHÜTZENBERGER. **Les fermentations**, 5ᵉ édition, illustré.
14. WHITNEY. **La vie du langage**, 3ᵉ édition.
15. COOKE et BERKELEY. **Les champignons**, 4ᵉ éd., illustré.
16. BERNSTEIN. **Les sens**, 4ᵉ édition, illustré.
17. BERTHELOT. **La synthèse chimique**, 6ᵉ édition.
18. VOGEL. **La photographie et la chimie de la lumière**, 5ᵉ éd.
19. LUYS. **Le cerveau et ses fonctions**, 6ᵉ édition, illustré.
20. W. STANLEY JEVONS. **La monnaie et le mécanisme de l'échange**, 5ᵉ édition.
21. FUCHS. **Les volcans et les tremblements de terre**, 5ᵉ éd.
22. GÉNÉRAL BRIALMONT. **La défense des États et les camps retranchés**, 3ᵉ édition, avec fig. et 2 pl. hors texte.

23. A. DE QUATREFAGES. **L'espèce humaine**, 10e édition.
24. BLASERNA et HELMHOLTZ. **Le son et la musique**, 4e éd.
25. ROSENTHAL. **Les muscles et les nerfs**, 3e édition, illustré.
26. BRUCKE et HELMHOLTZ. **Principes scientifiques des beaux-arts**, 3e édition, illustré.
27. WURTZ. **La théorie atomique**, avec préface de M. Ch. Friedel, 6e édition.
28-29. SECCHI (Le Père). **Les étoiles**, 2e édition, illustré.
30. N. JOLY. **L'homme avant les métaux**, 4e édit., illustré.
31. A. BAIN. **La science de l'éducation**, 7e édition.
32-33. THURSTON et HIRSCH. **Hist. de la machine à vapeur.** 3e éd.
34. R. HARTMANN. **Les peuples de l'Afrique**, 2e édit., illustré.
35. HERBERT SPENCER. **Les bases de la morale évolutionniste**, 4e édition.
36. Th.-H. HUXLEY. **L'écrevisse**, introduction à l'étude de la zoologie, illustré.
37. DE ROBERTY. **La sociologie**, 2e édition.
38. O.-N. ROOD. **Théorie scientifique des couleurs et leurs applications à l'art et à l'industrie**, avec fig. et pl. hors texte.
39. DE SAPORTA et MARION. **L'évolution du règne végétal.** *Les cryptogames*, illustré.
40-41. CHARLTON-BASTIAN. **Le système nerveux et la pensée.** 2e édition. 2 vol. illustrés.
42. JAMES SULLY. **Les illusions des sens et de l'esprit**, 2e éd., ill.
43. A. DE CANDOLLE. **Origine des plantes cultivées**, 3e édit.
44. YOUNG. **Le Soleil**, illustré.
45-46. J. LUBBOCK. **Les Fourmis, les Abeilles et les Guêpes.** 2 vol. illustrés.
47. Ed. PERRIER. **La philos. zoologique avant Darwin**, 2e éd.
48. STALLO. **La matière et la physique moderne**, 2e éd.
49. MANTEGAZZA. **La physionomie et l'expression des sentiments**, 2e édit., illustré.
50. DE MEYER. **Les organes de la parole**, illustré.
51. DE LANESSAN. **Introduction à la botanique.** *Le sapin.* 2e édit., illustré.
52-53. DE SAPORTA et MARION. **L'évolution du règne végétal.** *Les phanérogames.* 2 volumes illustrés.
54. TROUESSART. **Les microbes, les ferments et les moisissures**, 2e éd., illustré.
55. HARTMANN. **Les singes anthropoïdes**, illustré.
56. SCHMIDT. **Les mammifères dans leurs rapports avec leurs ancêtres géologiques**, illustré.
57. BINET et FÉRÉ. **Le magnétisme animal**, 3e éd., illustré.
58-59. ROMANES. **L'intelligence des animaux.** 2 vol., 2e éd.
60. F. LAGRANGE. **Physiologie des exercices du corps.** 5e éd.
61. DREYFUS (Camille). **L'évolution des mondes et des sociétés.** 2e édition.

II. — MÉDECINE ET SCIENCES.

A. — Pathologie médicale.

AVIRAGNET. **De la tuberculose chez les enfants.** 1 vol. in-8, 1892.   4 fr.

AXENFELD et HUCHARD. **Traité des névroses.** 2e édition, augmentée de 700 pages, par Henri Huchard, médecin des hôpitaux. 1 fort vol. in-8.   20 fr.

BARTELS. **Les maladies des reins**, traduit de l'allemand par le docteur Edelmann; avec préface et notes de M. le professeur Lépine. 1 vol. in-8, avec fig.   7 fr. 50

BOUCHARDAT. **De la glycosurie ou diabète sucré**, son traitement hygiénique, 2e édition. 1 vol. grand in-8, suivi de notes et documents sur la nature et le traitement de la goutte, la gravelle urique, sur l'oligurie, le diabète insipide avec excès d'urée, l'hippurie, la pimélorrhée, etc.   15 fr.

BOUCHUT et DESPRÉS. **Dictionnaire de médecine et de thérapeutique médicales et chirurgicales**, comprenant le résumé de la médecine et de la chirurgie, les indications thérapeutiques de chaque maladie, la médecine opératoire, les accouchements, l'oculistique, l'odontotechnie, les maladies d'oreilles, l'électrisation, la matière médicale, les eaux minérales, et un formulaire spécial pour chaque maladie. 5e édition, très augmentée. 1 vol. in-4, avec 950 fig. dans le texte et 3 cartes. Br. 25 fr.; cart. 27 fr. 50; relié.   29 fr.

CORNIL. **Leçons sur l'anatomie pathologique des métrites, des salpingites et des cancers de l'utérus.** 1 vol. in-8, avec 35 gravures dans le texte.   3 fr. 50

CORNIL ET **BABES. Les bactéries et leur rôle dans l'anatomie et l'histologie pathologiques des maladies infectieuses.** 2 vol. in-8, avec 350 fig. dans le texte en noir et en couleurs et 12 pl. hors texte, 3e éd. entièrement refondue, 1890.   40 fr.

**DAMASCHINO. Leçons sur les maladies des voies diges-
tives.** 1 vol. in-8, 3e tirage, 1888.   14 fr.

DAVID. Les microbes de la bouche. 1 vol. in-8 avec gravures
en noir et en couleurs dans le texte.   10 fr.

DÉJERINE-KLUMPKE (Mme**). Des polynévrites et des paralysies et atrophies saturnines.** 1 vol. in-8. 1889. 6 fr.

DESPRÉS. Traité théorique et pratique de la syphilis. ou
infection purulente syphilitique. 1 vol. in-8.   7 fr.

DUCWORTH (Sir Dyn). La goutte, son traitement. Trad. de l'anglais
par le Dr Rodet. 1 vol. gr. in-8 avec gr. dans le texte.   10 fr.

DURAND-FARDEL. Traité des eaux minérales de la France
et de l'étranger, et de leur emploi dans les maladies chroniques,
3e édition. 1 vol. in-8.   10 fr.

**DURAND-FARDEL. Traité pratique des maladies des
vieillards,** 2e édition. 1 fort vol. gr. in-8.   14 fr.

FÉRÉ (Ch.). Les épilepsies et les épileptiques. 1 vol. gr. in-8
avec 12 planches hors texte et 67 grav. dans le texte. 1890.   20 fr.

FÉRÉ (Ch.). Du traitement des aliénés dans les familles.
1 vol. in-18. 1889.   2 fr. 50

FERRIER. De la localisation des maladies cérébrales.
Traduit de l'anglais par H.-C. DE Varigny, suivi d'un mémoire de
MM. Charcot et Pitres sur les *Localisations motrices dans les
hémisphères de l'écorce du cerveau.* 1 vol. in-8 avec 67 fig. dans le
texte.   2 fr.

HÉRARD, CORNIL ET **HANOT. De la phtisie pulmonaire.**
1 vol. in-8, avec fig. dans le texte et pl. coloriées. 2e éd.   20 fr.

ICARD. La femme pendant la période menstruelle.
Psychologie morbide et médecine légale. 1 vol. in-8.   6 fr.

KUNZE. Manuel de médecine pratique, traduit de l'allemand par M. Knoeri. 1 vol. in-18.   4 fr. 50

**LANCEREAUX. Traité historique et pratique de la syphi-
lis.** 2e édition. 1 vol. gr. in-8, avec fig. et planches color. 17 fr.

MAUDSLEY. Le crime et la folie. 1 vol. in-8. 5e édit.   6 fr.

MAUDSLEY. La pathologie de l'esprit. 1 vol. in-8.   10 fr.

MURCHISON. De la fièvre typhoïde, avec notes et introduction du docteur H. Gueneau DE Mussy. 1 vol. in-8, avec figures
dans le texte et planches hors texte.   3 fr.

**NIEMEYER. Éléments de pathologie interne et de théra-
peutique,** traduit de l'allemand, annoté par M. Cornil. 3e édit.
franç., augmentée de notes nouvelles. 2 vol. gr. in-8.   4 fr. 50

ONIMUS ET **LEGROS. Traité d'électricité médicale.** 1 fort
vol. in-8, avec 275 figures dans le texte, 2e édition.   17 fr.

RILLIET ET BARTHEZ. **Traité clinique et pratique des maladies des enfants.** 3ᵉ édit., refondue et augmentée, par BARTHEZ et A. SANNÉ. Tome I, 1 fort vol. gr. in-8. 16 fr.
Tome II, 1 fort vol. gr. in-8. 14 fr.
Tome III terminant l'ouvrage, 1 fort vol. gr. in-8. 25 fr.
SPRINGER. **La croissance.** Son rôle dans la pathologie infantile. 1 vol. in-8. 6 fr.
TAYLOR. **Traité de médecine légale**, traduit sur la 7ᵉ édition anglaise, par le Dʳ HENRI COUTAGNE. 1 vol. gr. in-8. 4 fr. 50

B. — Pathologie chirurgicale.

ANGER (Benjamin). **Traité iconographique des fractures et luxations**, précédé d'une introduction par M. le professeur Velpeau. 1 fort volume in-4, avec 100 planches hors texte, coloriées, contenant 254 figures, et 127 bois intercalés dans le texte. 2ᵉ tirage. Relié. 150 fr.
BILLROTH ET WINIWARTER. **Traité de pathologie et de clinique chirurgicales générales**, traduit de l'allemand, 2ᵉ édit. d'après la 10ᵉ édit. allemande. 1 fort vol. gr. in-8, avec 180 fig. dans le texte. 20 fr.
Congrès français de chirurgie. Mémoires et discussions, publiés par MM. POZZI, secrétaire général, et PICQUÉ, secrétaire général adjoint.
1ʳᵉ session : 1885, 1 fort vol. gr. in-8, avec fig. 14 fr.
2ᵉ session : 1886, 1 fort vol. gr. in-8, avec fig. 14 fr.
3ᵉ session : 1888, 1 fort vol. gr. in-8, avec fig. 14 fr.
4ᵉ session : 1889, 1 fort vol. gr. in-8, avec fig. 16 fr.
5ᵉ session : 1891, 1 fort vol. gr. in-8, avec fig. 14 fr.
DE ARLT. **Des blessures de l'œil**, considérées au point de vue pratique et médico-légal. 1 vol. in-18. 1 fr. 25
DELORME. **Traité de chirurgie de guerre.** 2 vol. gr. in-8º, avec fig. dans le texte. Tome I. 16 fr.
Tome II, terminant l'ouvrage (*sous presse*).
GALEZOWSKI. **Des cataractes et de leur traitement.** 1ᵉʳ fascicule, 1 vol. in-8. 3 fr. 50
JAMAIN ET TERRIER. **Manuel de petite chirurgie.** 6ᵉ édit., refondue. 1 vol. gr. in-18 de 1000 pages, avec 450 fig. 9 fr.
JAMAIN ET TERRIER. **Manuel de pathologie et de clinique chirurgicales.** 3ᵉ édition. Tome I, 1 fort vol. in-18. 8 fr.
Tome II, 1 vol. in-18. 8 fr.
Tome III, 1 vol. in-18. 8 fr.
Tome IV, 1 vol. in-18. 8 fr.
LE FORT. **La chirurgie militaire** et les Sociétés de secours en France et à l'étranger. 1 vol. gr. in-8, avec fig. 10 fr.
LIEBREICH. **Atlas d'ophtalmoscopie**, représentant l'état normal et les modifications pathologiques du fond de l'œil vues à l'ophtalmoscope. 3ᵉ édition, atlas in-fº de 12 planches, 59 figures en couleurs. 40 fr.
MAC CORMAC. **Manuel de chirurgie antiseptique**, traduit de l'anglais par M. le docteur LUTAUD. 1 fort vol. in-8. 2 fr.

MALGAIGNE et LE FORT. **Manuel de médecine opératoire.**
9e édit. 2 vol. gr. in-18, avec nombreuses fig. dans le texte.   16 fr.

MAUNOURY et SALMON. **Manuel de l'art des accouchements**, à l'usage des élèves en médecine et des élèves sages-
femmes. 3e édit. 1 vol. in-18, avec 115 grav.   7 fr.

NÉLATON. **Éléments de pathologie chirurgicale,** par
A. Nélaton, membre de l'Institut, professeur de clinique à la
Faculté de médecine, etc. Ouvrage complet en 6 volumes.
Seconde édition, complètement remaniée, revue par les Drs Jamain,
Péan, Després, Gillette et Horteloup, chirurgiens des hôpitaux.
6 forts vol. gr. in-8, avec 795 figures dans le texte.   32 fr.

PAGET (sir James). **Leçons de clinique chirurgicale,** traduites
de l'anglais par le docteur L.-H. Petit, et précédées d'une introduction de M. le professeur Verneuil. 1 vol. grand in-8.   8 fr.

PÉAN. **Leçons de clinique chirurgicale, professées à
l'hôpital Saint-Louis,** de 1876 à 1880. Tomes II à IV, 3 vol.
in-8, avec fig. et pl. coloriées. Chaque vol. séparément.   20 fr.
Tomes V et VI, années 1881-82, 1883-84. 2 vol. in-8. Chac. 25 fr.
Le tome Ier est épuisé.

POZZI (G.). **Manuel de l'art des accouchements.** 1 vol.
in-8 (*sous presse*).

REBLAUB. **Des cystites non tuberculeuses chez la
femme.** 1892. 1 vol. in-8.   4 fr.

RICHARD. **Pratique journalière de la chirurgie.** 1 vol.
gr. in-8, avec 215 fig. dans le texte. 2e édit., augmentée de cha-
pitres inédits de l'auteur, et revue par le Dr J. Craux.   6 fr.

ROTTENSTEIN. **Traité d'anesthésie chirurgicale,** contenant
la description et les applications de la méthode anesthésique de
Paul Bert. 1 vol. in-8, avec figures.   10 fr.

SCHWEIGGER. **Leçons d'ophtalmoscopie,** avec 3 planches
lith. et des figures dans le texte. In-8 de 144 pages.   3 fr. 50

SOELBERG-WELLS. **Traité pratique des maladies des
yeux.** 1 fort vol. gr. in-8, avec figures.   4 fr. 50

TERRIER. **Éléments de pathologie chirurgicale générale.**
1er fascicule : *Lésions traumatiques et leurs complications.* 1 vol.
in-8.   7 fr.
2e fascicule : *Complications des lésions traumatiques. Lésions inflammatoires.* 1 vol. in-8.   6 fr.
Le 3e et dernier fascicule. (*Sous presse.*)

TERRIER et BAUDOUIN. **De l'hydronéphrose intermittente.**
1892. 1 vol. in-8.   6 fr.

TRUC. **Du traitement chirurgical de la péritonite.**
1 vol. in-8.

VIRCHOW. **Pathologie des tumeurs,** cours professé à l'Uni-
versité de Berlin, traduit de l'allemand par le docteur Aronssohn.
Tome Ier, 1 vol. gr. in-8, avec 106 fig.   3 fr.
Tome II, 1 vol. gr. in-8, avec 74 fig.   3 fr.
Tome III, 1 vol. gr. in-8, avec 49 fig.   3 fr.
Tome IV (1er fascicule), 1 vol. gr. in-8, avec figures.   1 fr.

YVERT. **Traité pratique et clinique des blessures du globe de l'œil.** 1 vol. gr. in-8.   12 fr.

C. — Thérapeutique. Pharmacie. Hygiène.

BOUCHARDAT. **Nouveau formulaire magistral,** précédé d'une Notice sur les hôpitaux de Paris, de généralités sur l'art de formuler, suivi d'un Précis sur les eaux minérales naturelles et artificielles, d'un Mémorial thérapeutique, de notions sur l'emploi des contrepoisons et sur les secours à donner aux empoisonnés et aux asphyxiés. 1891, 29e édition, revue et corrigée. 1 vol. in-18, broché, 3 fr. 50; cartonné, 4 fr.; relié.   4 fr. 50

BOUCHARDAT et VIGNARDOU. **Formulaire vétérinaire,** contenant le mode d'action, l'emploi et les doses des médicaments. 4e édit. 1 vol. in-18, br. 3 fr. 50, cart. 4 fr., relié.   4 fr. 50

BOUCHARDAT. **De la glycosurie ou diabète sucré,** son traitement hygiénique. 2e édition. 1 vol. grand in-8, suivi de notes et documents sur la nature et le traitement de la goutte, la gravelle urique, sur l'oligurie, le diabète insipide avec excès d'urée, l'hippurie, la pimélorrhée, etc.   15 fr.

BOUCHARDAT. **Traité d'hygiène publique et privée,** basée sur l'étiologie. 1 fort vol. gr. in-8. 3e édition, 1887.   18 fr.

CORNIL et MARTIN. **Leçons élémentaires d'hygiène privée,** 1 vol. in-18, avec figures. (*Sous presse.*)

DURAND-FARDEL. **Les eaux minérales et les maladies chroniques.** 1 vol. in-18. 2e édition. 3 fr. 50; cart.   3 fr.

LEVILLAIN. **Hygiène des gens nerveux,** 1 vol. in-18, 2e édition, br. 3 fr. 50; en cart. anglais.   4 fr.

MACARIO (M.). **Manuel d'hydrothérapie suivi d'une instruction sur les bains de mer.** 1 vol. in-18, 4e édition, 1889; 2 fr. 50; cart.   3 fr.

WEBER. **Climatothérapie,** traduit de l'allemand par les docteurs Doyon et Spillmann. 1 vol. in-8, 1886.   6 fr.

D. — Anatomie. Physiologie. Histologie.

ALAVOINE. **Tableaux du système nerveux.** Deux grands tableaux, avec figures.   1 fr. 50

BAIN (Al.). **Les sens et l'intelligence,** traduit de l'anglais par M. Cazelles. 1 vol. in-8.   10 fr.

BASTIAN (Charlton). **Le cerveau, organe de la pensée,** chez l'homme et chez les animaux. 2 vol. in-8, avec 184 figures dans le texte.   12 fr.

DEBIERRE et DOUMER. **Vues stéréoscopiques des centres nerveux.** 48 planches photographiques avec un album. 20 fr.

DEBIERRE et DOUMER. **Album des centres nerveux.** 1 fr. 50

F. LAGRANGE. **Physiologie des exercices du corps.** Couronné par l'Institut. 5e édit. 1 vol. in-8, cart.   6 fr.

F. LAGRANGE. L'hygiène de l'exercice chez les enfants et les jeunes gens. 1 vol. in-18, 3e éd. 3 fr. 50; cart. — 4 fr.

LAGRANGE. De l'exercice chez les adultes. 1 vol. in-18, 2e édition, 3 fr. 50; cartonnage anglais. — 4 fr.

LEVILLAIN. L'hygiène des gens nerveux. 1 vol. in-18, 2e éd. 3 fr. 50; cartonnage anglais. — 4 fr.

BELZUNG. Anatomie et physiologie animales. 1 fort vol. in-8 avec 522 gravures dans le texte. 4e éd., revue. 6 fr., cart. 7 fr.

BÉRAUD (B.-J.). Atlas complet d'anatomie chirurgicale topographique, pouvant servir de complément à tous les ouvrages d'anatomie chirurgicale, composé de 109 planches représentant plus de 200 gravures dessinées d'après nature par M. Bion, et avec texte explicatif. 1 fort vol. in-4.

    Prix : fig. noires, relié, 60 fr. — Fig. coloriées, relié, 120 fr. Toutes les pièces, disséquées dans l'amphithéâtre des hôpitaux, ont été reproduites d'après nature par M. Bion, et ensuite gravées sur acier par les meilleurs artistes.

BERNARD (Claude). Leçons sur les propriétés des tissus vivants, avec 94 fig. dans le texte. 1 vol. in-8. 2 fr. 50

BERNSTEIN. Les sens. 1 vol. in-8, avec fig. 3e édit., cart. 6 fr.

BURDON-SANDERSON, FOSTER et BRUNTON. Manuel du laboratoire de physiologie, traduit de l'anglais par M. Moquin-Tandon. 1 vol. in-8, avec 184 figures dans le texte, 1883. 7 fr.

FAU. Anatomie des formes du corps humain, à l'usage des peintres et des sculpteurs. 1 atlas in-folio de 25 planches. Prix : fig. noires, 15 fr. — Fig. coloriées. 30 fr.

CORNIL, RANVIER et BRAULT. Manuel d'histologie pathologique. 3e édition. 2 vol. in-8, avec nombreuses figures dans le texte. (*Sous presse.*)

FERRIER. Les fonctions du cerveau. 1 v. in-8, avec 68 fig. 3 fr.

DEBIERRE. Traité élémentaire d'anatomie de l'homme. Anatomie descriptive et dissection, avec notions d'organogénie et d'embryologie générales. Ouvrage complet en 2 volumes. 40 fr.

    Tome I, *Manuel de l'amphithéâtre,* 1 vol. in-8 de 950 pages avec 450 figures en noir et en couleurs dans le texte. 1890. 20 fr.

    Tome II et dernier : 1 vol. in-8 avec 515 figures en noir et en couleurs dans le texte. 20 fr.

LEYDIG. Traité d'histologie comparée de l'homme et des animaux. 1 fort vol. in-8, avec 200 figures. 4 fr. 50

LONGET. Traité de physiologie. 3e édition, 3 vol. gr. in-8, avec figures. 12 fr.

MAREY. Du mouvement dans les fonctions de la vie. 1 vol. in-8, avec 200 figures dans le texte. 3 fr.

PREYER. Éléments de physiologie générale. Traduit de l'allemand par M. J. Soury. 1 vol. in-8. 5 fr.

PREYER. Physiologie spéciale de l'embryon. 1 vol. in-8 avec figures et 9 planches hors texte. 7 fr. 50

III. — BIBLIOTHÈQUE D'HISTOIRE CONTEMPORAINE

Volumes in-18 à 3 fr. 50. — Volumes in-8 à 5, 7 et 12 francs.
Cartonnage toile, 50 c. en plus par vol. in-18, 1 fr. par
vol. in-8.

EUROPE

HISTOIRE DE L'EUROPE PENDANT LA RÉVOLUTION FRANÇAISE, par *H. de Sybel*. Traduit de l'allemand par Mlle Dosquet. 6 vol. in-8 . . 42 fr.
HISTOIRE DIPLOMATIQUE DE L'EUROPE, DE 1815 A 1878, par *Debidour*. 2 vol. in-8, 1891. . . . . 18 fr.

FRANCE

HISTOIRE DE LA RÉVOLUTION FRANÇAISE, par *Carlyle*. 3 vol. in-18. 10 50
LA RÉVOLUTION FRANÇAISE, par *H. Carnot*. 1 vol. in-12. Nouv. édit. 3 50
HISTOIRE DE LA RESTAURATION, par *de Rochau*. 1 vol. in-18. . . . 3 50
HISTOIRE DE DIX ANS, par *Louis Blanc*. 5 vol. in-8. . . . . 25 »
HISTOIRE DE HUIT ANS (1840-1848), par *Elias Regnault*. 3 vol. in-8. 15 »
HISTOIRE DU SECOND EMPIRE (1848-1870), par *Taxile Delord*. 6 volumes in-8 . . . . 42 fr.
LA GUERRE DE 1870-1871, par *Boert*. 1 vol. in-18. . . . . 3 50
LA FRANCE POLITIQUE ET SOCIALE, par *Aug. Laugel*. 1 volume in-8. 5 fr.
LES COLONIES FRANÇAISES, par *P. Gaffarel*. 1 vol. in-8, 4e éd. 5 fr.
L'EXPANSION COLONIALE DE LA FRANCE, étude économique, politique et géographique sur les établissements français d'outre-mer, par *J.-L. de Lanessan*. 1 vol. in-8 avec 19 cartes hors texte. . . . . . . 12 fr.
L'INDO-CHINE FRANÇAISE, étude économique, politique et administrative sur *la Cochinchine, le Cambodge, l'Annam et le Tonkin* (médaillé Dupleix de la Société de Géographie commerciale), par *J.-L. de Lanessan*, 1 vol. in-8, avec 5 cartes en couleurs. . . . . 15 fr.
L'ALGÉRIE, par *M. Wahl*. 1 vol. in-8. 2e édition. Ouvrage couronné par l'Institut. . . . . 5 fr.
L'EMPIRE D'ANNAM ET LES ANNAMITES, par *J. Silvestre*. 1 vol. in-18 avec carte. 3 50

ANGLETERRE

HISTOIRE GOUVERNEMENTALE DE L'ANGLETERRE, DEPUIS 1770 JUSQU'A 1830, par sir *G. Cornewal Lewis*. 1 vol. in-8, traduit de l'anglais . . 7 fr.
HISTOIRE CONTEMPORAINE DE L'ANGLETERRE, depuis la mort de la reine Anne jusqu'à nos jours, par *H. Reynald*. 1 vol. in-18. 2e éd. . . 3 50
LES QUATRE GEORGE, par *Thackeray*. 1 vol. in-18 . . . . . . 3 50
LOMBARD-STREET, le marché financier en Angleterre, par *W. Bagehot*. 1 vol. in-18 . . . . 3 50
LORD PALMERSTON ET LORD RUSSEL, par *Aug. Laugel*. 1 vol. in-18. 3 50
QUESTIONS CONSTITUTIONNELLES (1873-1878), par *E.-W. Gladstone*, précédées d'une introduction par *Albert Gigot*. 1 vol. in-8. . . . 5 fr.

ALLEMAGNE

HISTOIRE DE LA PRUSSE, depuis la mort de Frédéric II jusqu'à la bataille de Sadowa, par *Eug. Véron*. 1 vol. in-18. 4e éd. 3 50
HISTOIRE DE L'ALLEMAGNE, depuis la bataille de Sadowa jusqu'à nos jours, par *Eug. Véron*. 1 vol. in-18, 3e éd. continuée jusqu'en 1892, par *Paul Bondois*. 3 50
L'ALLEMAGNE CONTEMPORAINE, par *Ed. Bourloton*. 1 vol. in-18. . 3 50

AUTRICHE-HONGRIE

HISTOIRE DE L'AUTRICHE, depuis la mort de Marie-Thérèse jusqu'à nos jours, par *L. Asseline*. 1 vol. in-18. 2ᵉ éd. 3 50

HISTOIRE DES HONGROIS et de leur littérature politique, de 1790 à 1815, par *Ed. Sayous*. 1 vol. in-18 . . . .   3 50

ESPAGNE

HISTOIRE DE L'ESPAGNE, depuis la mort de Charles III jusqu'à nos jours, par *H. Reynald*. 1 vol. in-18 . . . .   3 50

RUSSIE

HISTOIRE CONTEMPORAINE DE LA RUSSIE, par *M. Créhange*. 1 vol. in-18 . . . .   3 50

SUISSE

LA SUISSE CONTEMPORAINE, par *H. Dixon*. 1 vol. in-18. . . . . . .   3 50

HISTOIRE DU PEUPLE SUISSE, par *Daendliker*, précédée d'une Introduction par *Jules Favre*. 1 vol. in-18. . . . .   5 fr.

AMÉRIQUE

HISTOIRE DE L'AMÉRIQUE DU SUD, par *Alf. Deberle*. 1 vol. in-18. 2ᵉ éd.   3 50

ITALIE

HISTOIRE DE L'ITALIE, depuis 1815 jusqu'à la mort de Victor-Emmanuel, par *E. Sorin*. 1 vol. in-18 . . . .   3 50

Jules Barni. HISTOIRE DES IDÉES MORALES ET POLITIQUES EN FRANCE AU XVIIIᵉ SIÈCLE. 2 vol. in-18, chaque volume 3 50
— LES MORALISTES FRANÇAIS AU XVIIIᵉ SIÈCLE. 1 vol. in-18. . . . .   3 50

Émile Beaussire. LA GUERRE ÉTRANGÈRE ET LA GUERRE CIVILE. 1 vol. in-18 . . . .   3 50

E. de Laveleye. LE SOCIALISME CONTEMPORAIN. 1 vol. in-18. 7ᵉ éd. augm. 3 50

E. Despois. LE VANDALISME RÉVOLUTIONNAIRE. 1 vol. in-18. 2ᵉ éd.   3 50

M. Pellet. VARIÉTÉS RÉVOLUTIONNAIRES, avec une Préface de *A. Ranc*. 3 vol. in-18, chaque vol. 3 50

Eug. Spuller. FIGURES DISPARUES, portraits contemporains, littéraires et politiques. 2 vol. in-18, chaque vol. 3 50

Eug. Spuller. HISTOIRE PARLEMENTAIRE DE LA DEUXIÈME RÉPUBLIQUE, 1 vol. in-18 . . . .   3 50

Eug. Spuller. L'ÉDUCATION DE LA DÉMOCRATIE. 1 vol. in-18. 3 fr. 50

J. Bourdeau. LE SOCIALISME ALLEMAND ET LE NIHILISME RUSSE. 1 vol. in-18 . . . .   3 fr. 50

G. Guéroult. LE CENTENAIRE DE 1789. Evolution politique, philosophique, artistique et scientifique de l'Europe depuis cent ans. 1 vol. in-18 . . . .   3 50

Clamageran. LA FRANCE RÉPUBLICAINE. 1 vol. in-18. . . .   3 50

Aulard. LE CULTE DE LA RAISON ET LE CULTE DE L'ÊTRE SUPRÊME (1793-1794). Etude historique. 1 vol. in-18. . . . .   3 fr. 50

Bérard. LA TURQUIE ET L'HELLÉNISME CONTEMPORAIN. 1 vol. in-18. . . . .   3 f. 50

IV. — BIBLIOTHÈQUE DE PHILOSOPHIE CONTEMPORAINE

VOLUMES IN-18.

Br., 2 fr. 50; cart. à l'angl., 3 fr.; réliés, 4 fr.

H. Taine.
L'Idéalisme anglais, étude sur Carlyle.
Philosophie de l'art dans les Pays-Bas. 2ᵉ édition.
Philosophie de l'art en Grèce. 2ᵉ édit.

Paul Janet.
Le Matérialisme contemp. 5ᵉ édit.
Philosophie de la Révolution française. 4ᵉ édit.
Le Saint-Simonisme.
Origines du socialisme contemporain, 4ᵉ éd.
La philosophie de Lamennais.

Alaux.
Philosophie de M. Cousin.

Ad. Franck.
Philosophie du droit pénal. 3ᵉ édit.
Des rapports de la religion et de l'État. 2ᵉ édit.
La philosophie mystique en France au xviiiᵉ siècle.

Beaussire.
Antécédents de l'hégélianisme dans la philosophie française.

Bost.
Le Protestantisme libéral.

Ed. Auber.
Philosophie de la médecine.

Charles de Rémusat.
Philosophie religieuse.

Charles Lévêque.
Le Spiritualisme dans l'art.
La Science de l'invisible.

Émile Saisset.
L'âme et la vie, suivi d'une étude sur l'Esthétique française.
Critique et histoire de la philosophie (frag. et disc.).

Auguste Laugel.
L'Optique et les Arts.
Les problèmes de la nature.
Les problèmes de la vie.
Les problèmes de l'âme.

Challemel-Lacour.
La philosophie individualiste.

Albert Lemoine.
Le Vitalisme et l'Animisme.

Milsand.
L'Esthétique anglaise.

Schœbel.
Philosophie de la raison pure.

Ath. Coquerel fils.
Premières transformations historiques du christianisme.
La Conscience et la Foi.
Histoire du Credo.

Jules Levallois.
Déisme et Christianisme.

Camille Selden.
La Musique en Allemagne.

Stuart Mill.
Auguste Comte et la philosophie positive. 4ᵉ édition.
L'Utilitarisme. 2ᵉ édition.

Mariano.
La Philosophie contemp. en Italie.

Saigey.
La Physique moderne. 2ᵉ tirage.

E. Faivre.
De la variabilité des espèces.

Ernest Bersot.
Libre philosophie.

W. de Fonvielle.
L'astronomie moderne.

E. Boutmy.
Philosophie de l'architecture en Grèce.

Herbert Spencer.
Classification des sciences. 4ᵉ édit.
L'individu contre l'État. 2ᵉ éd.

Gauckler.
Le Beau et son histoire.

Hertauld.

— ....val et l'ordre moral.
— ....losophie sociale.

Th. Ribot.

....sie de Schopenhauer,
.... de la mémoire. 7e édit.
.... de la volonté. 7e édit.
.... de la personnalité. 3e éd.
.... de l'attention.

Hartmann.

....ion de l'avenir. 2e édition.
....isme. 3e édition.

Schopenhauer.

....e arbitre. 5e édition.
....dement de la morale. 3e édit.
....es et fragments. 10e édition.

Liard.

....Logiciens anglais contempo-
....ins. 3e édition.
....éfinitions géométriques et les
....finitions empiriques. 2e édit.

Marion.

....ocke, sa vie, son œuvre.

O. Schmidt.

....sciences naturelles et la philo-
....phie de l'Inconscient.

...thélemy Saint-Hilaire.

....a métaphysique.
....philos., la religion et les sciences.

A. Espinas.

....losophie expérim. en Italie.

Conta.

....dements de la métaphysique.

John Lubbock.

....onheur de vivre. 2 vol.

Maus.

....stice pénale.

P. Siciliani.

....génie moderne.

Leopardi.

....es et Pensées.

A. Lévy.

....x choisis des philosophes
....ais.

Reisel.

....substance.

Zeller.

....ian Baur et l'école de Tu-
....nge.

Stricker.

Du langage et de la musique.

Coste.

Les conditions sociales du bonheur
et de la force. 3e édition.

Binet.

La psychologie du raisonnement.

G. Ballet.

Le langage intérieur et l'aphasie.
2e édition.

Mosso.

La peur.

Tarde.

La criminalité comparée. 2e éd.

Paulhan.

Les phénomènes affectifs.

Ch. Richet.

Psychologie générale. 2e éd.

Delbœuf.

Matière brute et mat. vivante.

Ch. Féré.

Sensation et mouvement.
Dégénérescence et criminalité.

Vianna de Lima.

L'homme selon le transformisme.

L. Arréat.

La morale dans le drame, l'épopée
et le roman. 2e édition.

De Roberty.

L'inconnaissable.
L'agnosticisme.

Bertrand.

La psychologie de l'effort.

Guyau.

La genèse de l'idée de temps.

Lombroso.

L'anthropologie criminelle. 2e éd.
Nouvelles recherches de psychiatrie
et d'anthropologie criminelle.
Les applications de l'anthropologie
criminelle.

Tissié.

Les rêves, physiologie, pathologie.

Thamin.

Éducation et positivisme.

Sighele.

La foule criminelle.

G. Lyon.

La philosophie de Hobbes.

FÉLIX ALCAN, ÉDITEUR

VOLUMES IN-8.

Br. à 5, 7 50 et 10 fr.; cart. angl., 1 fr. de plus par vol.; rel., 2 fr.

BARNI
La morale dans la démocratie. 2ᵉ édit.   5 fr.

AGASSIZ
De l'espèce et des classifications.   5 fr.

STUART MILL
La philosophie de Hamilton.   10 fr.
Mes mémoires.   5 fr.
Système de logique déductive et inductive. 3ᵉ édit. 2 vol.   20 fr.
Essais sur la Religion. 2ᵉ édit.   5 fr.

HERBERT SPENCER
Les premiers principes.   10 fr.
Principes de psychologie. 2 vol.   20 fr.
Principes de biologie. 2 vol.   20 fr.
Principes de sociologie. 4 vol.   36 fr. 25
Essais sur le progrès.   7 fr. 50
Essais de politique.   7 fr. 50
Essais scientifiques.   7 fr. 50
De l'éducation physique, intellectuelle et morale. 8ᵉ éd.   5 fr.
Introduction à la science sociale. 3ᵉ éd.   6 fr.
Les bases de la morale évolutionniste. 9ᵉ éd.   6 fr.

COLLINS
Résumé de la philosophie de Herbert Spencer.   10 fr.

AUGUSTE LAUGEL
Les problèmes.   7 fr. 50

EMILE SAIGEY
Les sciences au XVIIIᵉ siècle. La physique de Voltaire.   5 fr.

PAUL JANET
Les causes finales. 2ᵉ édition.   10 fr.
Histoire de la science politique dans ses rapports avec la morale, 3ᵉ édit. augm., 2 vol.   20 fr.

TH. RIBOT
L'hérédité psychologique. 4ᵉ édition.   7 fr. 50
La psychologie anglaise contemporaine. 3ᵉ éd.   7 fr. 50
La psychologie allemande contemporaine. 4ᵉ éd.   7 fr. 50

ALF. FOUILLÉE
La liberté et le déterminisme. 2ᵉ édit.   7 fr. 50
Critique des systèmes de morale contemporains. 2ᵉ éd.   7 fr. 50
La morale, l'art et la religion d'après M. Guyau. 2ᵉ éd.   3 fr. 75
L'avenir de la métaphysique fondée sur l'expérience.   5 fr.
L'évolutionnisme des idées-forces.   7 fr. 50

BAIN (ALEX.)
La logique inductive et déductive. 2ᵉ édit.   20 fr.
Les sens et l'intelligence. 2ᵉ édit.   10 fr.
L'esprit et le corps. 4ᵉ édit.   6 fr.
La science de l'éducation. 6ᵉ édit.   6 fr.
Les émotions et la volonté.   10 fr.

MATTHEW ARNOLD
La crise religieuse.   7 fr. 50

BARDOUX
Les légistes, leur influence sur la société française.   5 fr.

FLINT
La philosophie de l'histoire en France.   7 fr. 50
La philosophie de l'histoire en Allemagne.   7 fr. 50

LIARD
La science positive et la métaphysique. 2e édit.   7 fr. 50
Descartes.   5 fr.

GUYAU
La morale anglaise contemporaine. 2e éd.   7 fr. 50
Les problèmes de l'esthétique contemp. 2e éd.   5 fr.
Esquisse d'une morale sans obligation ni sanction.   5 fr.
L'irréligion de l'avenir. 2e éd.   7 fr. 50
L'art au point de vue sociologique. 2e éd.   7 fr. 50
Hérédité et éducation. Etude sociologique.   5 fr.

HUXLEY
Hume, sa vie, sa philosophie.   5 fr.

E. NAVILLE
La logique de l'hypothèse.   5 fr.
La physique moderne. 2e édit.   5 fr.

ET. VACHEROT
Essais de philosophie critique.   7 fr. 50
La religion.   7 fr. 50

MARION
La solidarité morale. 3e édit   5 fr.

SCHOPENHAUER
Aphorismes sur la sagesse dans la vie. 4e édit.   5 fr.
La quadruple racine du principe de la raison suffisante.   5 fr.
Le monde comme volonté et représentation. 3 vol. 22 fr. 50

JAMES SULLY
Le pessimisme.   7 fr. 50

BUCHNER
Science et nature. 2e édition.   7 fr. 50

EGGER (V.)
La parole intérieure.   5 fr.

LOUIS FERRI
La psychologie de l'association, depuis Hobbes.   7 fr. 50

MAUDSLEY
La pathologie de l'esprit.   10 fr.

SÉAILLES
Essai sur le génie dans l'art.   5 fr.

CH. RICHET
L'homme et l'intelligence. 2e éd.   10 fr.

PREYER
Éléments de physiologie.   5 fr.
L'âme de l'enfant.   10 fr.

WUNDT
Éléments de psychologie physiologique. 2 vol., avec fig. 20 fr.

A. FRANCK
La philosophie du droit civil.   5 fr.

CLAY
L'alternative. Contribution à la psychologie. 2e éd.   10 fr.

BERNARD PEREZ
Les trois premières années de l'enfant. 4e édit.   5 fr.
L'enfant de trois à sept ans. 2e édit.   5 fr.
L'éducation morale dès le berceau. 2e édit.   5 fr.
L'art et la poésie chez l'enfant.   5 fr.
Le caractère de l'enfant à l'homme.   5 fr.

LOMBROSO
L'homme criminel.   10 fr.
Atlas pour accompagner *L'homme criminel.*   12 fr.
L'homme de génie, avec 11 pl.   10 fr.